失眠认知行为治疗规范化
培训教程

主　编　张　斌
副主编　张黎黎

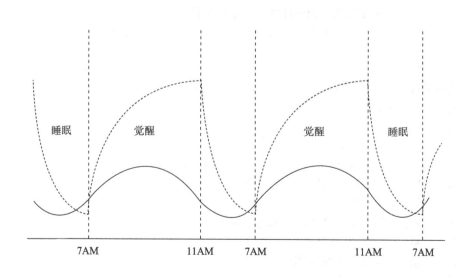

人民卫生出版社
·北　京·

图书在版编目（CIP）数据

失眠认知行为治疗规范化培训教程 / 张斌主编. —
北京：人民卫生出版社，2024.2
ISBN 978-7-117-36067-8

Ⅰ.①失… Ⅱ.①张… Ⅲ.①失眠－行为治疗－教材
Ⅳ.①R749.705

中国国家版本馆 CIP 数据核字（2024）第 036536 号

人卫智网 **www.ipmph.com**	医学教育、学术、考试、健康，购书智慧智能综合服务平台	
人卫官网 **www.pmph.com**	人卫官方资讯发布平台	

失眠认知行为治疗规范化培训教程
Shimian Renzhi Xingwei Zhiliao Guifanhua Peixun Jiaocheng

主　　编：张　斌
出版发行：人民卫生出版社（中继线 010-59780011）
地　　址：北京市朝阳区潘家园南里 19 号
邮　　编：100021
E - mail：pmph @ pmph.com
购书热线：010-59787592　010-59787584　010-65264830
印　　刷：北京盛通数码印刷有限公司
经　　销：新华书店
开　　本：787×1092　1/16　　印张：14
字　　数：395 千字
版　　次：2024 年 2 月第 1 版
印　　次：2024 年 7 月第 2 次印刷
标准书号：ISBN 978-7-117-36067-8
定　　价：69.00 元

打击盗版举报电话：**010-59787491**　E-mail: WQ @ pmph.com
质量问题联系电话：**010-59787234**　E-mail: zhiliang @ pmph.com
数字融合服务电话：**4001118166**　E-mail: zengzhi @ pmph.com

编委会名单

编　者（以姓氏笔画为序）

王佳佳　南方医科大学南方医院

刘　帅　南方医科大学南方医院

许　艳　南方医科大学南方医院

杜适序　南方医科大学南方医院

张　斌　南方医科大学南方医院

张晶莹　南方医科大学南方医院

张黎黎　南方医科大学南方医院

林连虹　南方医科大学南方医院

罗　雪　南方医科大学南方医院

郑舒琼　南方医科大学南方医院

郭俊龙　南方医科大学南方医院

梁钰雯　南方医科大学南方医院

赖小凌　南方医科大学南方医院

溥弋棋　南方医科大学南方医院

编写秘书（以姓氏笔画为序）

方瑞琛　南方医科大学南方医院

郑舒琼　南方医科大学南方医院

序

"夜长不得眠，明月何灼灼。"从古至今，这轮明月下一直徘徊着有辗转反侧、夜不能寐的人。医学知识的进步让我们认识到，这种夜间难以入睡或睡眠维持困难的现象叫作失眠。失眠是目前最常见的睡眠障碍之一，它不仅影响了个体的生活质量，还对身心健康造成了重大威胁。长期的失眠问题可能导致焦虑、抑郁、认知功能下降等一系列健康问题。因此，寻求有效的治疗方式成为许多失眠患者的急切需求。

在此背景下，失眠认知行为治疗（CBT-I）应运而生，是目前治疗失眠的首选方案。CBT-I不仅关注失眠的症状，更加注重与失眠相关的认知和行为因素，通过帮助患者改变负面的睡眠观念、建立更健康的睡眠行为，起到改善睡眠、治疗失眠的效果。

然而，CBT-I 尽管已经在世界范围内取得了显著的成功，但是其应用仍然面临较大的挑战。一方面，公众对 CBT-I 的认识不足，很多人对失眠问题的解决仍然依赖于药物治疗，而不是寻求非药物的心理治疗；另一方面，由于一些较贫困地区缺乏相关的治疗资源，有需求的失眠患者也难以找到专业的 CBT-I 治疗师。

为了推动我国 CBT-I 治疗技术的发展，张斌教授联合国内失眠领域专家共同撰写了本书。张斌教授作为我国睡眠领域的杰出人才，在睡眠医学，特别是在失眠的机制和治疗这一领域，取得了令人瞩目的成果，其研究成果曾被写入《精神障碍诊断与统计手册（第五版）》（DSM-5）。作为本书的主编，张斌教授也秉承着医者的仁心和教师的耐心，为广大医疗从业者、心理治疗师以及失眠患者提供了详尽的 CBT-I 指南。

本书的优势在于综合性和实用性，将理论与实践相结合，为读者提供了一个系统化的学习路径，帮助他们从理解 CBT-I 的基本原理开始，逐步掌握具体的治疗技巧，通过结合真实案例、更加生动地介绍具体的治疗技术和策略，以便读者能够将 CBT-I 应用于现实生活中。这本书不仅可以帮助患者找到更好的治疗途径，也可以帮助医疗从业者更好地了解和应用 CBT-I，提高他们的临床能力。

在 CBT-I 未来的发展过程中，可以预见更多的研究将聚焦于个体化治疗上，以满足不同患者的特定需求。随着技术的进步，数字化 CBT-I 工具也将更加普及，为更多人提供便捷的治疗途径。同时，跨学科的研究将有助于我们更全面地理解失眠的生理和心理机制，从而提高 CBT-I 的治疗效果。

希望本书能够成为 CBT-I 领域的一本重要参考书，为医疗从业者和失眠患者提供宝贵的资源。通过我们的共同努力，帮助深受失眠困扰的人们找回遗失已久的睡眠。

中国科学院院士

2023 年 10 月

前言

近年来，睡眠医学在国内得到了蓬勃的发展，人们对于良好睡眠的关注度不断提高，对睡眠相关医疗服务的需求也逐步提升。失眠认知行为治疗（CBT-I）作为失眠治疗的主要手段，在临床诊疗和健康管理中的价值越来越高。

我国 CBT-I 的临床研究和应用已经取得长足的进展，但仍面临着一些挑战。其中，专业技术人才稀缺和临床认知匮乏是主要问题，制约了 CBT-I 的普及。鉴于此，在 2012 年翻译出版的《失眠的认知行为治疗 - 逐次访谈指南》（人民卫生出版社）基础上，结合十年以来在中国本土的实践，南方医科大学南方医院精神心理科（睡眠医学中心）团队编写了本书。全书共有十章，第一章至第四章介绍了 CBT-I 基础知识，包括理论基础、方法组成、个案概念化、首次接触及临床评估；第五章通过典型案例，详细介绍了传统 CBT-I 八周逐次访谈的实操指南；第六章介绍了其他形式的 CBT-I；第七章至第八章介绍了 CBT-I 合并药物治疗及特殊人群的应用；第九章介绍了失眠昼夜节律的调控；第十章通过具有不同特点的系列案例，详尽解读了根据不同失眠人群制订个性化 CBT-I 方案的方法。

本教程面向睡眠医学及相关专业的从业医、护、技人员，全书内容紧密结合临床实践，列举了大量的临床对话及案例分析，便于读者更好地理解并掌握，也能在临床实践中为患者提供更加精准和个性化的 CBT-I 治疗方案，提高其临床应用价值。

衷心感谢本书的各位编者无私地提供了他们的渊博学识和宝贵经验。当然，限于编者的学识水平，书中难免存在错漏，恳请广大读者给予批评和指正。

2023 年 8 月

基金项目　"十四五"国家重点研发计划项目（2021YFC2501500）

2023年度全国学会治理现代化示范专项 - 分支机构示范发展专项（2023ZLXD226）

目录

第一章
失眠认知行为治疗（CBT-I）的概述和理论基础

睡眠是人类的基本生理需求，人的一生中有 1/3 的时间是在睡眠中度过的。近年来，随着工作压力的增大和生活节奏的加快，睡眠障碍逐渐成为一个重要的公共卫生问题。失眠障碍作为最常见的睡眠障碍，发生于各个年龄阶段。失眠障碍通常伴随着日间功能受损，如疲劳或精力差、日间困倦、注意力或记忆力损害、情绪紊乱等，从而降低个人生活质量。鉴于失眠与生活模式密切相关，国内外多个指南推荐失眠认知行为治疗（CBT-I）作为失眠障碍的一线治疗方案。

第一节 失眠的定义、诊断和治疗

一、失眠的定义

失眠障碍（insomnia disorder）是指尽管有充足的睡眠机会和睡眠环境，但仍然持续出现睡眠起始困难、睡眠时间减少、睡眠完整性被破坏或睡眠质量下降，并引起日间社会功能损害。主要夜间症状为入睡困难、睡眠浅、易醒、多梦等，通常伴随着日间功能受损，如疲劳、情绪易激惹和认知功能受损等。失眠可诱发焦虑症、抑郁症、躁狂症等精神疾病，严重者甚至会出现轻生自杀行为。在临床分型上，《睡眠障碍国际分类》（第 3 版）（ICSD-3）根据病程分为慢性失眠障碍（≥ 3 个月）、短期失眠（< 3 个月）和其他失眠。

二、失眠的诊断

根据 ICSD-3，慢性失眠障碍的诊断标准如下，且标准 A ~ F 都必须满足。

A. 患者、患者父母、照顾者观察到患者存在下列 1 条或以上：①入睡困难；②睡眠维持困难；③比期望的起床时间更早醒来；④在适当的时间不肯上床睡觉；⑤在没有父母或者照顾者的干预下难以入睡。

B. 患者、患者父母、照顾者观察到患者存在以下与夜间睡眠困难相关的 1 条或以上：①疲劳或缺乏精力；②注意力、专注力或者记忆力下降；③在社交、家庭、职业或学业等方面产生功能损害；④情绪易烦躁或易激动；⑤日间嗜睡；⑥行为问题（如多动、冲动或有攻击性）；⑦驱动力、精力或动力缺乏；⑧易犯错或易出事故；⑨对自己的睡眠质量感到忧虑。

　　C. 以上睡眠 / 觉醒主诉不能完全被不合适的睡眠机会或者不合适的睡眠环境所解释。

　　D. 这些睡眠困难和相关的日间症状至少每周出现 3 次。

　　E. 这些睡眠困难和相关的日间症状持续至少 3 个月。

　　F. 这些睡眠和觉醒困难不能被其他的睡眠障碍更好地解释。

　　短期失眠的诊断标准与慢性失眠障碍类似，但需病程少于 3 个月且没有频率的要求。诊断流程详见图 1-1。

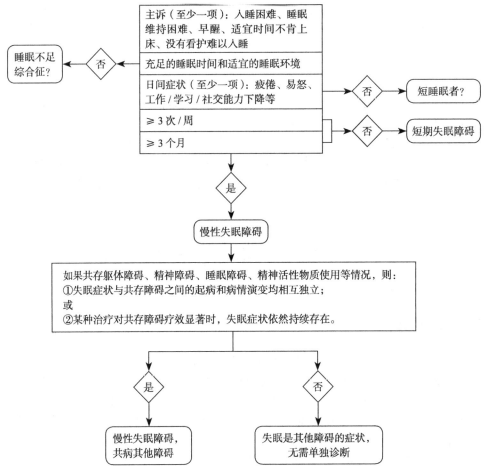

图 1-1　失眠障碍的诊断流程

三、失眠的治疗

　　失眠治疗的目的是改善睡眠质量，减少与睡眠不佳相关的负性情绪，并改善日间功能。失眠治疗包括两大类，即药物治疗与非药物治疗。非药物治疗包括心理治疗、物理治疗，以及中医治疗等，其中 CBT-I 是最常见的心理治疗方法。

（一）药物治疗

药物治疗的原则是在病因治疗及认知行为治疗、睡眠卫生（sleep hygiene）教育的基础上，酌情给予镇静催眠药。虽然 CBT-I 对大多数失眠患者来说是治疗的基石，疗效也是确切的，但仍有部分患者需要药物的额外帮助。目前，镇静催眠药包括：苯二氮䓬类药物（如地西泮、阿普唑仑），非苯二氮䓬类药物（如唑吡坦、佐匹克隆），褪黑素受体激动剂（如雷美替胺），具有镇静作用的抗抑郁药物（如曲唑酮、米氮平），促食欲素受体拮抗剂（如苏沃雷生），具有镇静作用的抗精神病药物（如喹硫平、奥氮平）。

上述镇静催眠药可适用于治疗失眠障碍。相比非药物治疗，药物治疗起效较快，但失眠患者对镇静催眠药物产生耐受性和依赖性的风险随时间增高，因此药物的安全性和有效性受到限制。服用镇静催眠药存在一些副作用，例如过度镇静、认知功能下降、运动能力受损，以及复杂的睡眠相关行为等，严重时可出现呼吸抑制。镇静催眠药在临床应用时，需排除禁忌证，例如苯二氮䓬类药物使用前需排除的禁忌证有呼吸衰竭、睡眠呼吸暂停及肝功能衰竭等。

（二）物理治疗

物理治疗的循证依据不多，但因其副作用小、临床应用可接受性强的优点，在临床得以广泛应用。治疗方法包括光照疗法、生物反馈疗法、重复经颅磁刺激、经颅直流电刺激等。其中光照疗法可以帮助建立和巩固规律的睡眠 - 觉醒周期，进而改善睡眠质量、提高睡眠效率和延长睡眠时间，且操作简单、成本低，不存在耐受性问题。重复经颅磁刺激则是一项无痛、无创、安全的神经生理技术，研究发现重复经颅磁刺激可增加总睡眠时间、提高睡眠效率，缩短入睡潜伏期，减少觉醒时间等。

（三）心理治疗

CBT-I 是最常见的心理治疗方法，疗效确切、不良反应少，是失眠障碍的首选治疗方式。

1. CBT-I 的概念　CBT-I 旨在打破患者负性思维和行为模式，纠正不良的睡眠习惯，重塑正确的认知模式和行为模式，缓解负性情绪，最终提高睡眠质量。CBT-I 包括睡眠卫生教育、睡眠限制疗法、刺激控制疗法、认知疗法，以及放松训练。

（1）睡眠卫生教育：针对干扰睡眠的不适当行为进行的睡眠卫生教育，强调睡眠环境因素、生理因素、行为，促进良好的睡眠习惯。睡眠卫生教育是失眠患者的基础干预措施，需要联合其他心理行为治疗。

（2）睡眠限制疗法：以内稳态系统和睡眠节律系统为基础的睡眠限制疗法，通过增加睡眠驱动力，减少卧床的时间来改善睡眠。睡眠限制疗法作为单一疗法具有可靠的临床疗效。

（3）刺激控制疗法：以经典条件反射理论为基础的刺激控制疗法，通过限制卧床时的觉醒时间，建立"床 = 睡眠"的条件性反射。刺激控制疗法作为单一疗法具有可靠的临床疗效。

（4）认知疗法：是以针对失眠患者错误认知为基础的认知疗法，能帮助患者识别和改变对睡眠的错误认知、非理性信念及态度，重塑关于睡眠的合理观念和积极态度，从而达到改善失眠的目的。

（5）放松训练：可作为独立的干预措施用于失眠治疗，放松训练包括渐进式放松、腹式呼吸、意象训练、冥想和自我训练。

2. CBT-I 的循证依据及其分类　大量研究表明，CBT-I 对失眠障碍的治疗是有效的，且不会产生与药物治疗类似的不良反应。CBT-I 能提高失眠患者的睡眠质量，有效改善慢性失眠症状，治疗结束后，患者的睡眠质量仍能进一步提高，临床效益维持数月乃至数年。疗效方面，CBT-I 与药物治疗的短期疗效相当，而长期疗效优于药物治疗，故被推荐为失眠障碍的首选治疗。美国医师学会（2016 年《成人慢性失眠障碍管理指南》）、美国睡眠医学会、欧洲睡眠研究学会（2023 年《失眠诊断和治疗》）、英国精神药理学协会、澳大利亚的全科医疗机构及中国睡眠研究会（2016 年《中国失眠障碍诊断和治疗指南》）均推荐 CBT-I 作为失眠障碍的首选治疗方法。需要强调的是，在失眠障碍的治疗中，CBT-I 不仅是失眠障碍的一线疗法，也是失眠障碍的基础疗法。

近年来，CBT-I 对急性失眠的治疗也逐渐得到了关注。2015 年，Ellis 及其同事为急性失眠患者创建了"一次性"CBT-I 治疗（包括一次 60 ~ 70 分钟的 CBT-I 访谈和一本自助小手册），表明 CBT-I 适用于大多数急性失眠患者，治疗后睡眠潜伏期、入睡后觉醒和睡眠效率等得到明显改善。南方医科大学南方医院精神心理科（睡眠医学中心）团队针对急性失眠患者进行了为期一周的数字化 CBT-I（eCBT-I）的干预性研究，结果显示其可以改善急性失眠患者的失眠症状，且明显降低急性失眠慢性化的发生率，这提示 eCBT-I 可能是治疗急性失眠及预防失眠慢性化的有效工具。

近年来，CBT-I 出现了一些新颖的治疗方式，如团体失眠认知行为治疗（gCBT-I）、远程 CBT-I（rCBT-I）、eCBT-I 等。这些新的治疗方式旨在改善 CBT-I 的应用现状，核心组成部分基本保持不变，只是形式变得更加便捷灵活，其疗效和安全性也得到了研究的证实。

（1）gCBT-I：以 1 位治疗师和 5 ~ 8 位失眠患者组成单个治疗小组的方式开展 CBT-I 治疗。这种方式既可以增加经济效益，又可以促进患者之间的相互支持，以得到较好的疗效。

（2）rCBT-I：rCBT-I 治疗主要借助电话或视频会议等通信工具实施，是另一种相对价廉、易行的 CBT-I 模式，该模式也能改善睡眠质量。

（3）eCBT-I：也称为网络化 CBT-I（cCBT-I）。2004 年，Strom 等发表了第一个 eCBT-I 临床疗效的随机病例对照研究。此后，多个 eCBT-I 应用程序被陆续开发出来。这些程序通常具有价廉、有效、易行的特点，但对于操作智能设备有一定困难的人群（如老年人）存在限制。

第二节 睡眠调控的生理机制

一、双因素模型

Borbély 博士提出的调控睡眠的双因素模型是目前公认有效的睡眠调控模型，分别是内稳态系统（sleep-wake homeostasis，process S）和昼夜节律系统（circadian process，process C），该模型认为两种系统共同参与睡眠的调控（图 1-2）。

内稳态系统可以理解为个体的睡眠需求随着清醒时间的增加而增加，直到进入睡眠状态后，睡眠需求得到满足，精力体力得到恢复的过程。即随着个体日间清醒时间的延长，睡眠驱动力累积增多，睡意逐渐变强；直到进入睡眠，睡眠驱动力逐渐释放，醒后感觉精力充沛，然后又开始积累睡眠驱动力，直到下一次睡眠得到休息和放松。假如个体前一晚的睡眠量充足，第二天会感觉精力充沛，对睡眠需求也会减少；若前一晚睡眠量不足，日间也没有小憩，那么第二晚睡意会增加。该系统有助于个体维持恒定量的睡眠，使睡眠量趋于稳定。

有时即使夜间再困，一旦熬过了某个时间点，也可能会困意全无，直到第二天的某个时间段才有突如其来的睡意，这是因为调控睡眠的昼夜节律系统在起作用，该系统通过内在的生理时钟（circadian clock）（也称生物钟）控制一天的睡眠觉醒时间，即什么时间点入睡，什么时间点觉

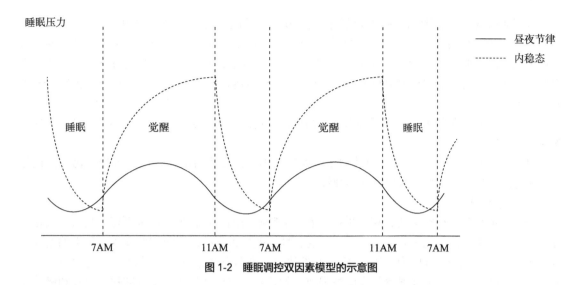

图 1-2　睡眠调控双因素模型的示意图

醒。一般而言，夜间褪黑素开始分泌时，个体会感觉有睡意，凌晨三四点是褪黑素分泌的高峰期，此时的核心体温最低，睡意最浓，当过了这个时间点，个体会慢慢进入清醒的状态。

内稳态系统和昼夜节律系统持续协同，相互作用。清醒状态下，随着机体清醒时间增加，睡眠驱动力逐渐积累，昼夜节律系统与内稳态系统产生拮抗作用，使个体维持警觉，保障正常工作和生活；在睡眠过程中，昼夜节律驱动的睡眠倾向增加与内稳态驱动的睡眠驱动力减少产生拮抗作用，从而保证个体能够维持睡眠状态。

（一）内稳态系统

1. **概念及主要作用**　内稳态系统是根据不同睡眠需求进行调节的稳态过程，使大脑在睡眠 - 觉醒之间转换并处于动态平衡的系统。内稳态系统参与调节个体睡眠 - 觉醒过程，随着觉醒时间增加，内源性睡眠促进物质积累，使睡眠驱动力增大，睡眠中枢兴奋性增强，觉醒中枢兴奋性降低，个体感觉到睡意；反之，当睡眠驱动力减少时，睡眠中枢兴奋性降低，而觉醒中枢兴奋性增强，个体感觉清醒。

2. **神经生理机制**　调控睡眠 - 觉醒内稳态系统的核心位置是基底前脑区（BF），尤其该区域下丘脑的腹外侧视前区（VLPO）是睡眠 - 觉醒系统中负责睡眠的调控中枢。睡眠 - 觉醒的"触发器开关机制"理论上认为负责睡眠的核团 VLPO 与负责觉醒的结节乳头体核（TMN）、蓝斑核（LC）、背侧中缝核（DRN）等核团处于动态调控的过程中。VLPO 神经元兴奋可抑制负责觉醒的 LC、DRN、TMN 等核团的兴奋性，即 VLPO 神经元兴奋性增加能促进睡眠；VLPO 能通过 γ- 氨基丁酸（GABA）抑制以 TMN 为代表的上行激动系统。同时，作为内稳态调节的重要神经体液因子，基底前脑区附近的腺苷也被认为是促进睡眠的重要神经递质，随着腺苷浓度增加，个体对睡眠的需求变大。

3. **影响因素**　影响内稳态系统的因素包括：日间睡眠（或清醒）时间，日间活动量，年龄，是否从事高认知负荷的工作，刺激性物质（如咖啡因）的使用等。

（1）日间睡眠（或清醒）时间：个体日间清醒时间越长，睡眠驱动力越大，夜间越困倦；日间睡眠时间越长，夜间释放睡眠驱动力的需求越小，夜间相对清醒。

（2）日间活动量：日间中等强度的运动有助于改善客观睡眠质量（如总睡眠时间增加、慢波睡眠增加、睡眠潜伏期减少）和主观睡眠质量，可使次日日间困倦感有所下降。有研究发现中老年人每周进行 150 分钟以上的中等强度运动，坚持 6 个月以后，可以显著降低失眠症状的严重程度。日间活动量增大会导致内源性睡眠促进物质积累，睡眠驱动力增大，夜间睡意更浓。

（3）年龄：婴幼儿对睡眠驱动力的耐受性较低，难以维持长时间的觉醒，因此婴幼儿的睡眠相较于成人总是断断续续的，夜间很难睡"整觉"。婴幼儿的睡眠驱动力会随着觉醒时间增加而增加，进入睡眠后睡眠驱动力消减的速度比成人更快；而老年人相较于成人睡前积累的睡眠驱动力少，夜间深睡期占比少，因此老年人会表现出学习能力下降或者记忆能力不如从前的现象。

（4）高认知负荷的工作：日间如果从事高认知负荷的工作，会消耗个体的体力和精力，导致夜间容易困倦。

（5）刺激性物质的使用：刺激性物质（如咖啡因）的使用可能会阻断腺苷的分泌，促进觉醒，因此晚间或睡前应尽量避免摄入刺激性物质。

4. 个体差异

（1）横向比较：研究表明，相比男孩，女孩的睡眠时间更长，睡眠质量更好，睡眠片段化出现比例更少。这些差别从婴儿期就开始了，这种性别差异带来的睡眠时间和睡眠质量上的差异可能是由于生物因素导致的。研究发现成年女性比男性在日间更活跃，这种模式在儿童中也很常见，这种活跃一定程度上能够解释夜间睡眠质量的差异。与男性相比，女性的睡眠时长和慢波睡眠时长都更多，也更能适应外界干扰。早产儿和新生儿的睡眠是否存在性别差异仍有争议。

（2）纵向比较：内稳态系统对不同年龄段个体的影响不太一致。相较于成人，婴幼儿对睡眠驱动力的耐受性较低，难以维持长时间的觉醒。婴幼儿的睡眠驱动力也会随着觉醒时间增加而增加，但随着进入睡眠而消减的速度更快；婴幼儿需要更少、更短的日间小睡，随着年龄的增长，儿童会表现出更稳固的睡眠模式。青春期个体的睡眠驱动力随着日间觉醒增加速度显著变慢，睡眠需求趋于稳定。进入老年期，个体的睡眠需求变少，容易出现早醒、深睡眠减少等现象。

● **小贴士**

　　内稳态系统驱使个体恢复平衡状态。白天的清醒时间越长，工作越累，累积的疲惫感越多，个体夜间想要睡觉的动力就越强，夜间睡眠过程中将白天积累的疲惫逐渐清除后，第二天早上精力充沛。内稳态系统就是通过这样的调节来推动个体状态平衡。

　　增加睡眠驱动力的方法如下：

　　合适时间点的适量运动。运动消耗体力，进而增加夜间疲惫程度，加快入睡。可以在晨间、下午或傍晚运动，一般不要在睡前 3 小时运动，可能会导致兴奋，反而不利于睡眠。

　　日间小睡时间不宜过长。日间小睡时间过长会导致夜间睡眠驱动力减少，不利于入睡。

　　躺床时间不宜过多。白天不要一直在床上躺着，夜间没有睡意的时候也不要过早上床，这些习惯都不利于睡眠驱动力的增加。

（二）昼夜节律系统

1. 概念及主要作用　昼夜节律系统，又称为生理时钟系统，是一种由基因决定的，即使在恒定黑暗的条件下依旧维持不变的节律周期。昼夜节律是一种普遍的节律现象，果蝇、斑马鱼、小鼠及人类等生物中均存在昼夜节律系统。对人类而言，外界的某些刺激因素会导致昼夜节律的前移或后移，这些因素被称为授时因子，包括光照、饮食、锻炼和社交等。昼夜节律系统在日间促进维持清醒，在夜间巩固睡眠。

2. 神经生理机制 光刺激经过视网膜下丘脑束（RHT）投射到视交叉上核（SCN）。RHT作为单突触传导通路连接了光敏感视网膜神经节细胞（ipRGC）与SCN。SCN接收外界光照信号后对核内时钟分子复合物（CLOCK-BMAL1及CRY-PER等）进行调控，使其节律振荡与外界环境保持一致。RHT中视网膜神经节细胞释放的神经递质有谷氨酸、垂体腺苷酸环化酶激活肽（PACAP）。谷氨酸、复合递质PACAP对SCN神经元产生的作用相似。来自视网膜神经节细胞含有PACAP的纤维可投射至内侧膝状体小叶（IGL），再经IGL投射至SCN。IGL的神经元以GABA和神经肽Y（neuropeptide Y）为共同递质，可以调节SCN与行为活动相关的时相移位。

3. 影响因素 昼夜节律系统的影响因素主要包括光-暗循环、进食时间、夜班/轮班工作，以及个人特质（如昼夜节律评估倾向为清晨型或夜晚型）。授时因子会导致昼夜节律发生时相改变，其中可以同步昼夜节律系统的一个重要环境信号是光照。晨间光照可以使昼夜节律提前，而夜间光照使昼夜节律延后。光的相位反应曲线和其他如褪黑素等同步剂的特征是随着昼夜时间变化而变的阶段转换作用（phase-shifting effect），在降到最低核心体温（CBTmin）之前，傍晚的光照会延后昼夜节律，而在降到CBTmin之后，晨间的光照会引起昼夜节律的前移。

除光照是重要的授时因子外，其他的非光照刺激也能改变昼夜时相，比如锻炼、饮食及社交等，以傍晚这个时间点为分界线，在这之前运动能提前昼夜节律，在这之后运动会延后昼夜节律；褪黑素反应与光反应相反，若在傍晚给予褪黑素，昼夜节律会提前，若在早晨给予褪黑素，昼夜节律会延后；饮食时间是重要的"时间线索"，人体可以此区分白天与黑夜，并与之保持同步。如果夜间睡前加餐，会导致睡眠时间后移；如果不仅加餐还饮酒，酒精会缩短深度睡眠阶段的时间，导致更少的恢复性睡眠，以及延长浅睡眠的时间。

4. 个体差异

（1）横向比较：不同个体按昼夜节律可以分为清晨型、中间型和夜晚型，这些类型在昼夜偏好、睡眠-觉醒模式上有明显的个体差异。对清晨型的个体来说，起床时间较早，早上工作学习效率较高，夜间入睡时间较早；而夜晚型的个体在下午或傍晚的学习工作效率较高，夜间入睡时间较晚，早起时间较晚；中间型的个体处在两者之间。研究发现，夜晚型个体相较于清晨型而言，会出现更多的酗酒、吸烟等行为，因此树立健康的睡眠卫生意识，养成良好规律的作息有益于身心健康。

此外，生理时钟对男性和女性睡眠节律均有影响，女性的生理时钟更倾向于前移，即与男性相比，女性起床更早。

（2）纵向比较：不同年龄段的个体受昼夜节律系统影响不一。

1）刚出生的婴幼儿24小时昼夜节律性不明显，体现在婴幼儿在白天与夜间的无序睡眠和觉醒；出生1个月后，生理时钟会发生变化；1月龄时，出现24小时核心体温节律；满2月龄时，夜间的睡眠时间比白天更长；满3月龄时，褪黑素的分泌遵循24小时节律周期；满6月龄时，定时协同机制趋于成熟水平，且保持到儿童中期。

2）随着青春期开始，睡眠时相开始延迟。

3）从中年开始，脑电波的波幅降低，数量减少，睡眠纺锤波也减少。

4）60岁以上老年人的睡眠会发生明显变化，包括睡眠时相前移、睡眠潜伏期延长、睡眠长度变短、N3期睡眠减少、睡眠片段化等现象；75岁以后N3期睡眠基本消失。老年人的睡眠-觉醒结构的变化可能与大脑皮层突触密度减少、突触活动下降和代谢率下降有关。

● 小贴士

昼夜节律系统能决定我们何时想睡，以及何时醒来。我们会发现生活中有一些人早睡早起，有一些人晚睡晚起，这是因为我们身体内部有运转的生理时钟，它会帮助我们每天在固定时间段内入睡，并保持睡眠状态，然后在固定时间段内醒来，开启生理开关。日间身体抑制褪黑素分泌，夜间促进褪黑素分泌，使个体感到昏昏欲睡，昼夜节律系统会帮助个体保持睡眠的状态。

维持稳定昼夜节律系统有利于身体健康，如果昼夜节律系统出现紊乱，则可能导致个体在该入睡时睡不着，或者日间嗜睡增多等诸多睡眠问题，因此日常生活中一定要避免临睡前长时间接触电子产品、服用咖啡等兴奋性饮品、睡眠环境过于嘈杂或明亮等影响昼夜节律系统的因素，养成良好睡眠卫生习惯。

二、清醒系统

（一）概念及主要作用

清醒系统也叫压力激发清醒系统，它的作用是使人体保持警觉和清醒。外界的压力、环境刺激和诱发的情绪均可激活清醒系统，即个体处于危险状态时能唤醒清醒系统。失眠患者表现为自主神经功能活动增强，代谢率、体温、心率上升，尿皮质醇和肾上腺素分泌增加，皮肤传导和肌肉张力增高，并且在睡眠开始或睡眠期间脑电图频率增快。

（二）起源

睡眠对于远古时期的原始人类来说是一件危险的事，因为他们面临着凶禽猛兽和自然灾害的威胁，由此发展出了清醒系统。一旦接收到外界潜在的危险信号，个体便会进入"战"或"逃"的准备状态，这时处于肾上腺素飙升、肌张力增加、心跳加速、大脑活跃等应激状态，将人体从睡眠状态拉回清醒状态。

现代社会，虽然没有凶禽猛兽威胁着我们夜晚的人身安全，但人体接触的感官刺激、诱发的情绪等因素仍然会唤醒清醒系统，抑制睡眠机制运转。

（三）神经生理机制

清醒程度与脑干网状上行激活系统（brain stem ascending activating reticular system）的活性有关。这个系统向大脑中枢发放冲动，一条传导通路沿着背侧上行到丘脑（thalamus），另一条传导通路经腹侧通过外侧下丘脑和前脑上行。背侧网状激活系统（RAS）包括背外侧被盖核（LDT）和脚桥被盖核（PPT）的投射；位于中脑背侧和脑桥 LDT 和 PPT 区的神经元是胆碱能神经元，并组成了通过脑桥的背侧 RAS 的主要部分。

腹侧 RAS 包括 LC 和 DRN、结节乳头核和外侧下丘脑等。腹侧 RAS 通过下丘脑外侧投射至无名质（substantia innominata）、内侧隔核（medial septum）和斜角带（diagonal band）的巨细胞神经元，这些区域还有投射至皮质的神经元。DRN 的 5- 羟色胺（5-HT）神经元在清醒时兴奋，非快速眼动（NREM）睡眠时兴奋性减低，快速眼动（REM）睡眠兴奋性最低。LC 的神经元以去甲肾上腺素（NA）为神经递质来支配大脑的广泛区域，主要产生兴奋效应；LC 的冲动发放频率在清醒时高，NREM 睡眠时较低，REM 睡眠时消失。

（四）影响因素

清醒系统的影响因素包括人格特质、感官刺激、情绪、压力、动机、睡前的担心与思考、睡眠情境与清醒的联结、刺激性物质的使用等。

人格特质偏向焦虑、神经、压抑或者完美主义等，更易激发清醒系统，这种状态容易干扰睡眠；压力事件，如人际冲突、工作压力、失业等也会触发清醒系统而导致失眠。在经历很多次夜间睡眠不足的情况下，睡眠情境与清醒的联结、睡前过度的担心与思考均会激活清醒系统，从而干扰睡眠。

清醒系统与内稳态系统相互拮抗，当个体受到有害刺激或者情绪激发时，清醒系统活动增强，全身代谢率增高，无论在清醒或者睡眠阶段，大脑整体糖代谢增加。

● 小贴士

若个体在睡前做一些让身体或大脑兴奋的事情，可能会激活清醒系统，导致出现夜间入睡困难、睡眠维持困难等问题。因此，避免睡前过度兴奋，是按时入睡、维持睡眠的解决方法。

避免睡前过度兴奋有以下方法：①睡前放松身体，保持深呼吸，不去想一些可能会引起焦虑或者压力的事情，逐渐进入放松状态；②睡前尽量不使用手机、电脑等电子设备，因为电子设备的蓝光以及从设备上接收的部分内容会引发大脑皮层兴奋，激活清醒系统，减少睡眠；③睡前尽量不做剧烈运动、不与人发生争执或冲突等，这些行为都会一定程度上激活清醒系统。

第三节　失眠的发病机制

一、生物学假说

过度觉醒假说是目前被广为接受的一种生物学假说，其认为失眠是一种过度觉醒障碍，这种过度觉醒横跨 24 小时的日周期，在躯体水平、情感水平、皮层水平及认知水平等层面均有体现。失眠患者在睡眠和清醒时表现出 24 小时代谢率增高、脑电频率加快、自主神经功能活性增加、日间多次小睡潜伏期延长、下丘脑 - 垂体 - 肾上腺轴（HPA）过度活跃、炎症因子释放增加等。过度觉醒假说为失眠的发生和维持机制提供了重要的理论基础。

（一）自主神经系统觉醒

自主神经系统觉醒主要表现在体温、心率、呼吸、血压、血氧饱和度等生理指标的变化上。失眠患者在睡前和夜间睡眠时心率均升高，心率变异性结果提示失眠患者的夜间交感神经活动增强，副交感神经活动减少。通过测量身体用氧量来反映全身的新陈代谢，可发现失眠患者的基础代谢率增高，这为生理性过度焦虑提供了可能的衡量标准。

还有研究发现，失眠患者在日间具有较高的皮肤电活动，这意味着唤醒水平的增高；而在夜间的研究还有待进一步探讨。

（二）皮层下觉醒

下丘脑释放慢波抵抗刺激进一步导致皮层觉醒，起到"防火墙"的作用，以循环交替模式（CAP）活动为指标。与健康的对照组相比，失眠患者在夜间的唤醒次数增加、CAP 频率增加、夜间唤醒时间也增加。CAP 频率可反映睡眠的稳定性，CAP 频率的增加表明失眠患者睡眠的"不稳定"性。

（三）皮层觉醒

研究者使用脑电图频谱分析作为指标来探讨皮层过度觉醒，以微觉醒与 α 和 / 或 β 波为特征。多导睡眠监测（PSG）作为睡眠障碍诊断的"金标准"，是脑电图应用的衍生技术。睡眠包括 NREM 睡眠和 REM 睡眠。

1. **NREM 睡眠**　包括 N1 期睡眠、N2 期睡眠（以纺锤波和 K 复合波为特征波）和 N3 期睡眠（又称慢波睡眠，SWS）。

2. **REM 睡眠**　在行为上表现为完全性姿势性肌张力减退伴随与觉醒期类似的皮质激活状态。

有学者将失眠患者与正常人的睡眠脑电图比较后发现，失眠患者入睡后 β 频率的脑电波与 N2 期 K 复合波相关，说明 K 复合波的睡眠保护效应被破坏；同时 N2 期 K 复合波增多与副交感神经系统主导作用的削弱显著相关，证实了失眠患者在整个睡眠过程中都处于高觉醒状态。还有研究者发现，与正常人相比，失眠患者的 PSG 表现为睡眠连续性中断，N3 期睡眠和 REM 睡眠显著减少，上述表现均与过度觉醒有关。

二、心理学假说

Spielman 等人提出了"3P"假说，认为失眠是易感因素（predisposing factor）、诱发因素（precipitating factor）、维持因素（perpetuating factor）三种因素共同作用的结果。该假说描述了急性失眠是如何引发的，以及急性失眠是如何慢性化的。

（一）易感因素

易感因素包括生理性唤醒、情绪性唤醒，以及睡眠驱动力不足。

1. **生理性唤醒**　指失眠患者的基础代谢率、基础心率和体温较高，导致过度反应和睡眠 - 觉醒神经递质方面的改变。

2. **情绪性唤醒**　指失眠患者存在较高的焦虑、抑郁水平。

3. **睡眠驱动力不足**　主要是由睡眠 - 觉醒平衡失调、年龄增长、过度卧床、生理时钟紊乱等原因导致。

（二）诱发因素

诱发因素是指一些外界因素可能导致失眠的发生。例如，突然发生的应激事件与个体本身的易感因素相互作用，导致短期失眠。常见的失眠诱发因素包括身体疾病或损伤（如感冒、疼痛、烫伤）、急性应激反应、创伤性事件等。

（三）维持因素

维持因素是导致失眠长期维持下去的行为和信念，如不良的睡眠卫生习惯（躺在床上使用电子产品、吃夜宵、睡前玩容易引起唤醒的有刺激性因素的游戏等）、不良的应对方式（如为了补偿夜间睡眠不足而长时间午睡、提早卧床、饮咖啡、茶等提神饮品等）、不良的认知（如对失眠有过度担忧和关注、对失眠产生恐惧心理而导致唤醒程度增加）等。

（四）失眠的自然病程

"3P"假说认为易感因素、诱发因素、维持因素的累积超过发病阈值会导致失眠的发生和维持，构成了失眠自然病程的三因素模式（图1-3）。其中，个性特征如年龄、性别、遗传及人格特质等易感因素会让个体更易失眠；生活事件及应激等诱发因素与前面的易感因素结合，容易诱发短期失眠；而应对短期失眠所导致的不良睡眠认知及行为，以及由短期失眠所导致的焦虑和抑郁症状等维持因素可能导致短期失眠慢性化。

目前该假说是认知行为治疗的理论依据，该治疗方法着眼于消除失眠的维持因素（如不良的睡眠行为、条件反射的建立及过度觉醒等）。

过度觉醒

维持因素

诱发因素

易感因素

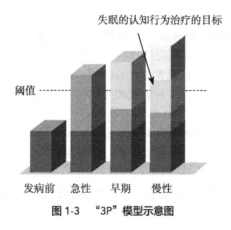

失眠的认知行为治疗的目标

阈值

发病前　急性　早期　慢性

图1-3　"3P"模型示意图

三、生物学和心理学假说的整合

（一）条件性觉醒

条件性觉醒包括：躯体觉醒（比如心率、体温等升高）、皮层觉醒（睡眠期脑电高频功率升高）和认知觉醒（扭曲的认知、反刍等）。"3P"假说和神经认知模型都强调条件性觉醒作为重要的维持因素之一，在失眠发生和持续中发挥着作用。Perlis等人认为，正是这些条件性觉醒，尤其是大脑皮层过度觉醒，导致失眠患者在入睡和睡眠阶段的感觉和信息加工异常，干扰了正常的入睡和睡眠感知。

（二）改良的失眠自然病程

"3P"假说模型结合过度觉醒假说（生物学假说），则形成了四因素模型，即失眠障碍者在不同水平的过度觉醒，包括躯体水平、情感水平、认知水平及皮层水平。失眠患者表现为警觉性增高，容易惊醒，白天也很难入睡，焦躁易怒等。这也是部分失眠患者必须长期接受药物治疗的原因。

四、其他假说

（一）心理生理性抑制模型（the psychobiological inhibition model）

Espie 于 2002 年提出了失眠的发生发展和维持模型。此模型的独特之处在于，与其他失眠模型不同，它强调的不是"高觉醒状态"抑制了睡眠，而是认为失眠是无法抑制觉醒导致的。该模型指出，正常睡眠作为机体的一种生物功能，有 2 个固有特征，即可塑性和自动性：可塑性是通过主动消除干扰睡眠的心理、社会或环境应激源的影响来发挥作用；自动性是指睡眠在自然环境下自动调整的非自愿特性。这两个过程不仅对外部触发因素和事件产生反应，还会对心理和生理产生的内源性因素做出反应。

在这个模型中，急性失眠被定义为压力（感知的或实际的）的自然后果。一般来说，在去除外在因素之后，机体应在可塑性和自动性的调整下逐渐回归到正常睡眠。然而，如果此时出现注意力、认知和与睡眠相关的努力等几个因素变化，则会影响到恢复正常睡眠的过程。这个模型的主要优势在于它集中于抑制觉醒的失败，从新的角度分析失眠的发生和发展，将情境性失眠定义为正常生物过程的一部分，而只有失眠障碍才是病理性的。此模型主要的缺点是并没有详细讨论失眠是否可以恢复，以及恢复时机与条件。

（二）威胁感知的高风险模型（HRMTP）

该模型是 Perlstrom 和 Wickramasekera 于 1998 年通过对躯体形式障碍的研究而提出的失眠模型，核心原理是感知到的威胁会导致高度生理唤醒，从而抑制正常的睡眠过程。

此外，唤醒水平是通过 4 种倾向因素相互影响的，即对失眠的高度易感性、高度神经质、高压抑性和灾难化倾向。这 4 种特征以 2 种方式相互作用：通过增加对感知到的威胁的敏感程度；通过放大对威胁的共鸣。

这个模型的主要优势是通过详细描述具体情况来阐明急性失眠发生的机制；但主要缺点则是由于明确了具体的情况，而导致其他的相关因素容易被忽略。

（三）Lundh 和 Broman 的交互式模型（Lundh and Broman's interactive model）

该模型是 Lundh 和 Broman 于 2000 年提出的一个从正常睡眠到失眠障碍的发展模型，核心原理是失眠障碍的发病机制是一种双过程现象。

第一个过程（睡眠干扰）与大多数失眠模型类似：失眠是一个高度唤醒的现象。Lundh 和 Broman 进一步指出，高度唤醒水平受到个体倾向的缓慢影响（如由于情绪敏感或在压力性事件之后缓慢形成的低唤醒阈值）。

第二个过程为对失眠的主观评估成分，换句话说，患者必须意识到睡眠问题带来的不良后果。另外，完美主义的人格特征在失眠发生发展中的影响也相当重要，因此被纳入评估中。

这个模型的主要优点是反映了正常睡眠到急性失眠的转换，并提供了评估的手段。此外，该模型还为压力反应的个体内部差异提供了解释；缺点则在于并未阐明这两个过程具体是如何相互作用。

第二章
失眠认知行为治疗（CBT-I）的组成

本章主要介绍失眠认知行为治疗（CBT-I）的主要技术和方法，具体应用将在第五章第二节"逐次访谈记录实操指南（8周）"中进行更详细的阐述。治疗失眠最常用的认知行为疗法包括：刺激控制疗法、睡眠限制疗法、睡眠卫生教育、认知疗法和放松训练这五种疗法。

第一节　刺激控制疗法

刺激控制疗法会限制患者清醒时躺在床上的时间，以及待在卧室或床上的行为，目的是消除患者试图上床睡觉时的觉醒状态。失眠患者常常花费大量时间躺在床上刻意入睡，但是在此过程中，努力入睡所诱发的觉醒系统与"床"这个因素反而形成了卧床 - 觉醒的条件反射状态。刺激控制疗法的目的是消除患者卧床 - 觉醒的条件反射，建立卧床 - 入睡的新条件反射，从而达到患者上床后能更快入睡的目的。

典型的指令包括：

1. 当感觉到困倦时才躺上床。
2. 除了睡眠和性活动外，不要在卧室进行其他活动。
3. 醒来的时间超过 15 分钟即离开卧室。
4. 再次有睡意时才能回到卧室。

第 3 条和第 4 条按需要可重复进行。最后，不论睡眠"量"的多少，要在一周 7 天内保持一个固定的起床时间。一些治疗师为了防止患者"看时钟"的行为，鼓励患者在觉醒后或者体验到睡不着的烦恼和困扰时就立刻离开卧室。

> **对话 2-1：刺激控制疗法的操作指令**
>
> 治疗师：我发现您每天上床要睡觉的时候，都会长时间在床上使用手机。为什么您会有这样的睡前习惯呢？

患者：因为我感觉使用手机是我比较放松的时刻，我白天的工作比较忙，回家后总希望休息时多做一些自己喜欢的事情，有时候玩着手机就变成熬夜了。而且自从我失眠以来，睡不着的感受会让我感觉很焦虑，使用手机让我感觉从焦虑当中解脱出来。

治疗师：我能理解您的感受。但我必须告诉您，我们生活中觉得很平常的一些习惯，其实就是失眠的诱因。比如您晚上在床上玩手机的这个习惯，会让卧床 - 入睡这个应有的反应，变成卧床 - 玩手机 - 入睡。您觉得，在玩手机获得快乐的这种体验当中，能获得更快更深的睡眠体验吗？

患者：嗯……应该不能。您的意思是，我不应该在睡前玩手机？

治疗师：是的，我们应该把卧床 - 入睡的反应作为一个好习惯坚持下去。首先就要尽量避免躺在床上做别的事情，也就是指与睡眠无关的事情。如果您在床上睡不着，就应该起床，离开卧室，等您有睡意的时候再回到床上。

患者：意思是我只有犯困了，才能去卧室睡觉？

治疗师：是的。如果您半夜醒过来，没有睡意，也需要离开卧室，直到您有睡意，再返回卧室睡觉。我们应该确保在床上只有睡觉或者进行性活动这两件与睡眠有关的事情。

20 世纪 70 年代初，Bootzin 及其同事创造出了刺激控制疗法。该疗法以行为学理论为基础，直接应用于失眠问题。根据条件反射原理，一个刺激可以诱发出多个反应。在简单的条件反射过程中，与单一反应匹配的刺激很可能只产生一个反应；而在复杂的条件反射过程中，与多个不同反应配对的刺激很少只产生一个反应。这个机制也适用于失眠，与睡眠有关的因素（床、卧室、就寝时间等）过于频繁地与睡眠以外的反应相配对，产生的结果就是，为了应付失眠，患者花太多时间在床上 / 卧室中保持清醒及其他睡眠以外的活动上。

例如，醒后躺在床上"会让患者觉得有机会获得更多的睡眠，至少能借此休息一下"；在卧室里"做睡眠以外的事"会让患者觉得"靠近床"，从而有机会进入睡眠状态；这些行为有利于患者转移"试图进入睡眠"或者"担心失眠后第二天的后果"所产生的偏执的认知或者躯体焦虑。患者的这些应对策略似乎是合理且成功的，通过这些应对策略（不断高度强化后）从表面看获得了"一些时间"，但最终将导致与睡眠相关的刺激"失效"，使感到困倦和进入睡眠的可能性降低。

刺激控制疗法的是通过控制刺激与反应的重新配对来达到治疗失眠的目的。具体来说，就是将床、卧室、就寝时间与困倦和睡觉的反应重新联系起来，建立成一个新的条件反射。除两个配对（床和睡觉、床和性）外，消除其他所有配对，新的条件反射将会起效。刺激控制疗法允许建立其他的条件反射，但不能是醒着躺在床上拖延时间或在卧室里做除睡眠以外的事。可以通过让患者晚上醒来后离开卧室，有睡意后再回到卧室来达到调控的目的。

刺激控制疗法也可以通过经典的条件反射和非行为性的无意识操控来改善睡眠。对于经典的条件反射而言，床、卧室、就寝时间与睡眠这种生理状态的反复配对可以相互作用，即与睡眠相关的刺激引起困倦和睡意的原因是睡眠相关的刺激与睡眠的生理、中枢神经系统状态进行了反复配对。对于非行为性的无意识操控而言，刺激控制疗法的实施可以影响到睡眠的内稳态系统和昼夜节律系统。

对话 2-2：刺激控制疗法的原理解析

患者：治疗师，我能理解您的意思，我确实应该改掉睡前躺在床上玩手机的习惯。但我感觉睡不着的时候，不停地从床上爬起来，那不是睡眠质量更差了吗？听起来这个方法更糟糕。

治疗师：确实，在这个方法被执行的时候，看起来睡眠的时间是变少了，可能会有一种更难受的感觉。毫无疑问，当失眠发作的时候，早些上床或者在床上多待一会，会让人恢复一些"失去的睡眠"，并且让人在接下来的一天感觉好一些。"在床上多待一会"看起来是一个好方法，但它的问题在于，它会破坏我们睡眠的自我平衡。所谓睡眠的自我平衡，是指我们觉醒的状态越长，身体越能够产生促使我们睡觉的内在动力。睡眠有自主调节的能力，这意味着当您醒着的时候，睡眠驱动力在不断增加，您醒着的时间越长，接下来的睡眠驱动力就越大。如果您在床上躺着更多的时间，所产生的休息或者迷迷糊糊睡着的体验看起来很好，但实际上这样的习惯会影响您的睡眠驱动力，长此以往，反而会让您的睡眠问题更加严重。然后，您可能会更加依赖在床上休息的时间，即使那段时间您并没有在睡觉。这就形成了一种恶性循环。

患者：您的意思是，我在床上躺得越久，我越难睡好觉？

治疗师：是的，您躺在床上睡不着的时候，会做些什么？

患者：以前会玩手机。有时候我觉得实在太晚了，我会放下手机，让自己尽量去睡觉。

治疗师：我们可以看到，"尽量去睡觉"这个行为并没有对您产生帮助，毕竟您的失眠已经持续了很长一段时间。因为我们越是努力去睡觉，越可能会唤醒我们的大脑，这种努力或许会让我们更加焦虑和烦恼。其次，在床上醒着的状态与您在床上感受到的挫败感、焦虑感、觉醒体验产生了条件性的联结。

患者：这是什么意思？

治疗师：我们来举个例子。您每天下班后到睡觉的这段时间，会做些什么事情？

患者：我一般是在下班的路上点个外卖，然后回到家，一边看电视一边吃饭。吃完饭就玩玩手机，偶尔看看书，一晚上就过去了。有时候也会约朋友出去吃饭吧。

治疗师：您一般都是一边看电视一边吃饭？

患者：是的。

治疗师：那您想想看，在周末的时候，您不需要上班。您或许会用电视欣赏一部电影，或者看一场球赛，虽然这些行为不是在饭点的时候进行，您是否也会感觉会少了一些什么？

患者：少了一些吃的？

治疗师：是的，您看电视的时候会感觉到肚子饿，即使那不是吃饭的时间。这是因为您将看电视的行为和饥饿感联结在了一起，这属于一种条件反射。您的某些生理状态会和特定环境、刺激形成条件反射。睡前的反应正是如此，我们本应该上床睡觉，但是您在床上看手机或者赖床的反应，使得床铺或者卧室这个刺激源和您的觉醒反应形成了联结。我们现在应该建立新的条件反射，把床铺和睡眠重新联结。

患者：我明白了，所以我只有犯困的时候才应该上床去睡觉。

睡醒时离开卧室会对睡眠的平衡状态产生影响。刺激控制疗法实施后，患者可能比躺在床上时失去更多的睡眠。这种睡眠缺失与睡眠限制疗法类似，增加了睡意，加强了引起睡眠的刺激和睡眠的联系。同时调节了人的睡眠时间表,这会对患者的昼夜节律系统产生影响。也就是说,当进行刺激控制疗法时,会使睡眠期和睡眠生理状态更一致,促进养成良好的昼夜节律,从而改善睡眠。

对话 2-3:刺激控制疗法起床阶段的具体计划

　　患者:治疗师,我如果不能在床上待着,我可以做哪一些事情呢?

　　治疗师:我们可以让醒着的时间产生积极的体验,我希望您做的事情是能让您感觉到简单、有趣味的。您回顾过往的生活经验,能发现一些简单有趣的事情吗?

　　患者:简单、有趣味的事情,可以,但如果我一直睡不着怎么办?

　　治疗师:我能理解您的担忧。可能您真的会因为做简单、有趣味的事情而更加难以入睡。但是我们的目标不是让您通过一晚的尝试马上能睡好,而是在长期的治疗中带来改变。如果您坚持治疗的计划,会让您和床之间的联系恢复到能让您迅速入睡的状态。

　　患者:哪怕我一直睡不着都没有关系?

　　治疗师:是的,或许短时间内您会感觉更难受,但这会对我们的长期计划有帮助。

　　进行刺激控制疗法的过程中,和患者一起制订行动列表,确保患者了解在觉醒过程中的行为是有必要的。通过简单、机械、重复的行为加强患者在治疗过程中的睡意,帮助患者把认知的焦点聚焦到这类行为中,而不是过度关注无法入睡的状态,从而减轻与失眠有关的焦虑体验。

　　刺激控制疗法对一般人群都具有良好的耐受性,但对躁狂症、癫痫、睡眠异态和伴有跌倒风险的患者应慎重运用。对于这些高风险的躁狂、癫痫和睡眠不足的患者,此疗法可能会诱发躁狂或者降低癫痫发作的阈值。对于睡眠异态,刺激控制疗法可能会加深睡眠,从而增加部分觉醒的可能性,如夜惊、梦游和梦呓。

第二节　睡眠限制疗法

　　睡眠限制疗法需要患者减少在床时间(TIB),即不论白天或晚上,减少从躺到床上到觉醒后下床的这段时间的总和,直至接近他们的实际睡眠时间。为达到这一目的,临床工作者需要帮助患者制订一个固定的觉醒时间,通过将在床时间减少至实际睡眠时间来降低在床非入睡的时间;实际睡眠时间通过测量每日基本的睡眠时间获得。通常,我们使用睡眠日记来记录患者的在床时间及睡眠时间。睡眠日记中,从熄灯时间到开灯起床的时间,以及白天的休息时间为患者的在床时间,治疗标准中建议限制在床时间应不少于 4.5 小时。

　　睡眠日记是重要睡眠相关信息的每日记录,通常包含以下详细信息(图 2-1):

- 上床时间和 / 或熄灯时间
- 起床时间
- 睡着的时段(包含午睡及打盹)
- 睡眠中断的次数和持续时间
- 白天小睡的次数和持续时间
- 觉察到的睡眠质量

- 饮酒、咖啡因摄入和／或烟草使用
- 日常用药
- 日常运动

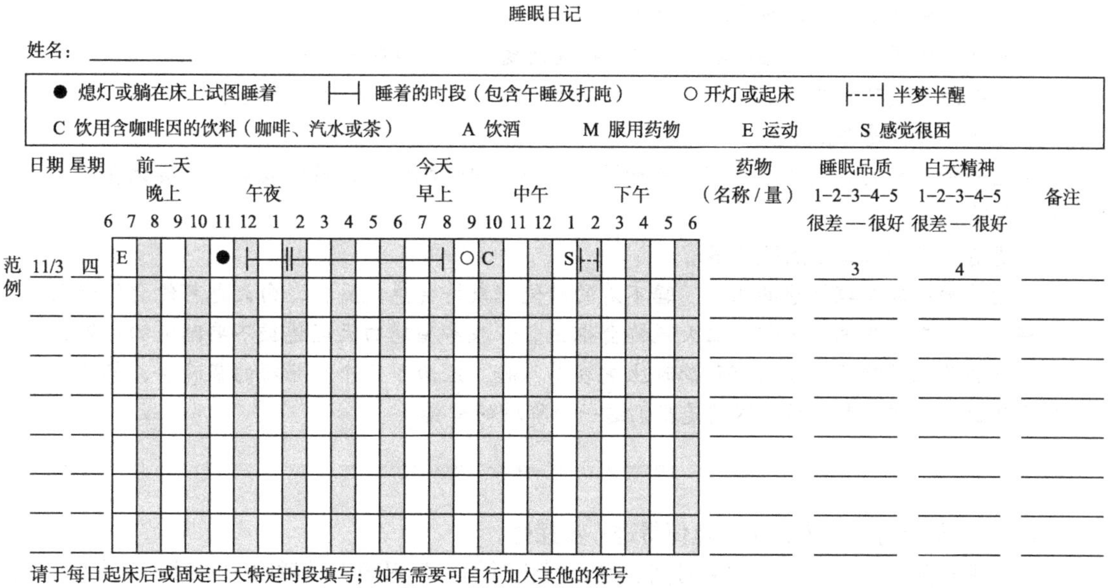

睡眠日记

姓名：_____

● 熄灯或躺在床上试图睡着	├──┤ 睡着的时段（包含午睡及打盹）	○ 开灯或起床	├----┤ 半梦半醒
C 饮用含咖啡因的饮料（咖啡、汽水或茶）	A 饮酒	M 服用药物	E 运动　　S 感觉很困

图 2-1　睡眠日记记录表

请于每日起床后或固定白天特定时段填写；如有需要可自行加入其他的符号

一旦在床时间确定下来，通常首先采用推迟患者晚上就寝时间的方法，使患者的在床时间和实际睡眠时间保持相同。最初，这一疗法会引发轻到中度睡眠不足。这种部分睡眠剥夺会导致睡眠潜伏期和睡后觉醒时间的缩短。因此，虽然在初期治疗中患者睡眠时间减少，但是他们的睡眠却会更为稳定（表现为患者入睡更快，停留在睡眠期的时间更长），从而提升睡眠效率。随着睡眠效率的提高，我们将指导患者逐周增加在床时间。假定睡眠日记显示患者前一周的睡眠是有效的（90% 或更多在床时间处于睡眠状态），即可在后续治疗过程给予睡眠滴定，即给予患者增加 15 分钟睡眠时间。

对话 2-4：睡眠限制疗法的原理解析

患者：我已经知道了，我只有在犯困的时候才应该上床睡觉。但这样不就更加睡眠不足了吗？

治疗师：我能理解您的担忧。关于睡眠的一个事实是，我们在白天清醒的时候，会逐渐累积睡眠驱动力。失眠患者或许在累积睡眠驱动力的过程中会比常人出现更脆弱的系统反应。因此，当我们无法同时保证睡眠的质和量时，第一个目标应该是恢复睡眠的品质。您希望达到 8 小时睡眠时间我完全可以理解。但我们可能需要更长的时间去完成这个目标。

患者：但我感觉我的睡眠质量并不高。如果睡得少了，我担心第二天更没有精神。

治疗师：成人的睡眠时长为 7~8 小时。从上床产生睡意开始，睡眠会经历不同的阶段，从浅睡期逐渐过渡到深睡期和熟睡期，然后通过眼动期回到浅睡期。这期间的一个循环大概是 90 分钟。需要强调的是，成人在入睡 4.5 个小时之后，基本就没有深睡和熟睡阶段了。因此，能保证最少 4.5 个小时的睡眠，其实是安全的。而每到浅睡阶段，我们会恢复大多数对外界的知觉，有可能会醒过来。所以，成人一晚醒 4~6 次是正常的。不必把正常的夜间觉醒看作睡眠质量不好的情况。

患者：我明白了，意思是不睡那么多也没问题是吗？那我具体应该怎么做？

治疗师：我可以给您分享一个具体的办法。您期待您每天早上几点起床？

患者：大概是早上 7 点。

治疗师：好的。我建议我们一开始设置 6 小时的睡眠时长，所以我们可以尝试在凌晨 1 点入睡。

患者：我担心我 1 点还睡不着。

治疗师：我能理解您的担忧。睡不着的时候您或许会感觉更糟，白天也可能会体验到更糟糕的状态。夜间睡不好，白天或许会很困。但我希望您白天能遵循不要睡觉的原则，这样累积下来的睡眠驱动力会让您晚上更容易入睡。经历了几个很糟糕的夜晚后，您将会发现您晚上非常容易入睡。这就是我们这一个阶段的目标。

关于睡眠限制疗法，有以下三点值得进一步探讨。

1. 当我们保持一个固定的觉醒时间、推迟就寝时间、延迟患者的睡眠时间时，会产生睡眠剥夺。这是正常的。也可以让患者在较早的时间觉醒（阶段性递进觉醒时间）进而改变在床时间。但由于"觉醒时间"比较早，因此不常用这种方法。使用该方法常常会出现以下几个问题：

（1）不利于延迟睡眠阶段的"治疗"效果，不能带来最适宜的睡眠时间。假如固定更早的觉醒时间，为了获得更多的睡眠，许多患者会尽可能早地开始休息。这一策略的效果之一是将患者的睡眠时间从生理迫切（昼夜倾向）最强的时间窗中移出来。

（2）可能会增加早醒的倾向。

（3）减少了"睡觉"与"就寝时间 / 卧室 / 床"的关联机会。

2. 睡眠限制疗法在临床上可以有几种不同的运用方法。最初的方法是只有当患者在 1 周中睡眠效率高于 90% 时，才允许患者的在床时间增加 15 分钟；睡眠效率在 85%~90% 之间时，不能增加时间；睡眠效率低于 85% 时，患者应减少 15 分钟的在床时间。但也有一些其他的方法，例如高限的临界值可设置为 85%（通常是老人）；递增和递减量可以多于或者少于 15 分钟；或者调整周期长于或短于 1 周（患者的复诊计划或许会有变故）。上述变化并未进行系统的研究，因此本书采用了标准方法。

3. 值得注意的是，睡眠限制疗法有看似矛盾的方面。一方面患者汇报"没有得到足够的睡眠"，但在治疗过程中，患者被要求"睡眠时间要少一些"；另一方面发生在治疗过程中，患者可能会发现很难保持觉醒状态直到规定的时间。这对于入睡困难的患者而言，即使不算自相矛盾，也稍显困难。

对话 2-5：睡眠限制疗法阻抗的处理

患者：好的，我能明白我应该按时作息。但我会想，如果我早一点休息，至少能减缓身体的难受程度，这对我挺重要的。

治疗师：我很高兴您提出您的要求。我们认为睡眠至少有三个功能，其中的两个功能都是关于是否"躺在床上就算休息"。一个是保存能量，另一个是使身体恢复和充满活力。我理解您想要早点休息的需求，这或许能帮助您更好地保存能量。但我们前面也说了，这可能会剥夺您真实的睡眠需求，因为您在觉醒的状态下已经保存了能量，让身体得到了一些恢复。

患者：也许是这样，但我觉得躺在床上还是挺舒服的。

治疗师：确实如此，然而您在用休息交换"解决失眠"的问题。您真正需要的是清醒地躺在床上休息，还是晚上美美地睡一觉？

患者：那我还是想要美美地睡一觉。

治疗师：因此，我们在这个阶段需要放弃除睡觉时间之外的过度休息，这是一个用短期牺牲交换长期利益的过程。我们在生活中总是充满了这样的交换，面对一个困难的目标，我们通过持续努力，克服困难险阻，最后达成目标。这样带来的成就感和愉悦感能让我们产生积极的情绪，对吗？

患者：确实如此，看来我需要克服一些困难。

有以下两点理由支持睡眠限制疗法的有效性。

1. 该方法可以防止患者通过延长睡着的时间来应对失眠，这种代偿性的策略增加了获得更多睡眠的机会，但其产生的睡眠形式是浅的和片段的。

2. 睡眠限制疗法所伴随的初始睡眠剥夺也被认为增加了睡眠的稳态性，这反过来又缩短了睡眠潜伏期，减少了入睡后的觉醒并提高了睡眠效率。最后，应该指出的是，睡眠限制疗法禁用于有躁狂病史、癫痫、睡眠异态、阻塞性睡眠呼吸暂停综合征（OSA）和有跌倒风险的患者。

对话 2-6：睡眠效率的计算

患者：如果我凌晨 1 点还不能睡着怎么办？

治疗师：我们预设的目标是能在凌晨 1 点睡着，如果不行，我们会在后续的治疗中调整具体的作息时间。

患者：要怎么样调整呢？

治疗师：我们会尝试计算您的睡眠效率。在拿到您每周的睡眠日记后，我们可以直观地看到您的睡眠时间及卧床时间。睡眠效率可以通过总睡眠时间除以卧床时间去计算。了解您的睡眠效率后，我们可以在后续的治疗中进行睡眠滴定，确保您能获得更好的睡眠质量。

患者：如果我睡眠效率低怎么办？

治疗师：通过重复的滴定，我们可以逐次治疗以改善睡眠效率，最终达到您需要的睡眠目标。

为了计算患者的睡眠效率，我们需要其在治疗过程中每周完成睡眠日记的填写（图 2-2）。

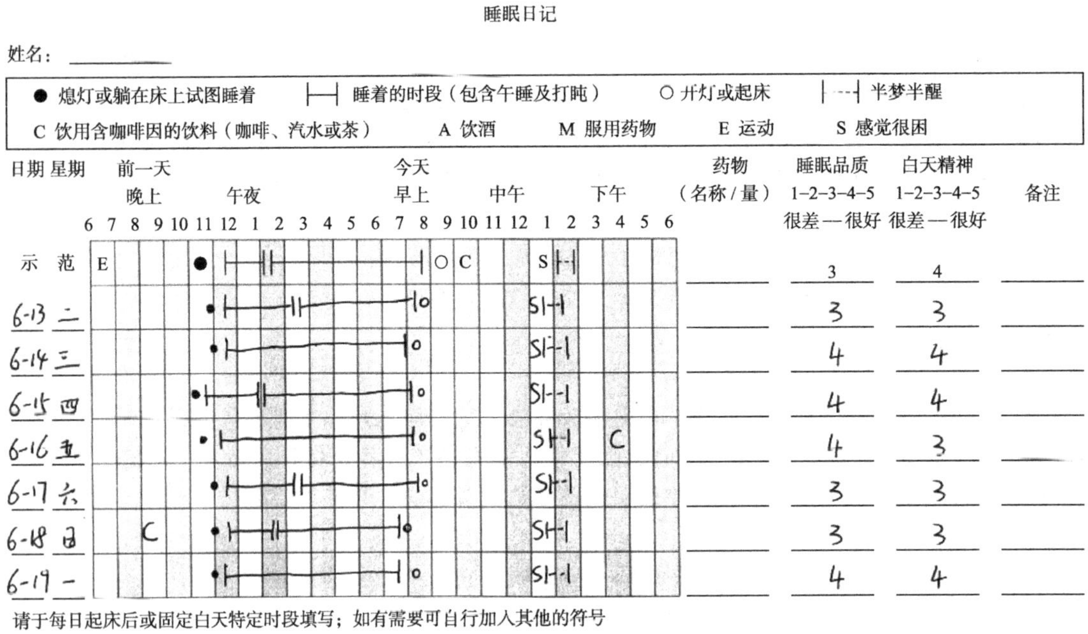

睡眠日记

姓名：＿＿＿＿＿＿＿＿

● 熄灯或躺在床上试图睡着	├─┤ 睡着的时段（包含午睡及打盹）	○ 开灯或起床　　┆ ¦ 半梦半醒
C 饮用含咖啡因的饮料（咖啡、汽水或茶）	A 饮酒　　M 服用药物　　E 运动	S 感觉很困

图 2-2　患者的睡眠日记

请于每日起床后或固定白天特定时段填写；如有需要可自行加入其他的符号

睡眠效率的计算方法：

睡眠效率＝总睡眠时间 / 在床时间 ×100%

总睡眠时间＝在床时间－（睡眠潜伏期＋入睡后觉醒时间）

在床时间＝规定的起床时间－规定的上床时间

这个方程很直观。但在实际应用中，准确定义在床时间的具体构成或睡眠效率是一项具有挑战性的工作。如果患者按照规定的时间睡觉和起床，那计算确实是简单而直观的。如果患者是按照规定的时间从午夜到 6 时记录睡眠时间表，那么在床时间约 360 分钟。然而，如果患者对规定的睡眠时间表和时相（此处的时相是指患者当前的睡眠周期）延迟没有抱怨，或提前就寝时间或觉醒时间，那么就产生一个问题，构成在床时间中的规定上床时间或者规定起床时间就不是原本所描述的了。

因此，在执行睡眠限制疗法的过程中，患者有可能会出现时相提前于规定的就寝时间或时相延迟于规定的就寝时间，影响我们对患者的睡眠滴定。

时相提前的就寝案例中，当患者就寝时间比规定时间早（例如由夜间 24 时提前至 23 时），在床时间就应该根据实际的上床时间来计算（23 时到第二天 6 时，即 420 分钟）。这表示决定如何进行精确的计算不再简单地依靠睡眠效率。如果患者成功地"作弊"（高于 90% 的睡眠效率算为成功作弊），就会向上滴定把晚上 23 时作为新基准。如果患者不能成功地"作弊"，那么就有两种方法：规定的上床时间按照总睡眠时间的平均值来算，例如患者的平均睡眠时间是 5.5 小时，那么新的时间应设置在 12 时 30 分到第二天 6 时；也可以简单地按原来的规定睡眠时间表重置睡眠限制疗法的时间。我们应该根据患者的决定来选择方法，而这个因素可能对平均总睡眠时间产生变异影响。

时相延迟的就寝案例中，当患者就寝时间比规定时间推迟（如由午夜推迟到凌晨 1 时），在床时间应根据实际的上床时间来推算（凌晨 1 时到第二天 6 时，即 300 分钟）。这表示，决定如何进行睡眠滴定依然不是简单地根据睡眠效率。在这种情况下，比预定的相位更大地延迟就寝时间将可能导致睡眠效率大于 90%。

中心问题是如何处理"不合格"。在这种情况下，一个方面来看可以认为患者"超级"遵守，从另一个方面来看却是没有遵守，即在与"启动睡眠同态调节"相关的治疗方面遵守了，但却没有遵守睡眠安排表。更重要的问题是如何处理睡眠限制治疗？明确治疗应继续根据已知的有效的5小时治疗窗还是最初估计的6小时治疗窗进行。目前我们倾向于前者的策略更好，新测定应根据凌晨1时的新基准，因为患者已表明他可以保持清醒的时刻持续得更久，并且能用这样的时刻表进行有效的睡眠。

然而，值得注意的是，一旦患者推迟了上床时间，并利用这些时间去完成一些日常工作或事务，可能会熬夜到更晚。假如不给患者明确的作息指令，他们可能会习惯利用这些"额外的时间"，进而导致更晚的上床时间。根据治疗经验，最好还是坚持让患者按最初规定的时间（0~6时）睡觉。

第三节　睡眠卫生教育

睡眠卫生指促进形成良好的睡眠连续性和睡眠质量的生活习惯与行为。睡眠卫生教育是一套具有广泛性的指导方案，是心理教育的一种，用于普及良好的睡眠卫生知识，帮助失眠患者认识失眠与不良睡眠习惯的关系，促进培养有助于睡眠的良好习惯，掌握或了解相关注意事项。

睡眠卫生教育是良好睡眠的基础，适用于入睡困难和睡眠维持困难的失眠患者。如果患者的睡眠问题轻微，且存在很差的睡眠卫生习惯，改善其睡眠卫生习惯将带来显著的效果。如果患者有严重的入睡困难及睡眠维持困难，睡眠卫生教育在其综合治疗中也会起到重要的作用。当睡眠卫生教育与其他治疗方法结合使用时，其指导原则的效力并不完全取决于其多项描述是否具有绝对的真实性，更多是体现在对具体个案的调整上，以增进患者对睡眠的了解，并在此基础上强化联合治疗，提高患者的依从性。

睡眠卫生教育的目标是减少干扰睡眠的习惯和环境因素，同时养成有利于睡眠的良好习惯。尽管我们不鼓励将其作为单独的治疗手段，但也可以成为一种增加总睡眠时间的方式，同时还能帮助失眠患者理解其他的治疗措施，让其他治疗技术发挥最佳效果，或作为切入点来引入其他疗法。其治疗方式通常包括向患者提供睡眠卫生教育的知识清单，治疗师逐条讲解相关内容和原则，邀请患者根据实际情况和自我意愿选择执行某些项目。在执行的过程中，鼓励患者不要过度关注执行的效果，以免因过度在意睡眠效果而带来反作用。

睡眠卫生教育一般包含以下的内容。

睡眠卫生教育指南

1. 只需睡到能第二天恢复精力即可。限制在床时间能帮助整合和加深睡眠。在床上花费过多时间会导致片段睡眠和浅睡眠。不论睡了多久，第二天都要规律地起床。

2. 每天同一时刻起床，1周7天全是如此。早晨同一时间起床，晚上同一时刻就寝，能帮助建立生理时钟。

3. 规律运动　制订运动时刻表，规律运动能帮助减轻入睡困难并提高睡眠质量。不要在睡前3小时进行体育运动。

4. 确保卧室舒适且不受光线和声音的干扰。即使很小的噪声也有可能影响睡眠质量，舒适、安静的睡眠环境能帮助减少夜间觉醒的可能性。铺上地毯、拉上窗帘、关上门可能会有所帮助。

5. 确保卧室夜间的温度适宜。睡眠环境过冷或过热可能会影响睡眠。

6. 规律饮食，且不要空腹上床。饥饿可能会影响睡眠。睡前进食少量零食（尤其是碳水化合物类）能帮助入睡，但要避免进食过于油腻或难消化的食物。

7. 夜间避免过度饮用饮料。为了避免夜间尿频而起床上厕所，避免就寝前喝太多饮料。

8. 减少所有咖啡因类产品的摄入。食用咖啡因类饮料和食物（咖啡、茶、可乐、巧克力等）会引起入睡困难、夜间觉醒及浅睡眠。即使是一天的较早时间摄入咖啡因也会影响夜间睡眠。

9. 避免饮酒，尤其在夜间。尽管饮酒能帮助紧张的人更容易入睡，但之后会引起夜间觉醒。

10. 吸烟可能影响睡眠。尼古丁是一种兴奋剂，当有睡眠障碍时，尽量不要于夜间吸烟。

11. 别把问题带到床上。晚上要尽早解决自己的问题或制订第二天的计划。烦恼会干扰入睡，并导致浅睡眠。

12. 不要刻意入睡。这样只能将问题变得更糟。相反，可以打开灯，离开卧室，并做一些不同的事情（如读书），不要做兴奋性活动，感到困倦时再上床。

13. 不要一直关注时间，会引起挫败感、愤怒和担心，这些情绪会干扰睡眠。

14. 避免白天打盹。白天保持清醒状态有助于夜间睡眠。

在处理睡眠卫生问题时，除了以上方式外，还可以采取以下方法。

1. **提供"睡眠卫生教育指南"**　首先，提供一份详细的"睡眠卫生教育指南"，让失眠患者自主评估其存在哪些不符合指南的情况。这可以帮助患者更直观地了解自己的睡眠行为和习惯。

2. **重点干预存在问题的情况**　根据患者的自主评估结果，重点干预存在问题的情况。包括睡眠卫生教育指南中提到的具体方面，如睡前活动、睡眠环境等。通过针对性地干预，有助于提高患者对睡眠卫生的认知和改变相应的习惯。

3. **回顾睡眠日记**　之后的每次治疗都需回顾患者的睡眠日记，如果通过睡眠日记发现睡眠卫生问题，应及时讨论和修正。这种方法有助于监测患者的情况进展，并在需要时调整治疗计划。

4. **讨论影响**　与患者深入讨论不良的睡眠卫生习惯对睡眠的影响，帮助患者认识到问题的重要性，并增强其改变不良习惯的动力。

5. **利用教育指南建立新习惯**　利用睡眠卫生教育指南，与患者一起学习并建立良好的睡眠卫生习惯，包括调整睡前活动、改善睡眠环境等方面的实际操作建议。

通过这些方法，可以更全面地处理睡眠卫生问题，强调个体化的指导和干预，提高治疗效果。接下来我们将对"睡眠卫生教育指南"具体介绍。

一、只需睡到能第二天恢复精力即可

如第一章中提到，睡眠与觉醒周期由昼夜节律和内稳态这两个系统共同调节，它们相互作用以调节生物体的睡眠时间和结构，建立清醒和睡眠。生物体天生就具有平衡清醒与睡眠的能力，如果一个人长时间不睡觉或不休息，其身体就会发出"抗议"，拒绝无限制地保持清醒。无论何时，人一旦长时间缺乏睡眠，身体就会自动产生困意，清醒的时间越长，困倦的力量就越强。睡眠的自我平衡机制是为了保证人体的清醒不会超出其承受能力。在正常情况下，如果持续缺乏睡眠，或者保持清醒的时间过长，那么一旦得到睡眠机会，人就会快速地入睡，深度睡眠的时长也会增加。在入睡后，这种睡眠驱动力会逐渐减弱，直至清醒，这就是内稳态系统的作用。

内稳态系统使个体的睡眠时间相对固定在一定范围内，个体随着清醒时间的增加逐渐积累睡眠驱动力，并在获得睡眠后释放这种驱动力。花更多时间在床上并不意味着能获得更多的睡眠，这种行为只会导致浅睡眠和片段睡眠，无助于补充能量和恢复精力，也不会对积累睡眠驱动力有帮助，反而还可能阻碍晚上的入睡。因此，限制在床时间能帮助整合及加深睡眠。

下面的对话将演示如何向患者说明这一点。

对话 2-7：睡眠卫生之一，内稳态系统

治疗师：我们都知道，维持健康最好的方式之一就是保持良好的习惯。要获得好的睡眠，就必须养成有助于睡眠的好习惯，摒弃那些会干扰睡眠的不良习惯，这就是睡眠卫生。我们一起来检查一下您的睡眠卫生情况吧。从上周的睡眠日记以及睡眠习惯量表中可以看出，您早上起来的时间并不固定，有时中午11点或12点才起床，有时又会在早晨8点多起床。

患者：因为我睡眠质量很差，总是睡得不够，所以想着能多睡一会儿是一会儿。

治疗师：目前看来您存在两个问题，一是生理时钟不规律，二是在床上有很多无效睡眠时间。我们先谈谈第二个问题，如果躺得久一点的话，通常都可以睡得更多吗？

患者：好像也不一定。

治疗师：我理解您很渴望能得到更多的睡眠，但实际上，我们最好不要花过多的时间去睡觉。我们对睡眠的需求是相对恒定的，这是由于我们身体里有一个调节睡眠的内稳态系统，它使我们能获得相对固定量的睡眠，如果睡得比这个量少，我们会在第二天积累更多的睡眠驱动力，足够的睡眠驱动力可以帮助我们更快入睡和睡得更深；反之，如果睡得比较多，包括白天午睡太久，就会导致睡眠驱动力减少，这会使得我们第二天晚上更难以入睡。

患者：但我就是感觉到睡得不够，精力不足，非常疲惫，才会想要去睡得更多的。

治疗师：我非常明白您的处境，只是，花更多的时间试图睡觉并不是个好办法。如果您的睡眠驱动力不足，多花费在床上的时间只会带来片段式睡眠或者浅睡眠，这两者能恢复的精力有限，但会带来更糟的后果——您的睡眠节律被破坏。同时在睡眠日记中，我们可以看到您的睡眠效率是比较低的，这意味着如果您用10个小时去睡觉，实际真正睡着的时间只有6个小时，那剩下的4个小时就意味着您处于失眠状态了。

患者：但是有的时候我也能够睡着啊，我觉得我睡多一会，就能休息好了，我需要这些睡眠。

治疗师：确实，有的日子里您能睡得更久，但在接下来的那个夜晚，您的入睡时间更迟了，总睡眠时间也更少了，这是因为前一晚额外的过多的睡眠降低了您的睡眠驱动力。可以推测，接下来您会一直重复同样的事情：睡得不好，就会提前入睡，睡得过多，又导致入睡时间延迟。从长远来看，您的总睡眠效率和总睡眠时间并不会得到提高，睡眠质量

很难得到改善，因为您只是增加了用来睡觉的机会，却并没有提高您的睡眠能力，即实际的睡眠时长和良好的睡眠结构没有变化。而且，这种做法也会破坏人体的生理时钟。

患者：嗯，确实是这样，那我明白了。

治疗师：所以让我们记住这一点，您只需睡到能第二天恢复精力即可，不要花费过多的时间在床上。这跟我们前面讲到的睡眠限制原则是一致的，目的都是通过压缩睡眠时间去增加您的睡眠驱动力，然后使入睡时间缩短，提升睡眠的连续性和深度，进而提高睡眠效率和质量。当然在治疗的前期，您可能依然会感觉精力不足，但是随着治疗的深入，您将会逐渐提高睡眠能力，直到能恢复精力的水平。这一睡眠卫生习惯的重点就是，不要花过多的时间去试图睡眠。

上述的例子中，我们能看到患者采用了"提早上床"和"延长躺床时间"这两个策略来解决睡眠不足的问题，他给自己增加的睡眠机会和实际睡眠能力之间的不匹配，使问题一直围绕在"失眠""补觉""补觉导致睡眠驱动力不足和生理时钟紊乱"这三者之间，形成了非常典型的恶性循环，睡眠卫生教育的第一条原则便是针对这一点来提供指导教育。

在这个案例中，患者通过推迟起床时间来达到"补觉"的目的，临床中也会常见一些患者期望通过提前上床来延长他们的睡眠时间。如果患者的睡眠日记中显示出上述现象，我们便以睡眠日记为切入点，指出患者存在睡眠效率低、睡眠机会与睡眠时间不匹配，并给予相关解释及指导。

有些患者难以接受这一原则，可能是由于他们对睡眠时间存在着刻板印象，也许他们会提出8个小时的睡眠时间才是合理的、健康的。针对这一认知偏差，我们可以解释与睡眠时长相关的生理规律，或展示美国国家睡眠基金会对不同年龄段人群推荐的睡眠长度（表2-1）。

表2-1 美国国家睡眠基金会对不同年龄段人群推荐的睡眠长度

年龄	推荐的睡眠长度 /h	可能合适的长度 /h	不推荐的睡眠长度 /h
新生儿 0 ~ 3 月龄	14 ~ 17	11 ~ 19	< 11 或 > 19
婴儿 4 ~ 11 月龄	12 ~ 15	10 ~ 18	< 10 或 > 18
幼儿 1 ~ 2 岁	11 ~ 14	9 ~ 16	< 9 或 > 16
学龄前 3 ~ 5 岁	10 ~ 13	8 ~ 14	< 8 或 > 14
学龄儿童 6 ~ 13 岁	9 ~ 11	7 ~ 12	< 7 或 > 12
青少年 14 ~ 17 岁	8 ~ 10	7 ~ 11	< 7 或 > 11

年龄	推荐的睡眠长度 /h	可能合适的长度 /h	不推荐的睡眠长度 /h
年轻人 18 ~ 25 岁	7 ~ 9	6 ~ 11	< 6 或 > 11
成人 25 ~ 64 岁	7 ~ 9	6 ~ 10	< 6 或 > 10
老年人 65 岁以上	7 ~ 8	5 ~ 9	< 5 或 > 9

二、每天同一时刻起床，一周 7 天全是如此

外界环境有周期性的昼夜变化，生物体对应形成约 24 小时的生物节律。当生物体将这种规律转换成内在的节律后，本身就模糊地产生了对时间的感应，在体内形成一个"时钟"，它可以根据时间来调节身体的机能，也就是所谓的"生物钟"。生物体通过与地球自转的周期相协调来建立生物节律，引导着自身何时醒来何时睡去。因此，昼夜节律影响着睡眠的时间，它让人在某些时段对睡眠的渴求更强烈（通常来讲是午夜和午后），也更容易入睡，而在另一些时段则相反。要想睡眠好，日常活动必须顺应昼夜节律，否则睡眠就会变差，睡眠时间也会缩短。

每天同一个时刻起床和按照计划休息，是保持生物节律的重要方式，有助于训练人体学会什么时候醒来，什么时候入睡。同时，接受规律的光照、规律地进食，以及保持其他社会活动的固定习惯，有利于维持人体的生物节律，获得更平衡的清醒 - 睡眠周期。

对话 2-8：睡眠卫生之二，觉醒时间

治疗师：我们的身体有内在的生物节律，规律的作息可以让身体适应特定的睡眠或清醒时间，从而让生理时钟保持协调一致。我们需要确定一个睡眠作息表，并尽可能地坚持，去训练我们的身体学会什么时候醒来，什么时候入睡。按固定的作息计划可能导致条件反射的效果，这让我们的身体可以恰好在那个时间醒来或入睡。

患者：听起来好难，我要一直这样做吗？周末也无法睡懒觉？

治疗师：这其实是一个训练问题，在初期我们也许训练得严谨些，这是让生理时钟起效的必要条件，一旦我们形成了有益的习惯，就可以放松一些。

患者：这需要多长时间？

治疗师：我会和您一起训练 4 ~ 8 周的时间，但这个计划可以执行 1 ~ 3 个月。这期间并不是绝对不能在周末睡懒觉，如果您感到非常需要，周末睡懒觉时，也尽量将起床的变化时间限制在 1 个小时之内，同时在随后一晚推迟相应的时间上床。用这种方式您可以保持持续的睡眠驱动力。

患者：那假如我有一天睁眼到快要清晨时才有睡意，第二天也要按时起床吗？那我几乎是等于彻夜不眠了。

治疗师：这个情况很值得讨论，取决于您第二天白天的安排以及您的期待。如果您第二天有非常重要的事务需要足够的精力去应对，那么也可以接受晚点起床或者在白天适度小睡；如果只是日常的情况，我会建议您还是按计划进行；如果真的需要，也可以适当晚

起，但不要超过 1 小时。这里需要考虑的是，如果按时起床，可以想象您将面对一个极度疲劳的白天，但如果放任自己睡到自然醒，那便将要度过又一个失眠且焦躁的夜晚，之后的一天又要面对相同的抉择：起床保持规律的作息，还是任由失眠情况一如既往？

患者：我明白了，我当然想要尽快地解决失眠这个问题。那我该在什么时间起床呢？

治疗师：具体的时间选择取决于您的工作时间表、通勤模式，以及您是早睡早起型还是晚睡晚起型。但不论选择哪种作息时间，重要的是每天坚持。

若患者能够接受这条原则，可以再花些时间去讨论使用哪些策略有助于每天按时起床，比如简化起床的步骤—— 睡前把第二天需要穿的衣服提前准备好放在床边、准备一杯温水在床头等；或者起床后做些对自身具有奖励性的活动。

三、规律运动

生物节律对人体是如此重要。规律运动不仅能帮助维持生物节律，还可以调节多种神经递质，从而起到积极的介入作用。相关研究已证明，运动对缓解失眠是有效的，而有氧运动得到了更广泛的研究支持，其效果与使用镇静催眠药物后的效果相似。有氧运动能使人获得更多的睡眠时间、更短的入睡潜伏期、更高的睡眠质量和睡眠效率。

此外，运动对内稳态系统也有调节作用。从影响内稳态系统的因素来看，白天活动越多，睡眠驱动力越强，因此运动可以帮助机体积累睡眠驱动力，减轻入睡困难并加深睡眠。但注意不要在睡前 3 小时进行剧烈的体育运动，否则剧烈运动会让人体的心率、体温和肾上腺素水平上升，导致自主神经功能活动增强，影响入睡。而定量的轻微运动，如睡前在小区附近散步、练习瑜伽或做一些伸展练习，都有助于睡眠。

另外有观点认为，可能并不是运动本身而是运动时体温的变化给睡眠带来帮助。体温上升在某种程度上可以促进睡眠，若在睡前使体内温度短暂升高，入睡时体温就会更大幅度地下降，这将会更有利于入睡。根据这一点，睡前进行适量舒缓的运动，或在睡前 1~2 个小时洗一个温度适宜的热水澡，也能够提高睡眠质量，这点对老年人来说尤其有效；温水泡脚在改善血液循环的同时对睡眠也有帮助。

对话 2-9：睡眠卫生之三，规律运动

治疗师：进行规律锻炼能促进与睡眠有关的激素分泌，提高睡眠效率，缩短入睡时间。长期坚持锻炼，对于增加睡眠时长、改善睡眠习惯和提高睡眠质量都有帮助。

患者：也有人这么建议过，但是我很难坚持。

治疗师：听起来您好像做过短暂的尝试，在您能够锻炼的那些日子里，睡眠情况如何呢？

患者：嗯……记不清楚了，我就觉得我一直没睡好过。

治疗师：也许您暂时感受不到运动对睡眠有帮助，但是很多相关研究都显示，运动能够改善人们的睡眠质量，只是它起效的时间和改善的程度会因人而异。或许我们可以用一到两周的时间来试验一下，同时记录睡眠日记，来看看运动对您是否有效果，当然，这要

取决于您愿意付出多大的努力来改善您的睡眠。

患者：我可以再试一下。

治疗师：好的，关于这一点，我需要提醒您，运动的时机非常重要，要避免在睡前3小时内做剧烈的运动，但是睡前1或2小时内，轻微、温和的运动可能是有帮助的。

四、规律饮食，且不要空腹上床

规律饮食有助于睡眠。一方面它与生物节律有关，如果人们每天吃晚饭的时间都不一样，就会给身体传递一种矛盾的信号，让它无法确定何时应该上床。另一方面，饥饿和过饱都会干扰睡眠。晚餐过迟或过多都对睡眠无益，摄入不同成分的食物可能促进或干扰睡眠。要想夜晚睡得好，最好在上床前4~5小时吃适量的晚餐，其中要有促进睡眠的食物（比如水果、蔬菜、谷物和低脂肪的饮食结构能带来促睡眠效果），同时要避免吃难以消化的食物。尽量不要空腹入睡，如果经常感到饥饿而难以入睡，可以在睡前1~2小时吃些好消化的零食（尤其是碳水化合物），但要避免进食过于油腻或难消化的食物。

五、确保卧室舒适而且不受光线和声音的干扰

光线是生理时钟的关键影响因素。人体大脑中的视交叉上核（SCN）通过感应日与夜不同的光线亮度，来调整人体的生理时钟，机体会随着这一外界信息做出相应的调节。

清晨光线进入眼睛时，SCN神经受到刺激，带来一系列生物活动的同步和调节。当夜晚到来，SCN感知到外界的光线从亮转为暗，其活动水平就会降低，松果体开始释放褪黑素，使大脑变得昏昏欲睡。褪黑素是一种由松果体分泌的使人产生和保持睡意的激素，它的浓度越高，人感觉越困，它的分泌时机和数量受外界光线的影响。夜间光线会扰乱松果体释放褪黑素，使睡眠质量降低，对睡眠节律系统产生不良的作用。尽量采取一些实用的措施，保证睡眠时不会受到外界光线的干扰。在某些情况下，还要避免在睡前1小时让眼睛接受强光或者蓝光的照射。

此外，保证安静的睡眠环境非常重要。营造舒适、安静的睡眠环境可以减少夜间觉醒的可能。对一些人而言，白噪声似乎有帮助入睡，但还是应尽量把声音去掉，因为不把人吵醒的噪声也会影响睡眠质量。如果周围环境过于嘈杂，白噪声可能有利于掩盖这些环境噪声。总之，创造一个适宜的睡眠空间有助于降低夜间醒来的概率，提升睡眠质量。

六、确保卧室夜间的温度适宜

除光照以外，气温是影响昼夜节律系统的另一个重要因素。适当的温度变化可以使人体的生理节律发挥最大程度的作用，从而促进入睡。作为人体生物节律中的一部分，人体的温度会在太阳下山以后自动降低，当温度降到合适的程度时，就能更顺利地进入睡眠状态。睡眠环境的温度太低或太高都会影响人体的温度，从而对睡眠不利。不管温度如何，从暖和到凉快的转变对于舒服的睡眠状态是非常重要的，这符合人体内生物节律的规律。由于每个人对温度的敏感性不同，我们鼓励患者尽量寻找自己能适应的略感凉爽的卧室温度，当躯体进入温度适宜的环境时，更易唤起睡眠的信号。

对话 2-10：睡眠卫生之四，卧室环境

治疗师：睡眠环境也是影响睡眠质量的重要因素，睡觉是一件放松且舒适的事情，我们最好是在一个感到安全和舒服的环境中睡眠。请问您的卧室环境如何？

患者：……

根据患者反馈的情况，我们可以讨论是否需要调整睡眠环境中的事物，包括但不限于：卧室是否整洁、被褥床单是否舒适、是否足够安静、光线的情况、配偶或者宠物的干扰、卧室是否存在与睡眠无关的功能区域等。

治疗师：关于第五条可以讨论一下，有人会认为较小的噪声和灯光不会影响睡眠。但是很遗憾，随着年龄的增长，这些因素可能会对睡眠产生很大的影响，而且比人们所能意识到的影响更大。

比如，有研究观察过飞机场附近的居民的睡眠，监测他们睡眠时的脑电波，结果发现，即便大部分人报告说自己在睡觉时并未察觉到飞机的声音，但每当飞机驶过时，脑电图都会显示他们的大脑有短暂的唤醒，这对于一天中的睡眠和疲劳有着深刻的影响。

那么，这个研究有何启示？

患者：我要确保我的卧室有更好的隔音和避光。

治疗师：好的，那么我们需要做个评估。在光线方面，看看房间是不是够暗，否则可能需要更换成更加遮光的窗帘；在关闭门窗时，确认是否很轻易地就能听见街道上的噪声和邻居家的声音，如果是的话，可以考虑增加墙壁的隔音效果、安装双层隔音窗户等。这些改变可能是耗时耗力的，但是想想对于您的睡眠来讲，它有可能带来怎样长期的影响？另外我再提一点，也许并不需要做到房间有完美的隔音和遮光，而应该基于我们现实的状况来想是否还有改善的空间。有时太过于纠结外部环境的影响，可能会引起更多的焦虑。

治疗师：虽然睡眠的最佳温度取决于您的偏好，但我可以分享一些数据，根据我们的经验，气温过高或过低都会影响入睡，而合适的升温和降温是可以帮助睡眠的。

人的体温 24 小时都在改变，睡觉的时候人体体温最低。较低的温度可以帮助入睡，但温度不宜过低，最好的办法是让屋子变得更凉爽，然后盖着毛毯睡觉。如果可以，多准备一些被褥，因为人的体温在夜里会下降，在睡眠的某些阶段可能需要更多的被褥来维持合适的体温。

实际应用中，我们只需关注影响睡眠的主要因素，如果受制于实际情况，改善环境所需要付出的精力和成本过大，反而会成为负担。

七、夜间避免过度饮用饮料

饮水太少也许会因为脱水和口渴导致觉醒，太多则会带来频繁上厕所的问题。找到适应自己的规律，适量饮水，如果夜间频繁地起床上厕所，那么应在睡前少喝水。如果在夜间感到口干舌燥，睡前可适量饮水。针对这个问题，也可以通过收集数据来选择自己适合的饮水量。我们鼓励患者尽量采取实际和简单的措施来改善睡眠环境。

八、减少所有咖啡因类产品的摄入

咖啡因能使人保持警觉，减轻疲倦。消耗能量所产生的代谢物腺苷可以使人感到疲劳，促进睡眠。而咖啡因有阻断腺苷受体的作用，抑制腺苷的活性，这意味着咖啡因并不是让人恢复精力，而是通过抑制由腺苷活性所导致的疲劳，来达到提神和提高警觉性的效果。

许多研究发现，咖啡因的摄入会影响睡眠质量，睡前 1～3 小时摄入咖啡因会降低睡眠效率，减少总睡眠时间，并延长入睡潜伏期。此外，咖啡因还可以通过减少深度睡眠的时长来影响睡眠结构。

咖啡因的半衰期在不同个体之间差异极大，可能从 2～10 小时，取决于内源性和外源性的因素。健康成人体内咖啡因的半衰期一般在 4～6 小时，有些人在饮用咖啡 6 小时之后，半数的咖啡因仍在身体中起效，从而不可避免地对入睡造成不良影响。在某些情况下，咖啡因的残余效应可能持续 10 小时以上，甚至长达 20 小时。因此大多数人都会感觉到，在午饭或晚饭后喝一杯咖啡，就可能导致晚上难以入睡。或许有些人觉得早点饮用咖啡就能避免失眠，但实际上即使早上饮用咖啡还是可能会影响睡眠，当然这个影响程度也是因人而异的。

不管何时摄入，咖啡因都会通过对腺苷受体的作用来影响睡眠。不过我们并不是要完全禁用咖啡因，而是要找到它对个体睡眠带来的具体影响。也可以利用咖啡因作为一种辅助治疗的方法，比如帮助对抗睡眠限制带来的日间困倦，或者保持清醒到晚上规定的入睡时间。

处在长期失眠的情况下，减少咖啡因的摄入会是一个缓解失眠的良好开始。咖啡、茶、可乐、巧克力等含有咖啡因的饮品和食物会导致失眠、夜间觉醒及浅睡。如果我们需要咖啡因的帮助，就必须谨慎地考虑"需要多少""什么时候需要"的问题。

对话 2-11：睡眠卫生之五，限制咖啡因

患者：必须禁食含咖啡因的食物吗？如果没有咖啡，我根本无法清醒地工作。

治疗师：禁用咖啡因似乎是所有"睡眠戒律"里最密切的，但也是最不恰当的，而且根据我们的治疗经验，这一点被过于强调了。把含有咖啡因的东西从自己的日常生活中完全排除掉，可能会有点矫枉过正。通常来讲，咖啡因对人体的效果会持续 4～6 小时，但每个人受咖啡因影响的程度差别非常大。需要明确的是，咖啡在您的睡眠中扮演了什么样的角色，是干扰者，还是协助者？

患者：咖啡还能协助睡眠？

治疗师：我们往往会担心不好的睡眠将导致白天糟糕的感觉和工作表现，早上饮用咖啡可以帮助避免这一点；中午饮用咖啡也许可以帮助战胜下午或者傍晚的生理疲倦，减少白天的小睡。还记得我们谈过的睡眠限制疗法吗？实施睡眠限制时，需要避免白天小睡，同时夜间保持清醒至规定的上床时间，在恰当的时间饮用咖啡可以达到这个效果，但需要谨慎对待，仔细验证，寻找合适的时间和饮用量。所以您看，咖啡因确实能够协助睡眠，但是需要反复尝试，找到适合自身的使用方法。

以下是几个对于我们来说尤其有益的处理方法：

1. 如果咖啡因的作用能维持 4～6 小时，最后一次摄入咖啡因的时间应该在规定上床时间的 4～6 小时之前。

2. 如果打算在日间使用咖啡或茶，但既往并不经常饮用，请谨慎考虑饮用的次数及量。

3. 实施某个计划时，最好以周为单位去观察其效果，收集每周睡眠日记的数据并根据该结果去进行调整。

4. 如果您容易焦虑，或者由于医学方面的原因无法使用咖啡因，应该完全禁止食用咖啡因。

九、避免饮酒，尤其在夜间

对于夜间难以休息、容易暴怒或者夜间心情低落的人来说，酒精是世上最好的，也是最糟糕的"助眠药"。酒精有助于放松，具有抑制焦虑（消除忧虑）、促进睡眠的功效。不过，酒精的半衰期相对较短，血液中的酒精含量下降后，会引起反弹性的觉醒和失眠。夜间饮酒会延长慢波睡眠的时间，并影响 REM 睡眠及睡眠的连续性。当人体开始分解酒精的时候，参与酒精代谢的酶会产生兴奋作用，可能会干扰睡眠。同时，酒精的分解过程可能导致躯体缺水，这同样可以刺激人体的觉醒。饮酒还可引起其他对睡眠产生干扰的症状，如胃炎、胃食管反流和多尿；口渴和多尿会导致频繁唤醒，这也会影响睡眠质量。不管哪个原因，最终都会导致深度睡眠时间缩短，从而降低睡眠质量。

对话 2-12：睡眠卫生之六，酒精问题

患者：我觉得我喝酒的时候，会比较容易入睡。

治疗师：我能理解您的感受，对于夜间难以休息、容易焦躁或者夜间心情低落的人来说，酒精有助于放松，它作用于中枢神经系统，能够促进睡眠。从这个角度来讲，它是有效的。但酒精的问题也要比人们想象得更加复杂，可以说它是世上最好的，也是最糟糕的"助眠剂"。

酒精有较短的半衰期，这会带来半夜的觉醒和失眠，酒也会让人口渴缺水，可能会因为脱水感而醒过来。所以这里的基本原则是，喝一点小酒可以帮助您轻松地睡觉，但同时也会导致更容易醒来。

患者：我不确定喝酒是否影响了我睡眠，也许吧，喝酒可能会破坏我的睡眠，但不喝酒会破坏我的生活，喝酒能让我的心情放松下来。

治疗师：看来酒精在您的生活中扮演了一个有功能的角色，或许我们应该先确认一下您最近喝酒的情况，看看酒精在您的睡眠中又扮演了怎样的角色。但在我们搜集资料以前，您要知道，我对您喝酒的关注只局限在它是否对您的睡眠有影响。当我们了解了这些后，如果您愿意调整，我将提供建议。具体要不要这么做，完全取决于您自己。现在的重点是，我们只是先在睡眠日记中增加一条饮酒的日常记录，先来了解这个要素的重要性，以及它对您的影响，从而让您做出合适的选择。

十、吸烟可能影响睡眠

烟草中的尼古丁对睡眠的质和量都有影响。吸烟者更容易出现睡眠问题，包括睡眠呼吸暂停、失眠和睡眠质量差（表现为睡眠时间缩短、入睡潜伏期增加、睡眠维持困难以及日间嗜睡）。探索性研究发现，晚间尼古丁摄入量与失眠情况存在明显的相互作用关系。尼古丁本身是一种兴奋剂，具有提神作用，可扰乱参与调节睡眠的神经递质平衡。吸烟者血液中的尼古丁水平在睡眠期间会降低，这可能导致夜间烟瘾和尼古丁戒断症状，如果吸烟者因对尼古丁的渴望而醒来并需要吸烟，则睡眠会受到干扰。尼古丁的戒断往往与睡眠障碍的发生有关，睡眠质量的恶化可能发生在戒烟后 3 ~ 4 周内。在戒烟期间，当尼古丁被耗尽，最明显的不适包括睡眠中更频繁的觉醒及觉醒时间延长。

总体上，建议避免使用尼古丁以保持良好的睡眠质量，但这个问题并没有一种对所有人都合适的解决方案。研究发现，CBT-I 在改善失眠吸烟者的戒烟结果这方面是有影响的，结果表明，睡眠干预和戒烟咨询能使患者获得更好的睡眠质量、更长的睡眠时间、更少的失眠症状和更少的复发天数。因此，在处理吸烟者的失眠问题时，增加戒烟咨询是一个值得考虑的方案。

> **对话 2-13：睡眠卫生之七，吸烟与睡眠**
>
> 治疗师：其实同咖啡因和酒精一样，我们最好是综合考虑吸烟对您睡眠的影响。首先，尼古丁具有很强的兴奋性作用，如果您在睡觉前摄入尼古丁，就会导致失眠；另一方面，戒烟可能会导致比吸烟时更多的生理觉醒，尤其对于烟瘾大的人。我们可以参考这些因素：
>
> 吸烟超过平时正常的量，会影响您的睡眠。
>
> 吸烟少于平时正常的量，也会影响您的睡眠。
>
> 如果您平常不吸烟，那么突然吸烟就会损害您的睡眠。
>
> 听起来好像怎样都很难把握，但是，最重要的问题在于，我们得评估您半夜的觉醒是不是由于戒烟引起的。

第一次与患者会面时，回顾性地评估患者摄入酒精和尼古丁的情况，可使他们更加重视这些因素的重要性。假如我们沟通顺利，能够在一开始认真对待该问题，那么就能在第一周的基线数据中，通过在睡眠日记中添加其他的条目来深入研究这两个因素。这有助于判断特定物质的摄入或移除是否与失眠的发生有关。遗憾的是，关于物质使用的情况，往往在治疗后期才会得到真实的报告，很可能导致我们忽略了酒精和尼古丁的潜在影响。

十一、别把问题带到床上

睡眠通常要通过放松来达到，而放松的过程往往涉及到副交感神经的活动。与副交感神经相反，交感神经的兴奋会令人处于刺激状态，反应和认知都会紧绷。压力会提高交感神经系统的作用，让人全身紧张，也自然会导致失眠。要解决失眠的问题，首先要从降低交感神经的作用着手。

通过多种方式激活副交感神经，使躯体和大脑在日间得到充分的放松，夜晚也能更好地入睡。到了晚上，应提前处理白天遗留的问题或者为明天做好准备，避免将烦恼带到床上。这种积极的行为有助于降低交感神经的活动，减少夜晚入睡的困扰。否则，烦恼会通过激活交感神经系统来干扰入睡，神经层面的兴奋也会造成浅睡眠，扰乱睡眠的最大障碍就是"躺在床上的胡思乱想"。

可用"烦恼记事本"来解决这个问题，拿出一张纸和一支笔，列出一张"我正在思考的事情"，记录当天所有的想法、忧虑和担忧，可以帮助将这些事情从头脑中转移到纸上。它并非一本"要做的事情"的列表，可以在上面随意涂画，很轻松，甚至可以仅在睡前抽出一点空余的时间来做。将一切都记录下来，当我们躺到床上的那一刻，我们的头脑便无须忧虑这些事情，要么是已经解决了，要么可以留待明天解决。

对话2-14：睡眠卫生之八，不要带着问题上床

治疗师：您在床上会思考烦恼的事情吗？

患者：有时候会吧，但是说不上来我具体在想些什么，好像很多事都会不自觉浮现在脑子里。

治疗师：有些人习惯睡觉前一躺在床上，脑子就开始转动，要么回想今天发生的事，要么考虑明天将要处理的问题，又或更糟糕的——思考与失眠有关的事情。但是思考问题将会影响睡眠，人体快要进入睡眠时，脑电波会变得缓慢，而思考时大脑的脑电波处于强烈活动状态，这会干扰入睡的进程。尽管我们躺在床上准备入睡了，可是思考着的脑子似乎还没准备好这一点，活跃的脑电波将会使入睡变得无比困难，这是显而易见的。

患者：我一直都有这个习惯，但以前并没有觉得它会影响睡眠。

治疗师：此一时彼一时，正如健康的时候我们无须太过注意饮食，但当您喉咙发炎时，也许平常能吃的食物就不太适合吃了。如果是长时间的失眠，一定要警惕一些不良习惯，否则会加重失眠的程度。首先我们先了解"在床上思考"这个习惯所带来的影响。除了我刚刚所说的，还有一点，就是即便成功入睡了，睡前的思考也会让所思考的问题更容易被大脑关注，在睡眠时大脑会经历不同的睡眠阶段，在其中一个阶段的结束之后大脑会有短暂的觉醒，通常不会被我们意识到，但是如果大脑有更关注的问题，就会更清醒地意识到这些觉醒时刻，我们不要给大脑这样的机会。因此我会建议您不要把问题带到床上，我们还可以谈谈另一个角度，也很有意思，说不定能给您留下更深的印象。

从另一个角度来看，我们需要审视，值不值得在夜晚考虑某些问题。研究发现，在一天的不同时间里大脑的认知功能水平是不一样的。大部分人在夜晚都会有认知功能降低的现象，主管注意力、逻辑思维、判断行动的脑区在晚上会优先"下线"，由于这些功能的降低（从一定意义上说，就像是多饮了一杯酒后），人们很轻易地就会从"思考问题的解决"转向"毫无意义的忧虑"。从这种角度来看，深夜思考问题并无益处。

通常，患者在理解这个事情上不会遇到太大阻碍，也乐意去执行，只是他们常常会反馈说"想做但做不到""思考变成了习惯，不这样做睡不着"。于是，即使会花很长时间入睡，他们也依然会沉浸在"睡前思考"这个仪式中。对此，我们首先强调"要思考，就离开床"这一规律；其次，鼓励患者建立新的睡前仪式，进行放松训练，想象宁静祥和的景色来取代和覆盖脑中麻烦扰人的内容。

十二、不要刻意入睡

刻意入睡是指我们在睡觉时，花费巨大的意志和努力去促使自己进入睡眠的状态。这种努力反而会增加入睡时的压力，可能会加剧焦虑，导致失眠问题更加严重。如果常常睡得很差，可能是太注重睡眠品质了，忘记了睡觉其实是一个自然和放松的过程。因此，对于偶然的失眠，不必过于焦虑，试着走出房间，去看看书，整理一下屋子，或者用一些让人放松的方法（如放松训练、冥想等）帮助改善睡眠质量。如果长期存在严重失眠，则更需要注重日常和睡前的放松。睡前1小时内不要做紧张、兴奋的活动，比如看惊险刺激的影片和小说、玩令人兴奋的游戏；避免工作到睡觉前一刻、睡前讨论家庭重要事项等；配合刺激控制疗法，只在感到困倦时才上床，降低对睡眠结果的期待，不要太"用力"去入睡，让睡眠成为一件顺其自然的事情。

对话 2-15：睡眠卫生之九，不要刻意去入睡

　　治疗师：当您躺在床上准备睡觉时，您会想什么吗？

　　患者：我想要睡觉，我希望我能早点睡着，不要再失眠了，然后我就一心一意地去睡觉。

　　治疗师：然后发生了什么？

　　患者：还是睡不着！我很努力地去睡，可是怎么都睡不着，不管是"数绵羊"还是"数数字"都没有用。

　　治疗师：看起来"努力睡觉"这件事情无法帮助您入睡，您有没有想过换一种方式去睡觉？

　　患者：您的意思是，我之前做错了？

　　治疗师：听起来您陷入了一个循环，因为失眠、长期睡不好，影响了您日常的状态，也让您对睡不着感到焦虑，于是您特别关注和在意自己能否睡着，为了解决失眠，您想方设法地入睡，甚至是有点强迫自己入睡了，导致的结果就是更加无法睡着。您在给自己增加入睡的压力，而压力是会干扰睡眠的。这个问题很重要，但一般人可能很难意识到。我们前面谈过的，睡眠是在轻松自然的状态下发生的事情，您无法强迫自己放松，并使自己保持平静。我经常听到这样的事情："我努力进入梦乡，然后……"这是一种矛盾，因为您无法一边努力一边放松。如果您把注意力放在"设法""努力"上，那么您就无法让思维散漫，进而使大脑和身体放松。

　　睡眠不能被强迫或决定，虽然我们都明白这一点，但还是习惯于"努力入睡"。所以要给自己一点提醒，不那么刻意地入睡，做些轻松的事情，或者让注意力自由飘移，不要去想能不能睡着这件事，如果难以做到把注意从"何时入睡"上转走，就尝试一下放松训练。

十三、不要一直关注时间

　　有些人一看见时间就会感到心烦意乱，钟表的存在更多是带来对时间的担忧，因为这会提醒人们，他们仍然处于清醒状态，由此引发其他关于失眠的负性联想，尤其是与睡眠时长、睡眠质量有关的。不断地看时间会导致挫败感、愤怒和焦虑，从而影响入睡。假如有这样的情况，将闹钟转过去或者用东西遮挡，同时养成不看手机时间的习惯。

对话 2-16：睡眠卫生之十，不要关注时间

　　患者：为什么连时间都不能看？

　　治疗师：我能先了解一下，您为什么需要看时间？

　　患者：这样我才能知道我几点入睡，夜晚又几点醒来，我到底睡了多长时间。

　　治疗师：我明白了，或许我们可以讨论一下这么做是利大于弊还是弊大于利。确实查看时间会让我们了解自己的睡眠时长，但是它还可能会带来另外的问题，那就是对时间的担忧。越是看时间，越会提醒您仍然处于清醒状态，这会导致挫败和焦虑，然后更难以入睡。您是否存在这样的情况？

患者：好像确实是这样，我每次看到时间，都会想"都这么晚了，我还没睡着，明天怎么办"。

治疗师：所以我们为何不给大脑减轻一下负担？如果睡前设定好闹钟，就没必要在半夜去知道是几点了。

十四、避免白天打盹

打盹或小睡是一个比较复杂的情况，有利也有弊。我们要考虑的是白天打盹或小睡是否会影响晚上的睡眠结构。如果打盹或小睡会缩短晚上的主睡眠时间，那么最好避免，要优先保障主睡眠时间；如果打盹或小睡不会对主睡眠结构造成任何的干扰，那就完全没有问题。

不失眠的大多数情况下，小睡会带来好处。例如，偶尔一个晚上睡得很少，早上需要早起，或者倒夜班，这时采用小睡来补觉，对恢复精力、保持工作效率和健康是有益的。

长期失眠者必须要注意避免小睡，因为他们通常在夜间的睡眠少于 6 小时，所以在白天常感到昏昏欲睡，也更容易利用白天时间来补觉。这时，白天或者傍晚的小睡往往会破坏睡眠的自我平衡，尤其是那些时间特别长的小睡或者发生在晚上的小睡，会让其在夜晚更难入睡。这种夜晚失眠、白天补觉的习惯行为，久而久之会形成恶性循环。这种情况下，失眠者就必须控制小睡的时间，改变小睡的习惯，寻找并解决失眠的根本原因。

上述要求一般适用于常规情况，如果失眠者的工作内容有所要求，又或者安全受到威胁，急需当下小睡，以便在接下来的时间保持清醒，那可以适当地小睡。但在其他时候，失眠者需要坚持到晚上睡觉的时间再入睡。

对话 2-17：睡眠卫生之十一，白天小睡

治疗师：小睡同样是我们要慎重考虑的问题，在不同的治疗阶段可能会出现不同情况，但我们首先来理解这样一个观点：基于人体睡眠的自我平衡，每个人都会产生一个固定的睡眠量，所以白天小睡等于是提前消耗了晚上的睡眠量，那么晚上能得到的睡眠就会更少。设想您如果有一个发电机，每天都能产生 100 度电，您每天也需要使用 100 度电。在白天用了 20 度之后，晚上会发生什么？

患者：我在晚上只能用剩下的 80 度电。

治疗师：是的，如果有时候我们不幸在这样的晚上用多了一些电，就相当于透支未来的发电量，那么第二天只有不到 100 度的电来使用，可想而知，第二天就会遭遇有心无力、巧妇难为无米之炊的情况。所以为了避免透支自己的电量，我们需要保持每天只用 100 度电。

患者：就像每天都保持固定数量的睡眠。

治疗师：您终于理解这个问题了！所以，尽量不让白天的小睡影响晚上的睡眠结构，白天小睡时间过长，晚上的睡眠会受损，短时间的小睡是可以接受的，这个时长最好是半小时左右。其次，在白天较早时间的小睡对晚上的睡眠影响较小。但要注意，如果白天的困倦可能会带来某些风险，属于比较严重的情况，我们可以允许适当小睡。

　　失眠患者可以通过学习手册来进行睡眠卫生教育之外。此外，不论我们在任何时候发现患者存在睡眠卫生问题，都应及时与患者讨论修正，以培养良好的睡眠卫生习惯。同时，即便有些内容不在上述的睡眠卫生教育的范围内，但是能够帮助患者理解何为失眠、失眠是怎么发生的、为什么会维持等与失眠有关的卫生知识，或者是帮助患者建立起有益的睡眠习惯的知识，都可以称之为睡眠卫生教育，它可以贯穿于整个 CBT-I 之中。

对话 2-18：如何筛选睡眠卫生问题

　　治疗师：不良的生活习惯、睡眠习惯或者不合适的睡眠环境往往是失眠过程中潜在的危险因素，您愿意检查一下目前有哪些对睡眠不利的因素吗？

　　患者：好的。

　　治疗师：请您先填一下这份睡眠习惯量表，填好后我们来看看会有什么发现。

　　（填写量表）

　　患者：好像有不少条目都符合我的情况。

　　治疗师：您也注意到了！我们来整理一下，您在两个方面存在着影响睡眠的习惯，一些是会破坏睡眠平衡的行为，包括早上醒来后赖床、周末补眠和白天 1 小时以上的小睡；另一些是妨碍睡眠的行为，比如睡前担心会睡不着、在床上思考未解决的问题、半夜起来看时间。其实这些习惯都可能会破坏我们的入睡过程和睡眠质量。

　　患者：我习惯了，从来没有想过这些。

　　治疗师：为了让您对接下来的事情有更好的理解，我想先花点时间跟您解释一下这几个条目会如何影响您的睡眠，好吗？

　　（对相关条目进行讲解）

　　患者：原来是这样，那我一直都做错了。但是我不确定我能不能改掉它们，感觉要做好多调整。

　　治疗师：我明白，刚开始您可能会感觉有些困难。但好的睡眠习惯是我们获得良好睡眠的重要助力，您想怎么做取决于您。或许可以先考虑一下，如果选择 1～3 条习惯先进行调整，您会怎么想？

　　患者：我不太确定，我太喜欢待在床上的感觉了，我想可以先调整在床上思考问题和半夜看时间这两个吧。

对话 2-19：促使患者实施睡眠卫生项目

　　治疗师：您打算怎么实施呢？

　　患者：我可以把手机和闹钟摆放到我看不见的位置？至于在床上思考问题这点，就尝试您刚才讲解时提到的方法吧，准备一个烦恼记事本。但是我也可能会忘记这一切。

　　治疗师：当您决心想要改善睡眠状况的时候，我想可以给自己多一点信心。当然我们也要准备一些"安保措施"，来保障自己不会忽略重要的事情。把这两个项目写在便签上，贴在床头和桌子附近怎么样？

　　患者：听起来是个好主意。

　　治疗师：那我们就把它们加进日程里，结合其他的治疗方案一起，先尝试 1～2 周，看看会有什么变化。最理想的情况是能得到一些改善，但是如果没有，也是合理的，因为还有其他因素也在影响着睡眠。我们也并没有忽略那些因素，只是最好不要制订出我们能力范围的任务，否则无法坚持。

在治疗结束阶段，为了维持或者扩大临床获益，我们和患者一起回顾睡眠卫生，使睡眠卫生能够持续产生良好的影响，也可以预防失眠的复发。

对话 2-20：讨论维持治疗获益时回顾睡眠卫生

治疗师：在我们的治疗结束后，有很多事情依然是可以继续进行下去的，这些都是良好的习惯，将会对您保持好的睡眠带来持续性帮助，您能想得起来这些事情都有哪些吗？

患者：嗯，在固定的时间上床和起床、保持规律运动、不要因为失眠而取消第二天的活动……

治疗师：您说得对，最理想的情况是我们都能保持规律、稳定的睡眠时间，但实际上是我们偶尔会受一些外界因素的影响而改变睡眠时间。好消息是，我们的身体具备自我调节的能力，它让我们能够拥有相对弹性而平衡的睡眠，如果我们在某一天睡眠不足，那第二天也许会睡得更好，保证这一点的重要前提是每天都在固定的时间起床，并且白天不要过度补偿睡眠。

患者：对，我记得，是叫睡眠驱动力对吧。

治疗师：没错，那如果我们发现自己不能入睡，该怎么办？

患者：嗯……我们应该让睡眠顺其自然地发生，不用太刻意地去睡觉，如果不能入睡，就离开床，去做点别的事情。

治疗师：听起来很好，您还能想到别的吗？

患者：即使真的失眠了，也不要紧，短暂的失眠是正常的，我第二天依然保持正常的生活作息，还有规律的运动。

治疗师：非常棒！您总结得很对，接下来我们再回顾一遍这本指南，检视一下这段时间学习过的睡眠卫生习惯吧。

第四节　认知疗法

一、认知疗法

认知疗法是 CBT-I 的关键组成部分。尽管目前缺乏充分的证据支持单独使用认知疗法治疗失眠的有效性，但在许多情况下，它可以作为重要的辅助疗法。例如，在一线疗法无法完全产生效果、患者缺乏依从性、失眠存在易感因素和维持因素等情况下，认知疗法仍然发挥着作用。错误信念（认知）会影响患者的情绪、行为，甚至生理感受，从而影响睡眠状态。认知、情绪、生理和行为四个要素之间有非常紧密的联系，这四个因素之间互相影响（图 2-3）。

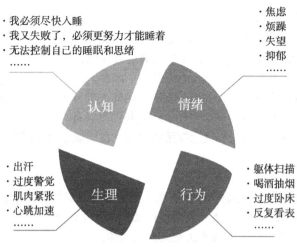

图 2-3　认知行为四因素图

　　错误的认知模式会导致失眠的恶性循环。这也是绝大多数失眠患者常见的认知模型（图 2-4），使用认知疗法可以帮助患者打破失眠的恶性循环，形成新的有效睡眠认知。

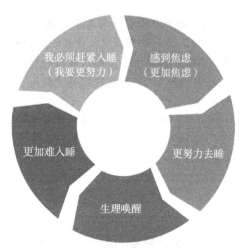

图 2-4　失眠的认知行为模型图

　　大多数失眠患者失眠发作的机制尚未明确，已知研究中，至少有三个系统（详见第一章）会对睡眠产生影响。认知疗法主要处理不良认知引发的负性情绪对于觉醒系统的影响，还有一些由于对睡眠的认知不合理导致的治疗不依从情况等。

认知疗法的具体步骤包括：

1. **识别**　帮助患者识别导致失眠的负性自动化思维。
2. **分析**　了解这些想法（认知）与情绪、行为和生理的关联性。
3. **检验**　检验负性自动化思维的真实性和有效性。
4. **改善**　找出更加合理有效的替代性思维。
5. **练习**　反复练习形成新的自动化思维。

二、具体操作步骤

（一）识别：帮助患者识别导致失眠的负性自动化思维

治疗初期，我们要通过与患者的沟通，帮助患者找到导致失眠的负性自动化思维，可以使用"睡眠个人信念与态度量表"进行评估，也可以通过具体化技术帮助患者了解自己的负性自动化思维（具体见附录一中"简式睡眠信念与态度量表"内容）。

需要指出的是，自动化思维往往在瞬间发生，因此大部分患者不能主动识别到自己的负性思维，而是把自己的想法或态度视为理所当然，对此我们要具备一定的敏锐度。另外，很多患者无法区分自己的感受和思维，往往会有概念混淆的表达，在访谈过程中需要明确区分。

对话 2-21：使用《睡眠个人信念与态度量表》帮助患者意识到负性自动化思维

治疗师：您说您总是很难睡着，能具体说说发生了什么吗？

患者：没有发生什么，我躺在床上就是无法入睡。

治疗师：是的，外部环境有时可能并不会有什么变化。不过当您躺在床上时，您的内部环境是怎样的呢？比如您会想些什么？

患者：我也不知道我想些什么？我没有想什么啊，只是努力睡觉罢了。

（患者经常因为不了解心理学语言而无法给出我们想要得到的信息，此时可以使用一些表格来辅助评估）

治疗师：我看到您之前做了"睡眠个人信念与态度量表"，里面有一些条目您评为"非常同意"，比如"我担心如果一两天晚上没有睡觉，我可能会精神崩溃"。

患者：是的，就是这样，如果我睡得很差，那么我很可能会精神崩溃。我的睡眠非常脆弱，所以我一直觉得神经衰弱。睡得不好我就很容易发脾气，看别人都会不顺眼。如果我睡得好就不会有这样的困扰。

治疗师：非常好，所以您同意表格中的这个说法，那么我们可以认为，这就是您大脑中产生的想法吗？

患者：是的，这是我的想法。

对话 2-22：识别患者的负性认知和区分情绪、思维、生理感受、行为反应

治疗师：当您躺在床上感觉很难睡着时，您想到了什么？大脑里浮现了什么画面或者声音？

患者：我想到我明天还有很多事情要做，需要很早就起来，但是现在还没有睡着，我明天肯定起不来，白天会打瞌睡，会影响到我的学习生活。（思维）

治疗师：当您产生这种想法的同时，有什么感觉？

患者：我感觉很焦虑、烦躁。（情绪）

治疗师：当您感觉烦躁的时候，您身体有什么感觉？

患者：我感觉胸口出汗，像有火烧的感觉；浑身不舒坦，刺刺挠挠的，怎么躺都不舒服；总是能听到外面的噪声。（生理感受）

治疗师：当您有这种感觉的时候，您有什么反应？

患者：我翻来翻去，时不时调整被子和枕头。会想要看手机或者看书等，这样我可以不那么烦躁。（行为反应）

上述例子主要说明了思维、情绪、生理感受和行为反应之间的区别。然而，在临床工作中，失眠患者通常不能像上述的案例中那样清晰地区分这些方面，甚至有很多初学者治疗师也难以很好地理解它们之间的联系。在治疗过程中，常常会看到患者在治疗室中认为这种"区分"很简单，但回家后自主练习时却遇到困难。

我们可以使用负性事件记录表格，帮助患者进行日常负性思维的识别和记录。（表2-2）

表2-2　负性思维记录表

日期：××××年××月××日				
事件	思维	生理感受	行为反应	情绪
入睡困难	我明天有很多事情要做，一定要早起 现在还没有入睡的话，明天早上一定起不来 即使起来了我也会很瞌睡，影响明天学习工作	胸口出汗，像有火烧 浑身不舒坦，刺刺挠挠的 总是听到一些噪声（过度警觉）	翻来翻去 调整被子和枕头 看手机或者看书	焦虑烦躁

（二）分析：了解这些认知（想法）与情绪、行为和生理的关联性

图2-3展示了认知、情绪、行为和生理的关联性，这四个因素之间不仅会互相影响，而且会形成如图2-4的失眠的恶性循环。

认知疗法的第二个步骤中，我们需要帮助患者理解这个概念。我们可以采用多种方法，例如向患者展示图2-3并解释其含义，进行行为功能分析，或者使用合理情绪疗法，另外模拟实验也是一种有效的方法。通过这些方式，我们可以指导患者更好地理解认知思维、情绪、生理感受和行为反应之间的联系，以及它们在致病过程中的作用。

对话2-23：分析了解导致失眠的错误认知和反应之间的关联性（行为功能分析法）

治疗师：当您睡不着的时候，都在想些什么？

患者：我在想我一定要赶紧睡着，因为我明天有重要的事情要去做。

治疗师：当您这样想的时候，您有什么感觉？

患者：我觉得很紧张，主要是烦躁，总想叹气，翻来翻去，脑子里思绪很多，对明天有很多假设和担忧，于是就有点出汗，盖着被子觉得热，可是掀开被子又觉得冷。

治疗师：然后呢？

患者：然后我就命令自己赶紧去睡，不要再想了。

治疗师：有效果吗？

患者：没有，我越让自己不想就越是烦、越是静不下来、越清醒，后面我太烦了，我就躺着看手机，想着一旦犯困了就立刻放下手机去睡觉，看的时候不烦，可是不看就更烦，因为时间越来越晚了，后来我睡着的时候已经大概凌晨5点多了，只睡了一个多小时

就必须起来了。

治疗师：让我们把您刚才说的内容整理一下，填到 ABC 三栏表格里（表 2-3）。

表 2-3　合理情绪疗法（ABC）三栏表

日期：×××× 年 ×× 月 ×× 日		
刺激事件	不合理认知	反应
入睡困难	我必须赶紧睡着,否则明天就没有精神,就一定会影响到明天的重要事情 如果睡不着就应该更努力去睡 明天的事情如果受到影响就一定会有更加糟糕的事情发生	情绪上:烦躁、紧张 生理上:出汗、叹气,对冷热更加敏感 行为上:看手机

注：① A（activating events），代表诱发事件。

② B（belief），代表个体对这一事件的看法、解释及评价。

③ C（consequence），代表继这一事件后，个体的情绪反应和行为结果。

对话 2-24：场景想象与情绪，行为和生理的关联性（模拟实验法）

治疗师：现在尽可能清晰地想象，您明天要出差了，您认为自己并没有准备好，但是这次出差的结果非常重要，如果不成功您会有很多的亏损，您的同事会对您很失望，您妻子和孩子对您期待很高，您的竞争对手很多也很强大（具体的案例可以参考患者自己的故事）。您报告一下现在的身体感受。

患者：我感觉身体很紧绷，呼吸急促，胸口发闷。

治疗师：您的情绪如何？

患者：我感觉很焦虑，很烦躁。

治疗师：您现在有什么行为冲动？

患者：我很想起来走一走。（患者开始抖腿，双手互搓，抱胸）

治疗师：很好，我们发现当大脑产生一些想法或者想象时，就会出现相应的反应，包括生理、情绪、行为等。我们现在可以清晰地了解到他们之间的相互影响。当我们出现负性认知的时候，会出现这些反应，从而导致生理唤醒，以至于干扰睡眠。

进行这个步骤的工作时，可以灵活使用前文中的图 2-4 来帮助患者理解。

（三）检验：检验负性自动化思维的真实性和有效性

当患者产生某种负性思维的时候，会下意识觉得这种想法或者信念是真实可靠的，于是不加验证就继续执行，这就类似汽车的"自动巡航模式"。

举一个常见的例子：一个人在路上看见了自己的朋友，于是就跟朋友打招呼，可是朋友却直接越过这个人走掉了。

这时候这个人觉得非常尴尬（感受），脑子产生了周围人都在耻笑他"这个人真可笑，别人都不理他，他还那么积极热情的打招呼"的想法（自动化思维）；然后又立刻觉得伤心（感受），认为朋友肯定讨厌自己了，一定是自己不讨人喜欢，所以才会被朋友忽视（自动化思维）；接着感觉到一阵阵负性情绪 - 愤怒（感受），认为朋友很高傲，不爱搭理人，总是看不起别人（自动化思维）。

此时这个人感觉身体发紧，手脚冰凉，面部表情僵硬，嘴角下撇，牙根紧咬（躯体反应）。

如果带入到这个场景，很多人都会有相似的感受、想法和躯体反应。可是这些想法真的合理吗？

如果我们看见有人跟别人打招呼对方没有理会，我们会觉得"咦，这个人真可笑，别人都不理他，他还那么积极热情的打招呼"吗？

如果别人主动跟我们打招呼，我们在什么情况下才会不理会别人呢？笔者问过很多人这个问题，得到最多的回答就是"我没注意到""哪怕我不喜欢别人，但是如果别人跟我打招呼，我肯定还是会回应的。""如果别人给我打招呼，而我没有回应，我自己也会觉得非常尴尬的！那多么没有礼貌啊！"

看！"自动巡航"式的负性自动化思维不一定正确，但是总是让我们感觉非常不舒服。及时检查自动化思维，修正负性自动化思维能够让我们避免体验不必要的负性感受。

对话 2-25：检验负性自动化思维的真实性和有效性（打破砂锅问到底）

治疗师：您刚才说如果睡不着会很糟糕，具体会怎样糟糕？

患者：如果睡不着，我明天就不能很好地听课，不能集中注意力。

治疗师：如果不能集中注意力很好地听课，对您来说会怎样呢？（意味着什么呢？）

患者：那么我就会错失重点，会考试成绩下降。

治疗师：如果您错失重点，成绩下降又会怎样呢？

患者：我就会考不上大学，以后就不能有一个好工作，整个人生就会毁了。

治疗师：所以一晚上的失眠会导致人生尽毁，这真的太糟糕了。（"魔鬼代言人"技术）

患者：哦，我明白您的意思了（笑），一晚上的失眠不会导致人生尽毁。我这样的想法是"糟糕至极"的。

我们可以使用打破砂锅问到底或者苏格拉底式提问等方法去检验负性自动化思维的真实性和有效性。对话 2-25 中使用了"魔鬼代言人"技术，根据患者的错误逻辑把荒谬的结论呈现出来，让患者主动意识到自己思维的问题。

● **小贴士**

典型的负性自动化思维：

绝对化要求：也叫"应该、必须"，是指人们以自己的意愿为出发点，对某一事物怀有认为其必定会发生或不会发生的信念。例如："别人应该很好地对待我""我必须获得成功"。

过度概括：是一种以偏概全、以一概十的不合理思维方式的表现。著名心理学家艾利斯曾表示：过分概括化是不合逻辑的，就好像以一本书的封面来判定其内容的好坏一样。过分概括化的一个方面是人们对其自身的不合理评价。

　　糟糕至极：认为如果一件不好的事发生了，将是非常可怕、非常糟糕，甚至是一场灾难。这将导致个体陷入极端不良的情绪体验，如陷入耻辱、自责自罪、焦虑、悲观、抑郁的恶性循环中难以自拔。

　　以上提到的仅为常见的负性自动化思维，更多专业内容可以参看认知行为疗法的相关书籍。

（四）改善：找出更加合理有效的替代性思维

　　识别负性思维，分析其影响，并验证其真实性和有效性后，接下来的步骤是寻找符合事实、逻辑且具有功能性的新思维，又称替代性思维。可以用一个比喻来形容：患者之前走的是一条泥泞危险的老路，我们帮助患者认识到这一点，然后一起探索一条新的更安全、更有益的替代道路。

　　对话 2-26：检查信念的真实性和引导新的替代性思维

　　患者：我知道我的想法糟糕至极，可是我睡不好真的会影响到明天的学习不是吗？

　　治疗师：是的，您说的没错，当您这样想的时候，您有什么感觉？

　　患者：我感觉烦躁、担心。

　　治疗师：我们讲睡眠卫生的时候说过，当我们烦躁、担心的时候，觉醒系统会被激活，这时候反而很难入睡。

　　患者：是的，这样子的我很难入睡。

　　治疗师：那么问题就简单了，如果我们通过改变自己的想法、感受，让自己不那么烦躁、担心，情绪平稳了，是不是就容易入睡了呢？

　　患者：确实是，我心里平静的时候，睡眠没有问题。

　　治疗师：那我们使用具体化技术看看，从以往您的失眠情况来看，如果您今天晚上睡不好，最差会怎样？对明天的学习又会影响到什么程度？最差会怎样？

　　患者：我曾经有过一个晚上只睡两个小时，第二天就会很难起床，而且第二天上午的课就会昏昏沉沉，直到下午才能恢复。所以最差我会只睡两个小时，而且上午 4 节课都会打水漂（白白浪费时间）。

　　治疗师：那么这种最差的情况在您过去的人生中发生过几次呢？

　　患者：只发生过一次，但是谁能保证以后就不会发生了？万一更加严重了呢？

　　治疗师：那么您认为您今晚失眠到只睡两个小时的概率是多少呢？

　　患者：一半一半吧。

　　治疗师：也就是 50%，可是我算出了您今天之前的失眠到最差的概率是 0.018% 呢。（患者 15 岁，大致等于 5 475 天，$1/5\,475 \times 100\% \approx 0.018\%$）

　　患者：……（沉默）

　　（此时给患者一些时间思考）

　　治疗师：现在您对于自己睡眠情况怎么想？

患者：按照我们刚刚算的，我今晚失眠到极限的概率其实非常小。

治疗师：那么当您这么想的时候，您现在的感觉是？

患者：（深吸一口气）我感觉放松了很多，肩膀也没那么紧张了。担心的感觉减少了很多，虽然还是有一些。

治疗师：我们继续讨论还可以怎么思考这个问题。例如，如果您今天晚上确实睡得不太好，有没有办法避免发生影响学习的情况？如果真的已经影响学习了，那么有没有补救的方法。

患者：我可以站着听课，老师允许我们在犯困的时候站着听课，不仅允许而且很鼓励。如果我真的睡着了，那么我可以课后复习、问同学、问老师、刷题，而且老师说以后还会总复习，查漏补缺。

治疗师：您说得非常好，此刻您的情绪怎么样了？

患者：现在好像不怎么烦躁和担心了。不过我这是在您这里，回家后我万一又担心了怎么办呢？

治疗师：我们可以一起完成功能障碍性思维记录表，把您刚才有效的思维重建内容记录下来，回家后我们可以通过复习这个表格并且完成新的表格来加深效果（表2-4）。

表2-4 功能障碍性思维记录表（DTR 表格）

日期：××××年××月××日				
情境	自动思维	情绪	适合的反应	结论
是什么现实事件/思维倾向/白日梦/回忆导致了不愉快的情绪？您有什么痛苦的躯体感觉？（如果存在的话）	您的脑海里有什么思维或者意象？当时您对每一种思维相信多少？	当时您感觉到什么样的情绪(悲伤/焦虑/愤怒/恐惧等)？情绪的强烈程度如何？（按 0～100% 标准衡量）	您做出了什么样的认知歪曲？（选填）利用本表说明中的问题组成一个对自动思维的反应对每一个反应，您相信多少？	现在您对每一个自动思维相信多少？现在您感觉到什么样的情绪？这种情绪的强烈程度如何？（按0～100% 标准衡量）您将要做什么？

说明：当您注意到您的情绪越来越坏时，问问自己"现在我的头脑里在想什么？"并尽快地在自动思维栏中草草记录下这个思维或者心理意象。

帮助组成选择性反应的问题：

若这些自动思维是真的，证据是什么？若不是真的，证据是什么？

什么才是更加符合事实的有证据的思维？

可能发生最坏的情况是什么？我能经受住它吗？可能发生的最好的情况是什么？最现实的结局是什么？

我相信这种自动思维的效果是什么？什么能影响我改变我的思维？

对此我该做什么？

如果_____（朋友的名字）在这种情况下有这个思维，我会对他/她说什么？

注：功能障碍性思维记录（DTR）。

（五）练习：反复练习形成新的自动化思维

前面四项工作完成后，仍然需要反复强化练习。因为过去的习惯性思维仍会不时跳出，大多数情况我们无法察觉和意识到。若不进行强化练习，也许仍会不停经历错误思维所引发的一系列糟糕的感受和反应。强化练习能使新的思维替代过去旧的错误思维，形成新的思维习惯，这样即使下次出现类似情况，大脑也会进入新的思维模式，从而降低不良情绪反应，改善行为模式，降低生理唤醒，增强适应性，从而改善睡眠情况。

第五节　放松训练

研究发现，超过 30% 的失眠患者存在焦虑症状。在 CBT-I 的核心干预方法中，条件性觉醒或者焦虑症状并不作为主要治疗目标。但临床工作中，在睡眠限制疗法、刺激控制疗法的干预过程中同时干预患者的焦虑情绪，常常有明显疗效。

大量研究证明，放松训练会对自主神经系统进行正向干预。失眠患者的过度觉醒会造成自主神经系统出现不同程度的紊乱。自主神经系统包含交感神经和副交感神经，人体在正常情况下，功能相反的交感和副交感神经处于相互平衡制约中，两个神经系统中，当一方起正向作用时，另一方就会起负向作用，从而很好地平衡、协调和控制身体的生理活动。交感神经系统通常在个体紧张并产生警觉时发挥作用，副交感神经系统则常在个体松弛状态时发挥作用。如果自主神经系统的平衡被打破，就会出现功能障碍。

自主神经紊乱会涉及全身多个系统，如内分泌系统、消化系统、呼吸系统和心血管系统等。患者的自觉症状内容繁多，包括烦躁、情绪不稳、敏感多疑、紧张恐惧、坐立不安、心神不定、无愉快感、言语减少、兴趣缺乏、入睡困难、梦多、疲乏感增加、精神不振、记忆减退、注意力不集中、思维反应迟钝等焦虑或抑郁的反应。

虽然机理尚不明晰，但实验证明，放松训练所产生的松弛反应能降低交感神经活动的兴奋性，从而对抗紧张的情绪反应。在放松状态下，大脑皮层的唤醒水平下降，人体会出现呼吸频率和心动频率降低、血压下降、全身骨骼张力下降等反应，以及四肢温暖、头脑清醒、全身舒适的体验；这时交感神经系统的相关功能下降，而副交感神经系统的相关功能上升，机体耗氧量和耗能量都明显减少，血氧饱和度增加，唾液分泌增多，指端血容积增大，血液中的去甲肾上腺素水平明显降低。以上反应表明，经过有效的放松训练，中枢神经和自主神经以及内分泌的联合作用对人体各方面的功能产生了良好影响。

这些机体反应也能使人体产生舒适放松的心理体验。具体包括：

1. **减少广泛性焦虑**　研究发现，定期的放松练习还能降低惊恐发作的频率，并降低其严重程度。

2. **防止压力积累**　压力会随着时间逐渐积累，坚持让自己每天在生理上平静一次，身体就能从压力的不良影响中恢复过来。除非您已经在清醒时处于深度放松状态，否则就算睡觉也不能阻断压力持续积累的过程。

3. **提高精力水平和工作效率。**

4. **提高注意力和记忆力**　定期的深度放松练习能够提高注意力，并防止思维飘忽不定。

5. **减少失眠和缓解疲劳。**

6. **防止和 / 或减少因恐惧或焦虑而引起的相关病症**　例如，高度紧张、偏头痛、头痛、哮喘、溃疡等。

7. **增强自信，减少自责**　过分的自我批评或自卑感会导致压力。放松状态可以获得良好的表现和感受，得到积极反馈。

8. **提高自我效能感和感觉的有效性**　肌肉紧张是使患者主观意识焦虑的主要症状之一。因此，我们常使用放松训练来降低患者的焦虑症状。常用的放松训练方式包括：腹式呼吸放松、肌肉渐进式放松、意象训练、冥想放松、自我训练。经验丰富的治疗师也可能会运用更多自己擅长的放松技术。

放松训练需要安静的环境（可无）、舒适的姿势、注意的焦点、被动的心态等要素。进行放松训练不需要特定的环境，已经熟练掌握放松技巧的患者可以在任何环境放松下来。在早期学习放松技术的时候，安静的环境有助于患者更好地进入放松状态。同时，患者若在舒适的躺椅或沙发上进行练习，保持舒适的姿势，也能更好地放松。根据不同的放松方式，患者需要把注意力集中在不同的焦点，这在下文会有更多的展示。最后，需要告知患者放松训练的目的是感受放松的体验，过高的期待反而会干扰这个过程。因此，需要患者保持被动的心态，和治疗师合作进行深度的放松体验。

不论哪一种放松训练，其基本程序如下：先仔细说明放松训练的原理，强调放松的目的是用以降低激发，并非引发睡眠。然后请患者评估自己的紧张类型，根据不同的紧张类型进行练习，并于练习前后评估自己的放松状态。最后，请患者坚持在家练习，并评估放松状态，复诊时讨论。

下面，我们通过一些案例，展示不同的放松训练方式。

对话 2-27：腹式呼吸放松训练的操作指令

患者，女性，38 岁，公司职员。主诉"失眠半年，加重 2 个月"。容易出汗，时而发冷，时而燥热。时常感觉阵发性心慌胸闷，胸口压迫感。

患者：我现在感觉特别痛苦，我已经很长时间没有睡好觉了。

治疗师：我能理解您的痛苦，也能理解您想尽快好起来的心情。

患者：那您有可以让我快点好起来的办法吗？

治疗师：我们发现，在影响您睡眠的因素当中，焦虑是一个很重要的因素。可以感觉到，您在特别焦虑的时候，更难睡着觉，对吗？

患者：是的，我焦虑的时候会想很多，会心慌、胸闷，各种不舒服，更加睡不着。

治疗师：我们可以尝试降低您的焦虑。或许在您焦虑缓解后也未必能立刻睡着，但这会让您感觉好一些，对吗？

患者：应该是的。

治疗师：我可以给您分享一个缓解焦虑，放松身体的办法。我们可以先来学习如何清楚地觉察和意识到自己的呼吸状况。接下来，需要您跟我的指导去做。我们躺着的时候多是腹式呼吸，可以躺下来去体验。

（让患者躺下或靠在沙发上）

首先，选择舒适宽松的衣服，保持舒适的躺姿，两脚向两边自然张开，一只手臂放在上腹，另一只手臂自然放在身体一侧。然后缓慢地通过鼻孔呼吸，吸气的时候把您的肚子鼓起来，呼气的时候自然放松。感觉吸入的气体有点凉，呼出的气息暖暖的。吸气和呼气的同时感受腹部的鼓起，下落。保持深而慢地呼吸，吸气和呼气的中间有一个短暂的停顿。

（几分钟过后）

很好，现在坐直，把一只手放在小腹，另一只手放在胸前，注意两手在吸气和呼气中的运动，判断哪一只手的活动更明显。如果放在胸前的手运动比另一只手更明显，这意味着我们更多的是胸式呼吸而非腹式的呼吸，我们要提高腹式呼吸的占比。

您此刻感觉如何？

患者：还不错，放松一点点。

上述案例中，患者有明显的焦虑症状，也曾经服用过保健食品及催眠药物。在 CBT-I 的访谈中，或许会因为焦虑情绪影响患者的依从性。有时候尽管我们告知了患者，仍需在治疗早期给予患者足够的支持性治疗。对待焦虑症状明显的患者，放松训练是很好的办法。通常，我们会先帮助患者进行腹式呼吸放松。

在治疗室带领患者做第一次放松训练，接下来布置家庭作业，要求患者回家后强化练习：每天一次，每次 10～15 分钟，每分钟 8～10 次呼吸，选择午休或合适时间练习。避免睡前练习，强调训练的目标是放松和降低焦虑水平，而不是引发睡眠。

通常情况下，腹式呼吸放松足以帮助患者获得放松体验。少数特殊患者需要尝试更多的办法。若患者以躯体体验为主诉，如坐立不安、心慌胸闷、手脚发抖、浑身冒冷汗，可以选择肌肉渐进式放松训练。

对话 2-28：肌肉渐进式放松训练的操作指令

患者男性，26 岁。失眠 3 年，主诉"坐立不安、手抖、出冷汗"。

治疗师：您感觉您焦虑的体验有哪些症状？

患者：我焦虑发作的时候坐不住，浑身不自在，走来走去就会好一些。安静下来的时候不舒服，手会抖，背上会出冷汗。

治疗师：看起来主要是一些躯体症状。或许我们可以尝试用肌肉渐进式放松的办法帮助您。

患者：我该怎么做？

治疗师：我现在来教您使自己放松。为了做到这一点，我将让您先紧张起来，然后再放松全身的肌肉。紧张及放松的意义在于使您体验到放松的感觉，从而学会如何保持松弛。

下面我将使您全身的肌肉逐渐紧张和放松，从手部开始，依次是上肢、头部、颈部、肩部、胸部、腹部、臀部、下肢，直至双脚，依次对各组肌群进行先紧张后放松的练习，最后达到全身放松的目的。

"深吸一口气，保持一会儿。"（停 10 秒）

"好，请慢慢地把气呼出来，慢慢地把气呼出来。"（停 5 秒）

"现在我们再做一次。请您深深吸进一口气，保持一会儿，再保持一会儿。"（停 10 秒）

"好，请慢慢把气呼出来。"

"现在，请伸出您的前臂，握紧拳头，用力握紧，体验您手上紧张的感觉。"（停10秒）

"好，请放松，尽力放松双手，体验放松后的感觉。您可能感到沉重、轻松、温暖，这些都是放松的感觉，请您体会这种感觉。"（停5秒）

"我们现在再做一次。"（同上）

"现在弯曲您的双臂，用力绷紧双臂的肌肉，保持一会儿，体验双臂肌肉紧张的感觉。"（停10秒）

"好，现在放松，彻底放松您的双臂，体验放松后的感觉。"（停5秒）

"我们现在再做一次。"（同上）

"现在开始注意头部肌肉。"

"请皱紧额部的肌肉，皱紧，保持一会儿。"（停10秒）

"好，放松，彻底放松。"（停5秒）

"现在，请紧闭双眼，用力紧闭，保持一会儿。"（停10秒）

"好，放松，彻底放松。"（停5秒）

"现在，转动您的眼球，从上到左、到下、到右，加快速度；好，现在从相反方向转动您的眼球，加快速度；好，停下来，放松，彻底放松。"（停10秒）

"现在，咬紧您的牙齿，用力咬紧，保持一会儿。"（停10秒）

"好，放松，彻底放松。"（停5秒）

"现在，用舌头使劲顶住上颚，保持一会儿。"（停10秒）

"好，放松，彻底放松。"（停5秒）

"现在，请用力将头向后压，用力，保持一会儿。"（停10秒）

"好，放松，彻底放松。"（停5秒）

"现在，收紧您的下巴，用颈部力量向内收紧，保持一会儿。"（停10秒）

"好，放松，彻底放松。"（停5秒）

"我们现在再做一次。"（同上）

"现在，请注意躯干部肌肉。"（停5秒）

"好，请往后扩展您的双肩，用力往后扩展，保持一会儿。"（停10秒）

"好，放松，彻底放松。"（停5秒）

"我们现在再做一次。"（同上）

"现在上提您的双肩，尽可能使双肩接近您的耳垂，用力上提，保持一会儿。"（停10秒）

"好，放松，彻底放松。"（停5秒）

"我们现在再做一次。"（同上）

"现在向内收紧您的双肩，用力内收，保持一会儿。"（停10秒）

"好，放松，彻底放松。"（停5秒）

"我们现在再做一次。"（同上）

"现在开始放松大腿部肌肉。"

"请用脚跟向前向下紧压，绷紧大腿肌肉，保持一会儿。"（停10秒）

"好，放松，彻底放松。"（停5秒）

"我们现在再做一次。"（同上）

"现在，请收紧臀部的肌肉，会阴部用力上提，用力，保持一会儿。"（停10秒）

"好，放松，彻底放松。"（停5秒）

"我们现在再做一次。"（同上）

"现在，请依次向上抬起您的双腿（先左后右或是先右后左均可），用力上抬，弯曲您的腰，用力弯曲，保持一会儿。"（停10秒）

"好，放松，彻底放松。"（停5秒）

"我们现在再做一次。"（同上）

"现在开始放松小腿部肌肉。"（停5秒）

"请将脚尖用劲向上翘，脚跟向下向后紧压，绷紧小腿部肌肉，保持一会儿。"（停10秒）

"好，放松，彻底放松。"（停5秒）

"我们现在再做一次。"（同上）

"现在，开始练习如何放松双脚。"（停5秒）

"好，紧张您的双脚，脚趾用力绷紧，用力绷紧，保持一会儿。"（停10秒）

"好，放松，彻底放松您的双脚。"

"我们现在再做一次。"（同上）

"这就是整个渐进性肌肉放松训练过程。现在，请感受您身上的肌群，从下向上，全身每一组肌肉都处于放松状态。"（停10秒）

"请进一步注意放松后的感觉，此时您有一种温暖、愉快、舒适的感觉，并将这种感觉尽量保持1～2分钟。"（停1分钟）

治疗师：好了，我们已经完成了整个训练，现在感觉如何？

患者：感觉挺放松的。

和腹式呼吸训练一样，给患者布置家庭作业每日练习。鉴于放松指导语较长，有些患者在家练习时无法重复整个放松流程，后续复诊中我们需要与患者讨论流程的问题。一般建议患者坚持复诊，并在治疗室中重复强化体验。或者设计更简单的动作或指导语，帮助患者在家练习。也有个别治疗师会给患者指导语的录音，但一般不作为常规方法。

以心理症状为主要表现的患者，肌肉渐进式放松一般不作为首选方法。我们会更多使用静态放松训练方法，如意象训练、冥想放松或自我放松训练。

意象训练法：想象自己理想中的样子或是理想的场景，不断地体验放松的感觉，让大脑形成良好记忆的一种训练方法。

冥想：一种放松并集中精神的过程，目的是改进自己应对焦虑的反应模式，促进身心健康，让积极的意念"输入"潜意识，对人的活动产生正面影响。

自我放松训练：一种通过训练有意识地控制自身的心理生理活动，降低唤醒水平，改善机体紊乱功能的心理治疗方法。常用的方式是想象身体逐渐发热以达到放松的目的。

以上放松方式都能有效地降低患者以心理症状为主的焦虑症状，可以在治疗过程中列举给患者，让其自主选择。

对话 2-29：三种静态放松训练方法的介绍

患者女性，17 岁。失眠半年，主诉"担心、害怕"。

患者：我睡觉前总是想很多，担心身体，担心明天，有时候说不上担心什么，就是感觉到莫名其妙的害怕。这种感觉一直困扰着我，让我睡不着觉。

治疗师：我能理解您所说的体验。这种担心大部分源于焦虑，我们可以尝试学习一些方法让自己不那么难受，比如意象训练、冥想放松或是自我放松训练。意象训练法指的是想象自己理想中的样子或是理想的场景，不断地体验放松的感觉，让大脑形成记忆的一种训练方法；冥想是一种放松并集中精神的过程，目的是改进自己应对焦虑的反应模式，促进身心健康，让积极的意念"输入"潜意识，对人的活动产生正面影响；自我放松训练是一种通过训练有意识地控制自身的心理生理活动，降低唤醒水平，改善机体紊乱功能的心理治疗方法。常用的方式是想象身体逐渐发热以达到放松的目的。这当中有您感兴趣的方式吗？

患者：我有点不太理解。意象训练时要想象什么场景？

治疗师：可以是您人生中体验过的一些放松场景。您现在能回忆起来什么放松的场景吗？

患者：我以前去旅游的时候都挺放松的，这算吗？

治疗师：当然，能具体描述一下吗？是去哪里旅游，在什么样的环境感觉到放松？

患者：在海边玩的时候我就挺放松的。

治疗师：那我们可以尝试描述在海边的场景，以达到想象放松的目的。

向患者介绍放松训练的过程中，患者因为对此还不熟悉，常常无从选择，我们可以根据患者的焦虑表现引导患者去做出治疗选择。当然，可以选择我们自己更熟悉的方法，以便达到与患者更好互动的目的。

第六节　其他疗法

一、睡眠压缩疗法

睡眠压缩疗法主要用于存在睡眠起始和维持障碍的患者，通俗来说就是入睡困难和睡眠质量差的患者。这个治疗方法的理论基础和睡眠限制疗法基本一样，是通过限制患者的在床时间至他们的平均总睡眠时间，以期达到减少床上清醒时间、提高睡眠效率、改善过度卧床导致的入睡焦虑的目的，以及通过压缩睡眠来减少睡眠过程中的易醒和浅睡情况，提高睡眠质量。不同于睡眠限制疗法的是，睡眠压缩不要求患者立刻执行睡眠日记计算出的总睡眠时间，而是通过一种分级向下滴定的程序来进行，通过推迟入睡时间或提前觉醒时间来完成，通俗来讲就是把需要限制的时间总量划分到数周，逐步减少，最终达到目标。相对于睡眠限制，睡眠压缩相对温和。

睡眠压缩疗法与睡眠限制疗法的关系，类似于系统脱敏疗法与满灌疗法。适用于认知上接受睡眠限制疗法，但情绪和行为上难以承受睡眠限制的患者。也就是说，患者使用睡眠限制疗法的时候，很难挺过最开始 2 周体验糟糕的痛苦阶段，容易出现放弃的情况。而睡眠压缩疗法则相对柔和，更容易接受和执行，当然相对来说疗程也更长一些。

睡眠压缩疗法的实际操作：首先通过睡眠日记得到患者的卧床时间和实际睡眠时长；然后计算出本周需要减少的睡眠时间：

本周需要减少的睡眠时间 =（卧床时间 – 实际睡眠时长）/ 疗程时间

最后按照计算出来的时间，合理安排上床时间和起床时间。

需要注意的是，具体疗程需要与患者共同商议决定，一般为 4 ~ 8 周。每周需要减少的睡眠时间一般取值在 15 ~ 30 分钟之间。

对话 2-30：向患者介绍睡眠压缩疗法

患者：我的睡眠很糟糕，尝试了很多方法都很难入睡，即使睡着也比较浅，一点点动静就醒了，现在甚至只能和我老公分房睡，因为他打呼噜会吵到我。我醒了之后要过很久才能睡着。

治疗师：您这种情况是入睡困难和睡眠质量差。如果想要提升睡眠质量，并且促进入睡，我们可以使用睡眠限制疗法，压缩无效卧床时间，提高睡眠效率。看您的睡眠日记，实线部分才是您真正睡眠的时间，而虚线和空白部分是您卧床努力睡觉的时间，而当躺在床上但就是睡不着的时候，应该是非常焦虑紧张的。

患者：是的，很烦躁。

治疗师：而您本身能够睡着的时间就是实线部分，如果您太长时间在床上躺着，就像煮饭放了太多的水，米饭就煮成了稀粥，那样就很难吃饱，即使使劲吃了个水饱也不"抗饿"。我们想要"饱饱"的睡眠，就不能在睡眠里面过度"掺水"。

患者：我明白了，我得"少放水"。具体怎么做呢？

治疗师：根据您的睡眠日记，需要减少 2 小时的卧床时间，也就是说根据您希望固定的起床时间，需要在晚上 12 点才能上床睡觉。

患者：一下子减少那么多，我可能做不到，这个有点太离谱了。（或者患者本来决定去做，可是后续回访发现并没有做到。）

治疗师：如果您觉得很难一下子做到，那么也许我们可以把这个过程拉长一下试试？就好像现在让您一口气吃掉一整只鸡，您可能觉得做不到，但是如果将这个时间拉长到 1 个月甚至 2 个月呢？

患者：（笑）那还不够吃呢。

治疗师：那么您愿意试试在一段时间之内慢慢吃掉这只"鸡"吗？

患者：那我肯定可以的。

对话 2-31：与患者计算本周需要减少的睡眠时间

患者：我明白了，我更想要采用睡眠压缩疗法，因为我担心可能无法严格坚持睡眠限制。那么我本周需要减少多少睡眠时间呢？

治疗师：好的，让我们一起来看您的睡眠日记，可以算出您的实际睡眠时长为 7 小时，但是卧床时间有 9 小时，睡眠效率是 78%，一般来说您早上 7 点起床，晚上 10 点上床。您希望在几周之内完成疗程呢？

患者：我也不清楚，您有什么建议？

治疗师：我们来计算一下。如果我们选择5周的疗程，那么就是（9－7）/5＝0.4小时，约25分钟，如果选择8周的疗程，就是（9－7）/8＝0.25小时，也就是15分钟。

患者：我觉得晚半小时之内我都可以接受，是不是我1周内只需要坚持每天晚上床半小时就可以了？

治疗师：您这样记忆很方便，如果您觉得晚半小时上床是可以接受的，那么我们大概5周就可以完成睡眠压缩治疗。在这个过程中，我希望您按时完成睡眠日记，这样可以对自己的睡眠情况及时监测，体会睡眠质量是否有明显提高，并且我很希望您及时跟我们反馈您的睡眠情况。

二、矛盾意向疗法

矛盾意向法适用于睡眠起始障碍患者，通俗来讲就是作用于入睡困难阶段。矛盾意向疗法是美国心理学家弗兰克尔在19世纪60年代创立的一种治疗方法。该方法被广泛应用于治疗焦虑症、恐惧症等心理障碍和心理疾病，效果明显且疗效稳固。与试图帮助患者摆脱和消除症状的一般治疗方法相反，它是一种让患者努力加剧症状的治疗方法。

矛盾意向疗法的理论假设（图2-5）：患者在某种活动中故意改变自己对该行为的态度，态度的变化使得原本伴随该行为出现的不适情绪状态与行为脱离。对于失眠患者来说，入睡过程中伴随着对睡眠的担心，患者会出现紧张焦虑的情绪，情绪的高唤醒水平严重影响中枢神经系统的自然抑制，从而导致患者越是努力入睡，越紧张焦虑，越容易出现生理唤醒，更加无法入睡的情况。

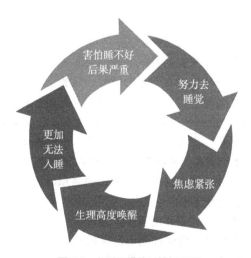

图2-5　入睡困难的恶性循环图

此方法就是让患者由原本的总想尽快入睡改为有意延长觉醒时间，刻意地拒绝入睡，使患者放弃对入睡的努力，从而切断上图的恶性循环，使得焦虑和紧张得以缓解，令睡眠更容易发生。

典型的指令包括：

1. 到了睡觉的时间，患者需要尽可能让自己保持清醒。将注意力集中于保持清醒的任务，而不是自我感觉上,使神经系统减少兴奋性冲动。

2. 如果发现紧张或焦虑,那么反而庆幸"这可以帮助我保持清醒"。接受并包容症状,放弃控制情绪或者症状。

3. 调侃并怂恿症状,例如"我现在还睡不着可太好了,我可以比别人有更多时间享受生活"。

4. 如果实在太困,可以顺其自然睡一会儿。但是不论睡眠量是多少,一周七天要保持固定的起床时间,并且白天保持不睡。

在日常生活中,许多心理障碍的症状本身并没有什么可怕,也并不会对人产生多么大的伤害,但是对于这些症状的灾难性看法和态度,导致了更多令人难以忍受的焦虑和恐惧。古希腊哲学家说:"人不是被事情本身所困扰,而是被其对事情的看法所困扰。"失眠其实并不是什么大事,少睡几个小时也不会对身体造成严重伤害,但是患者对失眠的灾难性的想法、恐惧和担心,还有急于摆脱失眠的心理状态使得患者生理高度激活,焦虑不安加剧,进一步加重了失眠的发生。

对话 2-32: 向患者解释矛盾意向疗法

患者:看了您的图(图 2-5),我明白了我为什么会难以入睡,可是,我该怎样才能摆脱这种恶性循环呢?

治疗师:根据我们之前的对话,您觉得我们是从哪里陷入到了这个循环中的呢?

患者:我想应该是我越努力去睡,就越睡不着,所以我从一开始就错了。

治疗师:那么如果尝试反其道而行之呢?

患者:您的意思是,我不再努力睡觉吗?

治疗师:我们不仅不努力睡觉,还要反过来更加努力地不去睡觉。

患者:我不明白,我的目的还是要睡觉啊?

治疗师:是的,但是为了打破恶性循环,我们可能要反其道而行之,绕过我们的觉醒系统。

患者:(半信半疑)那我应该怎么做呢?

治疗师:首先,到了晚上要睡觉的时候,我们故意不去睡觉,并且努力让自己保持清醒。您可以利用这些时间做一些工作、学习的事情。过程中,如果您又产生了"怎么还睡不着"的想法或者紧张焦虑的感觉,那么就接受它,并且想着让它来得更猛烈些,因为这样可以帮助我们更加清醒。甚至可以调侃或者命令自己"我要更加紧张,就要自己睡不着,看看我到底能坚持多久""让失眠来得更猛烈些""一时失眠一时爽,一直失眠一直爽""我比别人多了很多时间,我就可以有更多时间享受生活"。如果实在太困了,可以顺其自然睡一会儿,但到了我们根据睡眠日记规定的起床时间,一定要准时起床,并且在白天正常工作和学习,保持清醒不补觉。

患者:就是跟它(去睡觉)反着来是吗?

治疗师:是的,您说得很对。您觉得能不能做到呢?

患者:这还不容易吗?睡着对我来说很难,但是睡不着对我来说太容易了。

治疗师:说得很好,觉得"这很容易"的时候,您感觉焦虑吗?

患者:我不焦虑,这个真的很容易,我对失眠可太有经验了,保持清醒我完全不需要努力。

治疗师:那么我们就试试看吧。

对话 2-33：打消患者的疑问，增加患者依从性，促使患者使用矛盾意向疗法

患者：这个技术真的靠谱吗？我的目标是睡得更好睡得更多啊。我真的不想失眠，这太痛苦了。

治疗师：没错，您的目标是睡得更好和更多，过去您也尝试过很多方法，您真的很努力了，可是看起来并没有起效。

患者：是的，而且现在药物对我的效果已经不好了，很多偏方也试过了，有些压根没有效果，有些一开始有效，后面慢慢也没有效果了。

治疗师：是啊，反正最坏的结果也就是没有效果，试试您也不亏。而且对于失眠和夜里保持清醒，您可是很有经验的，不是吗？

患者：那倒是，这个技术我觉得我肯定没问题，对我来说太简单了。

治疗师：所以一个您觉得很简单，而且还没有什么成本，却公认有效的技术，您为什么不试试呢？反正本来您也睡不着。

患者：您说得对，那我就试试？

治疗师：而且您想一下，过去上学的时候，是不是有很多次，上课的时候根本不应该睡觉，也不想要自己睡着，甚至用笔或者圆规扎自己，却仍然睡着的经验？

患者：那倒是，不想睡着，但就是控制不了。您说得对，我这周试试。

三、生物反馈疗法

生物反馈疗法是基于心理治疗理论。在实施过程中，避免了药物的依赖性，同时避免耐药性的发生。在治疗失眠的同时，让患者形成一个良好的生活习惯，并将这个习惯继续延续下去。因此，在失眠治疗中有不可替代的作用。

生物反馈疗法，其治疗原理源于行为主义理论，强调了强化在整体治疗过程中的作用，通过将患者的生理指标以视听等信号反馈给本人，使患者感受、体验训练治疗过程中生理和心理的变化，从而增强控制、调节自身生理、心理状态的能力，并保持和发展这种积极的行为和情绪反应。

研究发现，生物反馈疗法是一种新颖且有效的心理干预疗法，能够有效提高患者对自身情绪的调节与控制能力。在与药物合用的同时，效果显著，有助于促进患者尽早摆脱失眠所带来的负性思维，改善临床症状，提高生活质量，也能够减弱药物的不良反应，减少用药依赖性，具有推广价值。

四、强化睡眠再训练

睡眠剥夺期间使用多次短睡眠潜伏期的方法，形成了一种新的失眠行为治疗方法，称为强化睡眠再训练（ISR）。这种治疗方法旨在显著增强稳态睡眠驱动，以减少入睡困难和睡眠状态知觉异常。ISR 一般在睡眠实验室进行，从当晚 22:30 开始，前 1 天晚上将受试者睡眠限制在 5 小时内，以增加他们实验阶段的内稳态睡眠驱动力。在睡眠实验室接下来的 25 个小时中，受试者接受 50 个半小时的睡眠试验，即在每一次试验中，训练有素的睡眠技术人员会通过多导睡眠监测（PSG）确认受试者是否在 20 分钟内入睡，如果此时还没有入睡，试验将停止，如果已经入睡，主试者会在入睡后的 3 分钟内叫醒他们。醒来后，受试者首先评估自身对睡眠是否发生感知（李克特量表，评分标准：1 = 肯定不是，2 = 很不可能，3 = 有点不可能，4 = 不确定，5 = 有点可能，6 = 很可能，7 = 肯定是）。回答后，主试者会给出受试者睡眠是否发生的答案。这样的操作会导致受试者所得到的少量睡眠并不足以缓解前期积累的睡眠驱动力。因此，整个晚上的睡眠驱动力都会增加，从而导致患者入睡的速度更快。在每次治疗试验结束后，受试者从床上起来，保持觉醒状态，进行诸如阅读或观看视频等活动。治疗的最后，向受试者提供详细的治疗反馈，包括治疗试验的数量、每次试验的睡眠状态、感知睡眠、睡眠开始潜伏期和每次试验的总睡眠时间。

一名来自澳大利亚的研究人员对这种新型、25 小时非药理学的 ISR 疗法进行了研究，包括单独 ISR 治疗、单独刺激控制疗法（SCT）治疗、ISR 与 SCT 联合治疗。该研究选取了 79 例平均年龄为 41 岁的入睡困难失眠患者（无其他睡眠障碍或重大精神疾病）。他们被随机分配到睡眠卫生组（对照组）、SCT 组、ISR 组，以及 ISR 与 SCT 结合组。研究结果显示，与睡眠卫生组相比，3 种主动疗法均显著增加了患者的入睡时间和总睡眠时间，其中 ISR 改善睡眠起效最快，在第 1 周就显现。经过 6 周的治疗，SCT + ISR 组中 61% 的患者治疗效果显现（入睡时间 < 30 分钟，或比基线时间缩短 50% 以上）；ISR 组为 47%；SCT 组为 38%。在为期 6 个月的随访中，所有组别的疗效都得到了维持。研究结论显示这种针对失眠障碍的 25 小时强化调节治疗，可迅速改善睡眠状态、日间功能和相关心理变量。

ISR 的优点是治疗时间短，患者更容易依从，但要求患者在睡眠技术人员实时监测多导睡眠记录的前提下进行，从检测是否入睡开始，在每次试验中睡眠 2 ~ 3 分钟后唤醒。由于试验成本很高，不便于普及，因此缺乏相关示例和对话。

五、正念疗法

正念作为一种治疗方式在处理失眠问题时确实表现出一定的效果。对于存在学习性或条件性唤醒、入睡前思维反刍水平较高、过分关注失眠影响、为入睡付出太多努力的患者，正念可以提供一种有益有效的心理干预方法。

一些研究发现，使用正念减压治疗（MBSR）结合 CBT-I，可达到减少觉醒时间及觉醒次数、提高睡眠效率及睡眠质量、降低睡眠所需努力、减少与睡眠相关的负性认知等效果。这种治疗方式对于抑郁症或焦虑症患者的睡眠问题同样有效。但目前还没有充分的数据证实，正念冥想作为单一治疗方法，能够对睡眠产生强烈的影响。因此，我们建议该方法作为 CBT-I 的一种补充，在治疗的后半段引入；或者对于存在过度觉醒或高水平思维反刍的患者，可以在治疗开始时就与 CBT-I 联合干预，以期获得更好的治疗效果。

经典的 MBSR 课程由完成受训的正念治疗师教授，通常持续 8 周，每周 2.5 小时课程和 6 小时静坐静修；还有家庭练习的要求，参与者会得到家庭练习指导冥想的录音，每天至少 45 分钟的冥想，每周至少 6 天。课程的核心内容包括：正念冥想技巧的体验式训练，如专注于呼吸、身体扫描、站立、坐姿和步行冥想，以及正念瑜伽；关于压力和健康的信息教学；讨论应用和实践个人正念冥想练习。

处理失眠问题时，除了教授正念技巧之外，每周的课程里还需要增加时间学习 CBT-I 的核心内容，讨论正念冥想与睡眠相关行为的关系。患者将学习使用正念原则和行为策略来应对夜间不必要的清醒，管理对睡眠障碍和白天疲劳的情绪反应。

使用正念结合 CBT-I 的治疗计划如下：第一次晤谈包括治疗计划的概述、睡眠教育、睡眠日记的使用和正念冥想原理的介绍；第二至五次晤谈包括正念冥想、睡眠限制和刺激控制的组合。每次晤谈都以引导的正念冥想开始，在正式的正念冥想部分之后，讨论对失眠的行为建议。在剩下的几周里，晤谈的后半部分用于睡眠滴定，或基于每个患者的治疗进度以及就上次治疗以来遇到的困难进行讨论。最后一次讨论如何预防失眠复发，以及在生活中如何继续正念练习。

值得注意的是，人们通常需要持续地练习正念技术，才能从干预中获得最大收益。这种做法也是在 MBSR 计划过程中正式规定的，一旦个人完成 MBSR 计划，则鼓励其坚持继续实践。在最初的技能获取阶段，一般会要求患者在睡前 2 小时内练习冥想。一旦建立了常规的白天练习，就讨论并鼓励在夜间不眠期间应用正念冥想。除睡眠项目之外，在引入正念冥想的晤谈之后，还应请患者记录冥想日记，每天都完成有关冥想活动频率和持续时间的前瞻性自我报告。收集这些数据是以监测日常正念冥想练习的程度，也要在每周的随访中监测不良反应并鼓励冥想练习。

目前有数个理论和实践支持我们使用正念去调整睡眠。首先是与睡眠相关觉醒的减少有关，情绪、认知和生理过度觉醒常被认为是失眠的发展和维持的一个促成因素。相较于睡眠良好的人，失眠患者的睡前思维反刍水平更高，与睡眠相关的认知更消极。担忧、选择性注意力监测、对睡眠的误解、无益的信念和安全行为都可能导致觉醒并干扰睡眠。而正念的原则，如放手、接受和不努力，在理论上与减少睡眠相关唤醒的目标是一致的。例如，刺激控制疗法中提到，如果在 15～20 分钟内没有入睡，便起床进行自我舒缓活动。这些说明中隐含的原则是放弃为了入睡而留在床上，接受睡眠可能不会立即到来，并找到一项不为睡眠而努力的活动。有一些失眠患者报告说，学会接受他们目前的睡眠状态并接受不能强求睡眠是治疗中最有帮助的部分。还有研究发现，治疗期间的冥想总次数与过度唤醒指标的减少之间存在显著相关性。

关于与睡眠相关的认知唤醒，JC Ong 等人（2012）提出一个人与关于睡眠的想法相关联的方式，会决定这些想法产生的效价。例如，当一个人躺在床上无法入睡时，"我需要八小时的睡眠才能在第二天正常工作"的想法会产生初级唤醒。对这种想法的过度依赖会干扰他对替代信念的认真考虑，并放大与这种想法相关的负面情绪，从而产生二次唤醒。这种继发性唤醒同样被视为促进和维持失眠的因素。

对想法等同于事实的执着、对期望结果的执着都是导致痛苦的原因。从这个角度来看，心理困扰与一个人对某些结果的依附程度或事情"应该是"的方式（不接受程度）直接相关。而正念冥想培养对当下时刻的有意识地、不予评判地专注，自我同情和不执着于结果（接受当前状态），增强一个人对心理和身体状态做出更广泛反应的能力。

正念与认知疗法不同，不去挑战功能失调的想法，而是促进改变与想法的关系，改变与环境或压力的关系。因此，该疗法也会适用于抗拒检查认知准确性和改变认知的患者。此外，正念冥想通常与放松有关，但它与行为放松技术的不同之处在于，正念冥想的目标不是引导身体放松，不能被用作入睡的放松策略，因此，不要在晚上练习冥想以刻意入睡。冥想是培养意识和正念原则的练习，一般情况下需要向患者说明这点，避免患者持有不合理的期待。

MBSR 对于一般人群来说都具有适用性，但对于有其他睡眠障碍症状的患者、未经治疗的抑郁症及焦虑症患者、其他精神障碍患者、睡前 2 小时内经常饮酒者应慎重使用。

实施 MBSR 的时候，常见的问题是患者会由于感受不到正念冥想的效果而沮丧，对此我们要让患者再次回到正念的原则上来。下面的对话展示了对两种情况的处理。

对话 2-34：冥想后仍然无法入睡

　　患者：我很沮丧，为什么我坚持做冥想了，但我的睡眠仍然没有太大的变化？

　　治疗师：似乎您特别关注要改善失眠这件事。

　　患者：当然了，因为失眠我才会这么痛苦，我很努力去做了，却还是没有效果，然后我会觉得自己做错了什么。

治疗师：我们再来回顾一下之前谈到的正念冥想的原理和目标，这不是一个使您入睡的练习，而是培养您有意识地、不予评判地专注当下，以及增强心灵的意识，使我们对当下的现实更清明、更接纳。冥想有时会碰巧让您睡着，但有时也会碰巧没有让您睡着。

患者：我还是太强求了是吗？

治疗师：睡眠无法被控制，这是一个现实，渴望睡眠是您当下的欲望，这两者都没有错。继续冥想下去，我们可以看看在那些睡不着的夜晚，您能做些什么，又会发现什么。比如躺着的时候，只注意到自己是醒着的，不去关注让您焦虑的其他想法，不要对它们产生反应，或者想象这些想法只是像乌云一样飘过您心灵的蓝天而已。

对话 2-35：做不到放手怎么办

患者：我还是不明白"放手"是怎么起作用的。在我冥想的过程中，我一直试图让我的头脑清醒，有时我可以做到，但糟糕的思绪似乎总是会回来。无论我多么努力地"放手"，它都会不断地回来。

治疗师：听起来您好像很努力地让这些想法消失。

患者：是的，如果我的思绪不停地跑来跑去，那么就很难对自己说"接受这个"。就像我无法控制任何事情然后只是说忘记它！

治疗师：以另一种方式来处理这些想法会是什么感觉呢？比如与其努力强迫这些想法消失，不如让它们成为现实。

患者：那它们肯定一直待在那里，而我也是。

治疗师：也许，或者您可能会发现不断出现的相同想法有时会自行消失，有时又会找到回来的路。换句话说，思想会来来去去，但强迫它朝一个方向走，就像试图扭转一条流量庞大的河流。

患者：所以您希望我不要试图清除我脑海中的这些想法？

治疗师：我希望您看看当您让想法顺其自然时会发生什么。与其试图阻止或逆转河流的流动，不如尝试站在河岸上。您不是要试图控制这些想法，而是放弃强迫这些想法朝着某个方向发展。

患者：嗯……这和我一直在做的不一样，但我开始明白您在说什么了。

治疗师：您可以在本周的冥想中去练习放弃以这种方式清除思想的欲望，然后看看会发生什么。每次念头回来都是另一个练习"放手"的机会。

我们不是要确定具体的想法或挑战患者的想法，而是要求其考虑另一种方法，进而改变患者与这些想法的关系，但不是改变想法本身。在交流过程中，我们也需要保持不予评判的立场，对话中治疗师没有纠正患者的方法，而是温和地提出了其他选择，也没有判定正确或错误的反应，并说明了这些方法如何与冥想练习联系在一起。最后，治疗师通过要求患者在接下来的一周的冥想中练习放手的方法来结束对话。

第三章
失眠认知行为治疗（CBT-I）个案概念化

前两章我们学习了睡眠的理论基础和治疗方法。在这些理论依据的基础上，我们就可以根据患者的具体情况制订相应的个案概念化（case conceptualization）。

本章主要对失眠认知行为治疗（CBT-I）个案概念化的内容进行简要介绍，并通过个案概念化的实际操作示例，帮助治疗师更好地理解：什么是 CBT-I 个案概念化；为什么要进行个案概念化；如何使用 CBT-I 个案概念化。

本书中的个案概念化基于 CBT-I 的理论。

第一节　CBT-I 个案概念化理论

一、什么是 CBT-I 个案概念化

CBT-I 的个案概念化是 CBT-I 的治疗框架，对治疗师来说，可以帮助治疗师梳理患者的情况，制订治疗策略和治疗方案；对患者来说，可以通过个案概念化系统地了解自己的情况和病因，增加患者对于治疗的依从性，掌控感和主动性。

个案概念化并不是一种新治疗技术，而是一种方法，就像辩证唯物法帮助我们认识世界，个案概念化帮助我们认识来访者。它可以让治疗师在常规的临床实践中应用认知行为治疗理论和睡眠机制理论对患者进行循证治疗。

二、为什么要使用个案概念化

（一）帮助患者认识睡眠问题并配合治疗方案

通过个案概念化帮助患者理解和认识到自己的睡眠问题和问题产生的机制，并制订合理的治疗方案。CBT-I 中有一些方法可能会"违反"我们的常识（比如，睡眠限制会减少我们的卧床时间）；还有一些需要改变既往感觉不错的"坏"习惯（比如，刺激控制疗法要求患者不在床上玩

手机、看电视或吃东西等）如果患者对此没有知情同意，那么将不会执行治疗措施，也就无法达到预期效果。

让患者相信我们已经了解了问题的性质和病因，并为他们提供了有针对性的治疗方案，这个过程就是让患者和我们对于目前的问题和治疗方法有共同的概念。在达成一致的情况下才能够保证治疗顺利进行，也有助于提高患者的依从性。

（二）帮助治疗师与患者建立治疗关系

自从人本主义心理学提出"以来访者为中心（client-centered）"的理念后，心理学界广泛认可将治疗关系作为支持治疗的其他所有方面的重要组成部分，在治疗的每个阶段都不可或缺。

CBT-I 的治疗过程中，我们应致力于和患者建立信任合作的治疗关系，合作性地发展出一个共享的概念化，设定对患者来说清晰明确的治疗目标，将治疗与患者的目标有机连接起来，加强患者改变的动机和执行各种疗法的意愿。

（三）协助治疗师收集数据，监测进程

收集数据以监测治疗进程非常重要，是个案概念化中的重要环节。有证据证明当我们监测结果和过程，患者会有更好的治疗结果。监测数据有以下重要作用：①有助于我们识别正在干扰治疗的行为，并采取措施处理它们；②有助于患者检测自己认知系统的假设；③有助于我们和患者追踪依从性和参与度；④有助于提高患者的治疗动机；⑤帮助我们及时重新进行个案概念化和调整治疗计划。

睡眠日记是 CBT-I 中用于监测进程最常用的工具，有助于个案概念化的形成、治疗计划的制订、治疗效果的反馈、激活治疗动机、发现不依从和困难，以及及时调整治疗方向，在整个治疗进程中发挥重要作用。因此，临床工作中我们一定要非常重视，教导和督促患者使用睡眠日记。

（四）指导治疗师确定晤谈时的决策

CBT-I 的重要特色就是它的结构性。在治疗过程中，先处理什么，后处理什么，往往有清晰的步骤。在本书中我们也会发现类似的特征，那么是什么决定了我们先处理什么，后处理什么？不同的患者为什么会有不同的治疗顺序？为什么有时候我们明明发现了问题，却不急于着手处理，而是先维护治疗关系，或者关注患者的情绪呢？新手治疗师和优秀治疗师明明都掌握了CBT-I 的技巧，但为什么治疗效果却大不相同？

临床上通常不会遇到"单一失眠问题"的患者，问题复杂、高风险、伴随情绪问题的患者更加常见；患者不愿付出时间成本和金钱成本接受治疗也会成为影响治疗的因素。在治疗过程中如何处理不同的问题，这便是新手治疗师和经验丰富的治疗师的区别。此时我们需要一份明确的指南——个案概念化。

（五）帮助处理不依从和治疗失败

在心理治疗中，挫折、障碍和失败经常发生，我们可以遵从个案概念化的指导，系统地处理这些不希望发生的情况。个案概念化可以很好地识别、评估、干预患者的不依从，减少因为不依从导致的治疗损失。

另外，治疗失败时有发生，个案概念化既可以预防失败（如在建立合作关系、循证治疗、理论基础和个体化治疗方案、治疗决策等方面起到明确的作用），也可以通过评估个案概念化来评估诊断、治疗计划、靶目标等的适当性，克服治疗失败的困难。即使治疗真的失败，个案概念化也可以帮助我们接受失败和结束治疗，甚至在把患者转介给其他治疗师的过程中起到非常重要的

作用；最终做到"这次的治疗失败并不是一个绝望的终结，而是另一个希望的开始"。

三、如何进行个案概念化

完整的个案概念化能够把下列所有的问题整合在一起，形成一个逻辑连贯的整体。

个案概念化的要素

完整的个案概念化应该具备以下几个要素。

（一）描述患者的症状、障碍和问题

概念化能够连贯而系统地描述患者的症状、障碍和问题。在收集患者资料的时候，我们应具备概念化意识，能够把患者的病史和功能等诸多领域有机结合在一起，进而条理清晰、内容全面地呈现出来。

简单来说，我们在概念化的假设机制指导下，明确需要收集哪些信息，明确症状和问题的内部联系，了解症状、障碍和问题，对患者的信息进行评估与整合，形成清晰明确的个案概念化，从而制订出有效治疗方案。

（二）提出关于引起障碍和问题的机制的假说

个案概念化的核心是机制假说，CBT-I 具有被广泛认可的循证基础的机制假说——睡眠调控的生理机制和失眠的发病机制（具体内容详见本书第一章）。这些理论机制假设作为概念化的基础，根据患者的具体情况进行个体化和外推，用来解释患者的具体问题。

简单来说，我们把循证的理论假说作为地图或者纲领，对患者的具体问题进行理解和把握，从而系统掌握患者的问题、致病机制，设定个性化的循证治疗方案。

（三）提出致病机制的起源、当前问题的近期促发因素、问题持续存在的维持因素

个案概念化的内容中还应该具备致病的起源（易感因素）、促发因素和维持因素。个案概念化不仅应该包括患者目标中的全部问题、障碍和症状，还要能够提出假设，解释这些问题是如何关联的，是什么机制导致并维持这些问题。（这部分内容在第一章第三节中的"3P"假说中有详细讲解。）

学习到这里，我们就可以初步尝试进行个案概念化了。下文中提供了一个小练习，读者可以使用这些资料进行个案概念化整理。

温馨提示：可以参考本章内容和本书第一章的机制假说内容（第一章的第三节）。

> **小练习**
>
> 现在我们提供一个小小的案例，您能不能根据本章学到的知识进行一个初步的个案概念化呢？（参考答案见下一节）
>
> 人口统计资料：患者 C，女性，29 岁，独生子女，单身未婚，硕士研究生学历，职业为医生，已工作 2 年。
>
> 主诉："难以入睡近 2 年"。
>
> 现病史：患者近 2 年来难以入睡，半夜易醒且多梦，睡醒后仍觉精神不振。自觉注意

力、记忆力下降，情绪波动大，有焦躁易怒和莫名哭泣的情况出现。

睡眠问题史：既往在学习、生活压力较大的阶段（高三和研三）出现过断续的失眠情况，未曾就诊，自行缓解。

当前压力：工作压力大，且需要上夜班；工作后父母催婚较多，但因工作忙仍单身，常会因此感到烦恼。

物质使用：不吸烟喝酒，不喝咖啡。每天下午有喝奶茶的习惯，如果不喝，感觉下午无法打起精神。

生活习惯：不喜欢运动，只有每天上下班路程步行约20分钟。喜欢在床上追剧、看小说，经常会因此熬夜。饮食不规律，几乎不吃早餐。

身体疾病史：既往体健，无特殊。

心理/精神疾病史：无相关疾病史，但自幼性格敏感，多思虑，有些完美主义，做事拖延。

家族史：无特殊。

睡眠相关认知：如果我睡眠不好，我就会精神不振、脱发，什么事情都做不好（糟糕透了）；如果我失眠或者睡得不够，白天一定需要更长时间的午休才能补回来；我无法控制自己的睡眠，而且未来只会越来越糟。

第二节　CBT-I 个案概念化实操

个案概念化的作用类似于地图或设计图，帮助治疗师按图索骥，亦如按照说明书拼搭积木一般。如果把每个技术比作积木的一个组块，个案概念化就像是治疗师的设计图。设计图清晰明了，拼搭积木就相对容易，知道应该用什么组块，拼出什么模样。即使出现问题也能及时发现是哪个部分的问题，如何调整也就一目了然了。

掌握 CBT-I 并不只是简单掌握具体技术及如何推动患者实施技术。它是有机的、系统的，而且每个患者的治疗重点都是不同的。可以这么说，治疗师对不同的失眠患者都应该提供有针对性的独一无二的治疗方案。

每个患者都是不同的个体，治疗师对于每个患者都要有清晰明确的个案概念化，在个案概念化的指导下为患者提供有效、系统、独特、有生命力的 CBT-I，更好地服务患者需求。这样的治疗师才能说真正掌握了这个技术，而不仅是单纯的知识搬运工。

一、个案概念化的步骤

1. 收集资料，发现问题。

2. 提出机制假说。

3. 初步概念化。

4. 根据个案概念化制订治疗计划。

5. 预防患者不依从。

6. 获得知情同意。

二、CBT-I 个案概念化示例

上一节留下的小练习您进行得如何？是否遇到困难？我们可以把后文和自己的练习结果进行对照，看看自己是否真正掌握了 CBT-I 个案概念化技术。

（一）收集资料（在概念化的指导下充分收集相关信息）

见上一节末"小练习"中患者信息内容。

（二）从"3P"假说和睡眠的三个系统理解患者并进行初步个案概念化

通过收集的资料填写下文中的个案概念化模型表（表 3-1），形成初步个案概念化。

表 3-1　患者的初步个案概念化模型

促发因素	内稳态系统	觉醒系统	生理时钟
易感因素	脆弱的内稳态系统	人格特质 不良睡眠认知	个人特质（"夜猫族"） 不良生活习惯
诱发因素	工作性质的影响	工作压力 / 结婚压力 情绪困扰 刺激性物质的使用	轮班工作 上夜班
维持因素	白天睡太多 白天活动不足 太早上床或卧床太久	睡前过度担心与思考 睡眠情境与清醒的联结	睡眠时间不规律 缺乏规律的光照 生活习惯不规律

1. 从易感因素来看

（1）**内稳态系统**：患者自幼性格较敏感，在既往经历中，一旦压力过大，睡眠就会受到影响。

（2）**觉醒系统**：性格比较敏感，多思虑；重视睡眠，认为睡眠不好后果很糟糕。

（3）**生理时钟**：本身就喜欢熬夜，感觉晚上很精神；经常会因为看小说或者追剧兴奋而熬夜，不重视睡眠节律。

2. 从诱发因素来看

（1）**内稳态系统**：患者 2 年前开始从事医生职业，现在是住院医师，主要在病房工作，工作性质影响内稳态系统。

（2）**觉醒系统**：患者持续性的工作压力很大，婚恋压力也很大，有父母催婚的困扰；因此产生了很多的情绪困扰，因工作问题导致社交行为相应减少，社交圈变窄等，加重了情绪问题；喝奶茶的习惯使得日常摄入大量茶多酚和咖啡因，也会导致觉醒系统激活，加重失眠形成。

（3）**生理时钟**：工作上需要倒班，导致无法形成规律的生理时钟，影响了睡眠节律的稳定性。大夜班需要彻夜待命，更是破坏了之前相对稳定的生理时钟。

3. 从维持因素来看　当患者因为前两种因素导致失眠后，维持因素促使失眠变成常发的持续性问题。

（1）**内稳态系统**：患者会因为感觉睡不好而出现白天补眠的情况，这会再次导致夜晚睡眠驱动力不足，陷入更难入睡的恶性循环；白天活动量过少，也会导致睡眠驱动力不足；几乎不离开床的不良睡眠卫生习惯，也会影响睡眠内稳态系统。

（2）**觉醒系统**：患者睡前多思虑，如果出现无法入睡的迹象就过度担心；在床上进行很多与睡眠无关的活动，如看剧、看小说、吃零食、聊天等。让床和其他清醒的活动产生了联结，无法形成床和睡眠的有效联结。

（3）**生理时钟**：患者的睡眠时间紊乱，白天室内工作，无法有规律地接受光照，生活（特别是饮食等）也不规律，导致生理时钟失去调节作用。

我们通过资料收集，根据理论机制，进行了上述的初步个案概念化。内容包括问题的起源、促发因素、使问题持续存在的维持性因素（"3P"假说），以及睡眠的内稳态系统、觉醒系统、生理时钟三个睡眠机制的相关内容。这两种机制假设整合成了表3-1的CBT-I个案概念化九宫格。

（三）使用个案概念化形成治疗计划

有效的治疗计划是在个案概念化指导下形成的。概念化指导治疗的关键方法是确定治疗的靶目标，特别是机制，因为概念化认为是适应不良的机制导致了症状。本书中使用的概念化就是以失眠的"3P"假说和认知行为机制为基础。治疗的靶目标是内稳态系统、觉醒系统和生理时钟，这些在模型中被认为是引起和维持失眠的机制。

根据个案概念化的靶目标迅速形成一个初步治疗计划。当然需要重点指出的是，这个治疗计划是建立在我们和患者之间已有稳定信任的治疗关系的基础之上，并且要以循证理论依据为指导。

1. 明确患者失眠的易感因素

（1）脆弱的内稳态系统：上述案例中的患者内稳态系统原本就不稳定，易因内外刺激而受明显影响。根据此特性，患者明白，她需要重视自己的生物节律，尽可能保持生理时钟的稳定，简而言之，需要在固定的时间睡觉和起床（作息规律）。

（2）人格特质：患者自幼性格敏感，易焦虑紧张，这些是不利于睡眠的重要因素，患者了解了性格特质对于睡眠的影响，就可以选择适合的放松技术来缓解（如呼吸放松、肌肉放松、冥想放松等），并且有意识地调整心态（如做个人成长体验、多读书、内省、写日记等），调整自己的性格。

（3）不良睡眠认知：患者存在明显的"糟糕至极"的思维模式（"如果今天睡不好就完了，所有的事情都会受到影响"等）。不良认知会导致患者产生焦虑情绪、加重应激反应、激活觉醒系统，更加难以入睡。因此需要帮助患者进行认知调整。

（4）个人特质（"夜猫族"）：患者是典型的"夜猫族"，越到夜里越兴奋。根据此特质可以使用光照疗法，帮助调整褪黑素的分泌。

（5）不良生活习惯：患者习惯性睡前卧床看小说、追剧等，应帮助患者意识到这种习惯会对睡眠产生不良影响，进行睡眠卫生教育，帮助患者设计睡前计划，改变卧床娱乐（刺激控制疗法）和睡前娱乐的习惯。

2. 明确患者失眠的诱发因素

（1）工作性质的影响：患者的工作性质对睡眠有一定影响，是重要外因。通过访谈发现至少3～5年内这种情况无法改变，患者认为可以向工作的前辈了解他们的经验和应对方法，来缓解这种问题（寻求资源）。

（2）工作和婚姻压力：患者认为可以与父母、同事、朋友等增加交流来获得更多情感支持，自己愿意积极面对和解决具体问题。例如，多参加单身联谊活动、热心同事帮忙安排相亲等。患者表示未来愿意积极尝试（寻求资源、问题解决）。

（3）情绪困扰：患者意识到自己的情绪问题（易烦躁低落），并且愿意尝试用一些技术来理解和帮助自己。例如，使用正念练习来促进情绪的觉察和缓解、尝试利用有趣的运动来解压、有计划地增加社交活动、尝试更多的认知调整来改善情绪。

（4）刺激物质的使用：患者愿意观察奶茶对自己的影响，如果确实有影响，愿意调整奶茶摄入的时间和量（控制刺激性物质使用）。

（5）轮班工作和上夜班：患者觉得这个问题无法改变，但是能够意识到因为无法解决的轮班和夜班问题所导致的烦躁和职业倦怠。认为可以和前辈沟通，了解更多经验和应对方法（寻求资源）。也了解到即使上夜班，也可以尽可能地维持睡眠节律，认为未来可以通过睡眠日记的观察，和我们共同制订一个行之有效的睡眠计划。

3. 明确患者失眠的维持因素

（1）白天睡太多：通过睡眠卫生教育，患者意识到睡眠是一个内稳态系统，如果白天睡太多，晚上就难以入睡，患者认为未来可以控制白天的休息时间（睡眠限制疗法）。

（2）白天活动不足：通过睡眠卫生教育，患者意识到白天活动不足会导致晚上很难入睡或者浅眠，表示愿意尝试增加白天运动量，观察运动对自己睡眠的影响，在未来和我们共同制订运动计划。

（3）太早上床或卧床太久：通过睡眠卫生教育和认知调整，患者意识到自己太早上床，或者卧床太久并没有真的帮助自己更好入睡，反而影响了睡眠效率，增加了"卧床却未睡着"的焦虑感。患者同意调整卧床时间（睡眠限制疗法），并且愿意尝试使用认知调整来改善"卧床却未睡着"的焦虑情绪。

（4）过度担心和思考：患者意识到自己"糟糕至极"的认知影响到了情绪和觉醒系统，表示愿意使用认知调整来改善。

（5）睡眠情境与清醒的联结：通过对心理学行为理论教育使患者懂得，睡前时常在床上做与睡眠无关的事情，就会使和其他事情产生心理联结，形成条件反射。患者表示愿意限制行为，有睡意才上床；如果不困或想要看小说时一定会离开床，在卧室外的休闲区进行活动（睡眠限制疗法、刺激控制疗法）。

（6）睡眠时间不规律：通过睡眠卫生教育，患者了解了规律睡眠的重要性，愿意在接受外部工作因素的前提下，尽可能地调整睡眠时间（睡眠限制疗法）。

（7）缺乏规律的光照：患者通过睡眠和神经科学的解释，理解了光照会对睡眠造成影响，愿意增加白天户外活动，有意识地充分接受光照，并接受一定程度的光照治疗，也愿意在夜间使用小功率夜灯等方式来避免过量光照（光照疗法）。

（8）生活习惯不规律：通过睡眠卫生教育，患者明白了生物节律的重要性，表示不仅睡眠，对于饮食、工作、娱乐、运动等都会尽可能使其更加有规律。并愿意为此进行日程计划打卡（日记卡）。

我们把前文中提到的治疗方法整理到下面的表格中（表 3-2）。

表 3-2　基于个案概念化模型形成的初级治疗计划表

促发因素	内稳态系统	觉醒系统	生理时钟
易感因素	脆弱的内稳态系统(作息规律)	人格特质(放松技术、个人成长) 不良睡眠认知(认知调整)	个人特质("夜猫族")(光照疗法) 不良生活习惯(睡眠卫生教育、刺激控制疗法)

促发因素	内稳态系统	觉醒系统	生理时钟
诱发因素	工作性质的影响(寻求资源)	工作压力/结婚压力(寻求资源、问题解决) 情绪困扰(正念、运动、社交、认知调整) 刺激性物质的使用(调整刺激性物质使用)	轮班工作 上夜班(寻求资源、睡眠日记、睡眠计划)
维持因素	白天睡太多(睡眠限制疗法) 白天活动不足(运动计划) 太早上床或卧床太久(认知调整和睡眠限制疗法)	睡前过度担心与思考(认知调整) 睡眠情境与清醒的联结(睡眠限制疗法、刺激控制疗法)	睡眠时间不规律(睡眠限制疗法) 缺乏规律的光照(光照疗法) 生活习惯不规律(日记卡)

根据以上逐条分析，我们可以理解个案概念化的重要作用，它不仅可以帮助医患双方对患者的问题形成循证理解，还可以利用概念化来理解如何合作式地形成治疗计划。

由于治疗计划是患者和我们一起工作完成的，可极大增强患者的治疗意愿和治疗信心。心理治疗的基本原则是助人自助，在个案概念化的帮助下，患者不是被动接受治疗，而是自己参与到治疗计划的设计中，对于治疗的依从性和主动性都有非常正面的影响，对治疗效果和患者依从性的提升起到积极作用。

4. 取得患者的知情同意　根据上述个案概念化，与患者讨论，确保患者对于自己的问题和治疗计划知情同意。初始个案概念化、诊断和治疗计划的制订都需要和患者合作进行，并与患者共同分享。这个过程是循序渐进地相互发现的过程，一定要对新问题和线索持续跟进及整合。

在正式执行治疗计划之前，使用个案概念化模型表格（表3-2）回顾关键信息，可以帮助患者增加对治疗计划的理解和认同，增加依从性。如果患者认为治疗者不能够很好地理解他的困难，不能够提供有效的针对性治疗，就会降低依从性，产生治疗脱落。个案概念化就是帮助医患双方根据患者的问题性质、病因，以及有效治疗方法，构建共同概念的过程，需要医患双方在治疗开始前就能够达成一致。

在临床工作中，我们需要和患者一起完成表3-1和表3-2的填写，让患者参与到治疗工作的每一步。患者良好的知情同意是治疗效果的重要保证，并且可以更好地发掘其自身能量和资源。若患者对治疗进程清晰明了，便可以增加掌控感，有研究证明掌控感对患者心理健康有极为重要的积极作用。

5. 处理患者的不依从和调整个案概念化　个案概念化能帮助我们了解并有效地管理不依从行为。若患者认为治疗没有达到理想效果，我们可以通过个案概念化，梳理患者认为治疗无效的原因；也可以通过个案概念化来推动和监控患者完成作业的程度。

对话 3-1：患者觉得治疗无效

患者：我按照上次讨论的内容去跟我们主任沟通了，可是主任说没有办法，不能因为我搞特殊，我也去问了其他同事，他们都不支持我。我真的没有办法了（捂脸哭泣），我太难了。我根本不应该去和主任谈话，本来就知道是没有用的。

（……中间省略患者的倾诉，大致内容为患者与领导沟通后，发现即使她向领导反映了自己的工作时间、压力和睡眠问题，但是基于工作流程和需要，领导无法真正调整工作排班和内容。患者非常无助，认为自己明明努力了，但是事情还是没有得到改善。觉得这个事情改变不了，意味着自己还是无法改变，甚至自己的人生还是无法改变，以后永远都会这样。所以不想继续努力了，对于治疗也表现得比较消极。）

治疗师：我明白了，您做出了非常多的努力，可是发现仍然无法避免夜班，也不能采取集中上夜班的方法来尽可能保证睡眠节律。所以您觉得非常失望。（总结患者的问题并回应她的情绪，让患者感受到治疗师的理解。）

患者：对。

治疗师（拿出表3-2）：那么来看看我们一起完成的这个九宫格，现在看来在表格中寻求资源改变，也就是夜班工作的这部分我们无法实施。所以我们计划中的这些部分受到了影响（在表格中标记出来），这确实很遗憾。那么其他的计划呢？

患者：其他我都有努力（情绪平稳下来）。

治疗师：哦！我就猜到以您对待事情的认真程度，肯定不仅只做了"寻求资源"，那么其他的计划对您的睡眠起到了什么作用呢？有没有效果？

患者：有一些（方法）还是有效果的。比如睡眠限制法和运动，我现在觉得睡眠质量变好了一些；还有呼吸放松，我每天睡前都会做15分钟，入睡好了很多；还有刺激控制法，我其实也做得不太好，不过我在床上玩手机的时间短了很多，一旦意识到我在床上躺着玩，我就会起床去客厅的沙发上玩手机。您看我的睡眠日记，其实这段时间我的睡眠已经不错了，不过这两天因为跟主任谈话不顺利，心情很差，所以睡眠又受到了很大的影响，我的睡眠真的很脆弱。

治疗师：那么因为心情差而导致的近两天睡眠很差，如果放在这张表上应该在什么地方呢？

患者：这里（指向"情绪困扰"）。

治疗师：那么如果下次再出现因"情绪困扰"而影响了睡眠，您会怎么做呢？

患者：做正念放松训练，白天保持正常的社交和运动。可是认知调整我不知道怎么办？

治疗师：我举个相似的例子，刚才您说和主任沟通失败，觉得计划失败，治疗没有用，觉得自己无法做出任何改变。关于这个问题您现在是怎么想的呢？

患者：（有点害羞）刚才包括之前（来这里之前的两天左右），我都觉得我自己没救了，沟通失败，睡眠完蛋，哈哈，我知道了，我这是情绪化思维，是不合理的思维。事实上我其他计划都做得很好，而且睡眠是有所改变的。

根据患者的个案概念化，我们和患者共同分析了导致现在睡眠问题的原因——过度概括和糟糕至极的认知模式。并且根据睡眠日记，梳理了患者近期的睡眠情况，发现事实上有所好转。引导患者意识到，是负性认知导致了巨大的失望感和失控感，客观情况并没有想象中的糟糕。引导患者意识到自身自动化认知模式，理解由此认知模式导致的糟糕情绪体验。引导患者意识到睡眠是多因素影响的结果，即使某一个因素比较糟糕，其他因素仍会调整自身系统，从而保证睡眠的稳定状态。

患者通过个案概念化纠正了自己的认知偏差，并且学会了使用个案概念化。后续与父母的沟通中，虽然仍有挫败感，但可自行使用个案概念化的方法识别与调整负性认知，积极解决问题，提高人际沟通效率，形成良好正循环。患者向我们汇报了自己的心得，觉察到自身在工作与生活中获得了更多掌控感和自信，不再认为自己是一个被动无助的人，而是觉得自己是一个善于思考，即使面对困难也可以尝试思考和解决的人（调整了核心认知）。

本案例中，我们通过个案概念化随时调整治疗的重点，发现患者的不依从，抓住治疗的关键时机对患者的心理健康及时作出调整。

本章节主要总结了 CBT-I 个案概念化的理论知识和实操技术。在心理治疗中个案概念化是设计图、是说明书、是纲领，需要大家切实掌握。参考书中的案例和工作生活中的实例，反复练习和讨论反思，切实掌握 CBT-I 个案概念化。

第四章
首次接触与临床评估

第一节　首次接触

一、入组评估

　　患者开始接受失眠认知行为治疗（CBT-I）之前，我们需要先通过晤谈对患者进行入组评估，确定患者是否适合进行治疗。CBT-I 作为失眠障碍的一线治疗方案拥有广泛的适用群体，几乎所有年龄、性别、职业的人都可以从 CBT-I 治疗中获益。但 CBT-I 并非对所有人都是最佳治疗方法，少数人群可能并不适用。我们可以从 CBT-I 的适应证和禁忌证两个方面来判断患者是否符合入组标准。

　　1. 患者是否拥有需要通过失眠的认知行为治疗改善的因素。

　　2. 患者是否拥有可能会干扰失眠的认知行为治疗的疾病或是会在治疗下恶化的疾病。

二、适应证

（一）患者是否存在真实的睡眠连续性问题（睡眠起始和维持障碍）

　　可以通过 3 个问题来判断患者是否存在真实的睡眠连续性问题：

　　1. 入睡时间是否大于 30 分钟。

　　2. 夜间醒来的时间是否大于 30 分钟。

　　3. 上述两种情况是否每周都会出现 3 个晚上或更多。

　　具体的 CBT-I 评估见图 4-1。

　　以上问题仅作为评估的参考。在临床评估中，我们应根据患者的实际情况考虑，即使患者没有达到相应的严重程度，仍然可以进行 CBT-I。

　　入睡时间少于 30 分钟以及入睡困难每周少于 3 天，表明患者可能的问题是白天不能很好地恢复精力或片段性的睡眠。这种情况常提示存在内源性睡眠障碍（而不是失眠症），应该进行多导睡眠监测（PSG）。但也存在少数例外情况。例如，患者已经完善了 PSG，且已经被发现有睡眠恢复和/或片段睡眠，但是引起睡眠障碍的原因并非睡眠呼吸或其他器质性睡眠障碍。这种患者虽然没有达到传统的严重程度标准，但也能从睡眠限制疗法中获益。

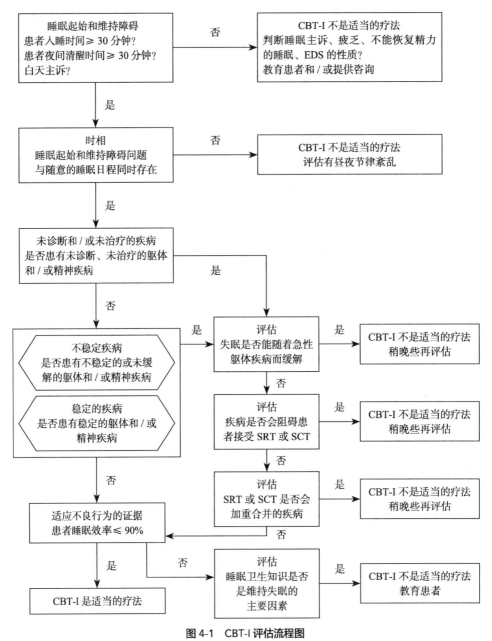

图 4-1 CBT-I 评估流程图

CBT-I. 失眠认知行为治疗；SCT. 刺激控制疗法；SRT. 睡眠限制疗法。

（二）失眠问题是否对患者的日常生活产生了负面影响

由于长期失眠患者大部分已学会了处理失眠带来的后果或是已经习惯，他们可能会否认失眠给他们带来的困扰，所以很难准确评估失眠给他们的生活带来的负面影响。这种情况下，我们可以尝试换一种方式询问，例如，"如果睡眠问题得到了解决，您的生活与工作的哪些方面会得到改善？"

如果患者存在失眠问题，但否认失眠损害了其日间功能，也可以考虑以下几种情况：

1. 患者是否天生睡眠需求较少？

2. 表面上看到的失眠是否由于患者的睡眠时间表与睡眠需求不匹配？

3. 患者是否因为药物或精神问题导致睡眠需求减少？

（三）患者是否采取了补偿性策略导致失眠维持困难

我们通过晤谈或问卷来识别患者的补偿性策略，证明是否存在导致失眠持续的行为因素。当失眠问题变得严重时，患者通常会通过早睡、晚起、白天小睡等行为解决疲劳或补足缺失的睡眠。上述行为都是患者为了获取更多的睡眠机会而做出的努力，看似有效，却打乱了"睡眠平衡"。如果一个人晚起床或者早睡觉，可能弥补了之前缺失的睡眠，但也同时减少了清醒时间，睡眠驱动力的累积不足会导致下一次失眠的发生。长期来看，这种形式的睡眠紊乱使失眠问题一直存在。需要注意的是，有些患者睡眠效率很低（＜85%），但并没有尝试很多补偿策略来增加睡眠机会，这通常是急性失眠、继发于躯体疾病或精神障碍的失眠，或者其他内源性睡眠障碍的特点，这种非原发性失眠也可能适用 CBT-I。

（四）失眠是靠"条件性觉醒"维持的证据是否存在

在临床晤谈中，想要获得条件性觉醒存在的依据，我们需要询问两个标准化问题：

1. 一天中最后一个小时的活动内容都有什么。
2. 更换卧室或旅行时，睡眠情况是否有所不同。

当失眠患者描述一天中最后一个小时的情况时，常出现这样的情况：在沙发上觉得很想睡或是已经睡着，但当步入卧室时突然醒来。患者认为这是因为自己走路太快或是花了太多精力在睡前的仪式性行为上，但实际上这是诱发了一次觉醒，诱发的刺激因素是卧室、床和卧床时间。

有些失眠患者认为自己在更换卧室或旅行时睡眠有所改善。这可能是因为新的睡眠环境较少有平常的诱发刺激因素，但实际上条件性觉醒不仅局限于个人卧室，还与上床的行为、时间密切相关，所以患者可能在新环境中和在家中睡得一样差。

三、禁忌证

确定 CBT-I 的适应证后，下一步需要考虑禁忌证。我们可以参考以下标准：

1. 患有躯体疾病或精神障碍，病情不稳定或疾病本身可能会干扰 CBT-I 的患者。
2. 倒班工作者，频繁跨时区飞行者、常年夜班工作者。
3. 患有癫痫、双相情感障碍、异态睡眠、阻塞性睡眠呼吸暂停综合征（OSA）的患者。

对于这些不适合认知行为治疗的患者，我们需要根据患者的情况综合考虑推迟治疗或更换其他的治疗方案。

首先，如果失眠可能会随疾病的缓解或稳定而好转，告诉患者"失眠可能会消失"对其是有帮助的。此外，应告诉患者急性失眠发作时，避免过多补偿策略。

其次，如果疾病阻止患者参加治疗或从中获益，比如患者由于身体原因不能完成睡眠限制或刺激控制的任务（如急性疾病患者的睡眠或卧床时间增加、急性外伤阻碍患者行动等），应该告诉患者治疗可能有效，但想达到最佳治疗结果，治疗的开展需要延后。让患者相信在以后某个时刻会及时得到帮助以及快捷的服务（如果可能的话），且会有更好的治疗效果。

最后，如果 CBT-I 会加重疾病，则应依据临床经验推迟治疗。对于患有癫痫、双相情感障碍、异态睡眠、OSA 等其他疾病的患者来说，进行 CBT-I 存在导致疾病恶化的可能：睡眠限制引起的睡眠损失可能会降低癫痫患者癫痫发作的阈值；在双相情感障碍患者中诱发躁狂发作，加重异态睡眠；阻碍 OSA 患者获得足够的通气和 / 或加重白天的嗜睡程度。这会使得患者不能安全地驾驶或操作机器，影响自己和 / 或他人的安全和健康。

四、对患者的讲解

(一)向患者介绍 CBT-I

绝大部分患者都是第一次接触 CBT-I,对这一陌生的治疗方法可能会有抵触情绪,不愿意选择 CBT-I 作为失眠的治疗方法。面对患者的疑惑,我们有必要在初次与患者接触时对 CBT-I 进行简单介绍。

> **对话 4-1:治疗师向患者简单介绍 CBT-I**
>
> 患者:请问 CBT-I 是什么意思啊?我从来没有听说过。
>
> 治疗师:CBT-I 的意思是失眠认知行为治疗,是非药物失眠治疗中的首选方案。它是通过识别和纠正导致睡眠问题的想法和行为,来培养良好的睡眠习惯。不同于药物治疗,CBT-I 通过发挥人体内的生理时钟以及睡眠驱动力的作用来克服失眠。CBT-I 的主要治疗方法分为认知疗法和行为疗法两个部分,认知疗法包括睡眠卫生教育、认知重建;行为疗法包括刺激控制、睡眠限制、放松训练等。后续几周的治疗中,我们会在这些治疗方法中选择适合您的,然后慢慢教给您。
>
> 整个疗程通常是 4~6 周的时间。CBT-I 的短板是治疗周期长,不像药物治疗可以快速起效。它的起效需要一个过程,可能需要 2~4 周的时间,并且在此之前,您的失眠问题可能还会加重。CBT-I 的优点是长期疗效好,且比药物治疗更加安全、稳定。当您学会了 CBT-I 的方法后,就像一个工具,即使将来再次遇到失眠问题,您也能知道应该如何应对。

(二)向患者介绍自己

向患者介绍自己是治疗开始时必不可少的第一步。有些治疗师可能会忽略这个步骤,但第一次与患者接触时建立良好、信任的治疗关系是非常重要的,我们应以友好、温暖、随和的态度接触患者,并在首次晤谈中明确自身作为治疗师的资格、确定晤谈日程。向患者介绍自己有助于患者确定治疗师是否为治疗的最佳人选、建立治疗信心,形成对治疗师的信任,对后续治疗有很大帮助。

> **对话 4-2:治疗师向患者介绍自己**
>
> 治疗师:××您好,我是×治疗师,是负责给您进行 CBT-I 的治疗师。我从事 CBT-I 的治疗工作已有 3 年,陪伴很多失眠患者一起有效解决了睡眠问题,希望接下来能与您一起探讨和解决失眠问题。首先我们一起来看看您的睡眠情况,给您做一个评估,看看您是否适合 CBT-I。完成入组评估后,如果您适合 CBT-I 治疗,我们再来一起确定后续治疗方案。

第二节　临床评估

临床评估（clinical assessment）是指临床医师根据自身专业知识和经验，通过观察、交谈与信息收集，综合考虑患者的临床表现和各种因素，对患者的疾病严重程度做出预测。针对失眠患者，临床评估主要包括对患者睡眠主诉的评估、患者睡前心理和行为状况的评估、睡眠 - 觉醒节律的评估、日间活动与功能的评估、其他病史的评估、体格检查、家族史的评估，以及应用主观和客观测量工具进一步评估等。

对失眠患者进行临床评估可以有效了解患者睡眠情况、情绪状况、躯体情况，有效的临床评估是进行合理诊断及制订治疗方案的基础。本节将从主观评估及客观评估方面进行讲解。

一、主观评估

（一）量表评估（详见附录一）

1. 睡眠质量评估

（1）失眠严重程度指数（ISI）：由 Morin 教授于 1993 年编制，是对研究对象过去两个星期失眠症状严重程度进行调查的自评量表。本量表共 7 个条目，采用李克特 5 级评分："0"代表不存在睡眠困扰；"1"存在轻度睡眠困扰；"2"存在中度睡眠困扰；"3"存在比较严重的睡眠困扰；"4"代表存在非常严重睡眠的困扰。

每个条目得分相加获得总分，总分范围为 0 ~ 28 分，总分越高，失眠症状越严重。依据总分区分研究对象失眠程度：无临床意义的失眠（0 ~ 7 分）；亚临床失眠（8 ~ 14 分）；临床失眠（中度）（15 ~ 21 分）；临床失眠（重度）（22 ~ 28 分）。

（2）匹兹堡睡眠质量指数（PSQI）：由 Buysse 教授于 1989 年编制。本量表共 24 个条目，由 18 个条目组成 7 个部分。所有的条目分为主观睡眠质量、入睡时间、睡眠时间、睡眠效率、睡眠障碍、镇静催眠药物及日间功能 7 个部分。每个部分按 0 ~ 3 分计分，累计各部分得分即为 PSQI 总分，总分范围为 0 ~ 21 分，得分越高表示睡眠质量越差。

2. 日间嗜睡情况评估

（1）艾普沃斯嗜睡量表（ESS）：由 Johns 教授于 1991 年编制，是对研究对象过去几个月日间嗜睡情况进行调查的自评量表。本量表共 8 个条目，每个条目都描述了日常生活的各种情境，请研究对象选择最适合自己实际情况的选项，主观评价自己在 8 种不同情况下打瞌睡的可能性来衡量研究对象的日间困倦程度。采用李克特 4 级评分："0"代表从不打瞌睡；"1"代表轻度可能打瞌睡；"2"中度可能打瞌睡；"3"很可能打瞌睡。每个条目得分相加获得总分，总分范围为 0 ~ 24 分，总分越高，意味着日间嗜睡症状程度越重。

（2）儿科日间嗜睡量表（PDSS）：由 Drake 等于 2003 年编制，用于评估青少年（11 ~ 15 岁）日间嗜睡的主观感受。本量表共 8 个条目，采用李克特 5 级评分，分别为从未（0 分）、很少（1 分）、有时（2 分）、经常（3 分）和总是（4 分）。第 3 个条目反向计分，总分越高，提示日间嗜睡越明显。总分 ≥ 15 分提示存在嗜睡症状。

3. 昼夜节律倾向评估　Adan 和 Almirall 教授于 1991 年通过统计学模型从 Horne 和 Ostberg 编制的清晨型与夜晚型量表 -5 项（MEQ-5）中提取项目 1、7、10、18、19 形成了 MEQ-5，用于评价研究对象的昼夜节律类型。本量表共 5 个条目，总分范围为 5 ~ 25 分，总分越低，代表越偏向夜晚型。依据总分区分：绝对夜晚型（5 ~ 7 分）；中度夜晚型（8 ~ 11 分）；中间型（12 ~ 17 分）；中度清晨型（18 ~ 21 分）；绝对清晨型（22 ~ 25 分）。

4. 睡眠信念与态度评估 简式睡眠信念与态度量表（DBAS-16 是由 Morin 教授于 2007 年将 Buysse 教授编制的 30 项的睡眠信念与态度量表（DBAS）删减为 16 项（DBAS-16）的简式版本。每个条目的评分参照非常不同意（0 分），非常同意（10 分），请根据您个人的想法选出最符合您情况的分数，总分范围为 0 ~ 160 分，得分越高提示不合理信念程度越严重。

5. 失眠易感性评估 福特应激性失眠反应量表中文版（FIRST-C）是由高存友等人根据 Drake 等人编写的应激失眠反应测试量表进行中文版修订而来。本量表共有 9 个条目，用于评估个体处于应激情境下失眠的易感程度。个体需依照过去经验回答不同情境下睡眠受到影响的可能性。量表采用李克特 4 级评分：没有（1 分），轻度（2 分），中度（3 分），重度（4 分），总分范围为 9 ~ 36 分，得分越高提示应激性失眠易感性越高。个体根据实际情况选出最符合自己情况的叙述。

6. 睡眠疾病评估

（1）乌兰林纳发作性睡病量表（UNS）：由 Hublin 等编制，主要用于发作性睡病的筛查，涉及嗜睡和猝倒症状的评估。本量表共有 11 个条目，采用 0 ~ 4 分的五级评分评估症状发生频率，总分范围为 0 ~ 44 分，目前以 14 分为临界值，灵敏度和特异度分别为 100% 和 98%。

（2）国际不宁腿综合征研究组评估量表（IRLS）：由国际不宁腿综合征小组 2003 年编制，用于主观评估最近 1 周不宁腿综合征（RLS）的症状及其对睡眠、生活质量和情绪变化的影响。本量表共 10 个条目，包括症状、强度和频率等方面。每个问题得分采用 0 ~ 4 分的 5 级评分，总分为 0 ~ 40 分，评分越高，程度越严重，是不宁腿综合征症状评估的"金标准"。依据总分区分：①轻度 RLS（0 ~ 10 分）；②中度 RLS（11 ~ 20 分）；重度 RLS（21 ~ 30 分）；非常严重的 RLS（31 ~ 40 分）。

（3）柏林问卷（BQ）：1999 年开发，用于评估 OSA 风险程度。本量表共 3 个部分 10 个条目，第一部分内容是关于打鼾的症状，第二部分内容是关于白天疲劳和嗜睡，第三部分是关于高血压和体重指数等内容。如果其中两部分呈阳性，就被认为是 OSA 高风险患者。

（4）非快速眼动相关异态睡眠评定量表（PADSS）：属于自评量表，评估过去一年中非快速眼动相关异态睡眠的严重程度。PADSS 包含 3 个分量表。PADSS-A 由 17 个睡眠相关异常行为的条目组成，PADSS-B 评估这些异常行为的发生频率，PADSS-C 评估这些行为所致的危害（睡眠障碍、受伤、疲劳和心理后果）。PADSS-A 和 PADSS-B 均由患者家人完成，PADSS-C 由患者和家人共同完成。PADSS 分值范围为 0 ~ 50 分：PADSS-A（0 ~ 34）；PADSS-B（0 ~ 6）；PADSS-C（0 ~ 10）。法文版本 PADSS 由 Isabelle Arnulf 与张斌教授团队共同编制，其中使用的"觉醒障碍（arousal disorder）"一词等同于"非快速眼动相关异态睡眠（NREMPS）"；鉴于觉醒障碍一词在我国使用得较少，容易引起歧义，所以中文版张斌教授等使用了 NREMPS。

（二）睡眠日记（详见附录二）

睡眠日记是失眠研究的方法之一，是主观性睡眠评估的"金标准"。睡眠日记主要依靠患者的回忆，形式有提问表格和时间图表。主要内容包括：上床时间、熄灯时间、入睡时间、晨起时间、如何醒来、醒后何时离床、夜间觉醒次数和觉醒时间，以及醒后主观感受。此外还需要记录摄入咖啡因及饮酒、就寝前活动、睡眠药物使用等情况。

睡眠日记可反映患者对每晚睡眠的主观整体评估，从而获得患者睡眠状况和昼夜节律的相对准确和客观的信息，是评估和分析患者的睡眠质量和睡眠 - 觉醒节律的相对简便而可靠度较高的依据，也是 CBT-I 的必要评估工具。临床医师通过对睡眠日记的分析，可以直观掌握患者的睡眠信息，帮助患者确定认知行为治疗的目标，对比治疗前后的睡眠时长、质量及规律性，这对于失眠障碍的诊断和评估，以及各种治疗效果的评价具有重要参考价值。

目前，应用广泛的睡眠日记类型有以下几种。

1. **匹兹堡睡眠日记**　匹兹堡睡眠日记（PSD）由 Timothy 教授等人于 1993 年编写，总共有 23 个问题，睡前有 12 个问题，与睡眠相关的问题 9 个，醒后问题 2 个。PSD 分为睡前问卷及清醒时间问卷两部分。

（1）睡前问卷包括：①早餐、午餐、晚餐的时间；②咖啡因、酒精、烟草的使用情况；③处方药及非处方药的使用情况；④白天锻炼和小睡的时间及持续时间。

（2）清醒时间问卷包括：①上床时间、熄灯时间、睡眠起始时间、最终清醒时间；②最终清醒的方式；③入睡后觉醒的发生频率、持续时间及原因；④使用 3 个 10cm 的视觉模拟量表评估主观睡眠质量（好或差）、觉醒时的情绪状态（紧张或平静），觉醒时的警觉性（睡眠或警觉）。

2. **共识睡眠日记（consensus sleep diary，CSD）**　CSD 是在既往睡眠日记的基础上由多位专家修订的标准化的睡眠日记。CSD 共创建了三个版本，分别是 CSD- 核心版、CSD- 清晨扩展版和 CSD- 夜间扩展版。CSD- 核心版包括 9 个问题，分别是上床时间、入睡时间、从开始睡觉到入睡的时长、从入睡到起床一共醒来的次数、清醒时间总时长（每次清醒时间相加）、最后一次醒来的时间、起床时间、睡眠质量评价、备注。

CSD- 核心版可广泛应用于临床与基础科研，该版本简洁有效地记录被研究者的夜间睡眠信息，为满足不同研究的需要，在核心版的基础上发展了清晨扩展版和夜间扩展版，扩展版不仅记录夜间信息，而且还采集日间的行为数据（日间状态、小睡等）。清晨扩展版与夜间扩展版条目内容一致，不同的是，清晨版必须在晨起时完成填写，而夜间扩展版的一部分条目在清晨完成，另一部分条目则在前一天夜间睡前完成，不同的填写时间也满足了受试者及研究者的不同需求。

3. **美国睡眠基金会睡眠日记（NSF）**　包括睡前问卷及清晨问卷 2 部分，总共 12 个问题。

（1）需要在睡前完成的问卷内容包括：①咖啡因摄入的时间段；②锻炼（持续 20 分钟以上）的时间段；③睡前 2~3 小时摄入酒精或者进食情况；④日间药物使用情况；⑤睡前 1 小时的活动情况。

（2）需要在清晨完成的问卷内容包括：①上床时间；②起床时间；③入睡后清醒持续时长；④入睡后清醒次数；⑤清醒后感受；⑥总睡眠时间；⑦睡眠受到的影响因素，如精神、情绪、身体、环境等因素。

4. **自助睡眠日记**　自助睡眠日记（GSH）共 14 个问题，其中睡前的内容有 10 个问题，睡眠相关有 2 个问题，醒后有 2 个问题。填写分为两个部分，睡前填写阴影部分，清晨填写非阴影部分。

（1）阴影部分问卷内容包括：①白天情绪状态（0~10 评分，10 代表最差）；②白天疲劳状态（0~10 评分，10 代表最疲劳）；③白天小睡时间及持续时间；④白天活动情况（0~10 评分，10 代表活跃）；⑤白天和夜间咖啡因、尼古丁、酒精的摄入情况；⑥临睡前的活动情况；⑦上床时间。

（2）非阴影部分问卷内容包括：①上床后的活动情况；②熄灯时间；③入睡需要的时长；④起床时间；⑤夜间清醒次数；⑥睡眠时间；⑦晨起后感觉（0~10 评分，10 代表充分休息）。

5. **睡眠日记**　睡眠日记包括数字化评估及传统评估等方式。传统评估指通过纸质手段，填写相应的内容，通过研究者人工计算相应的数值。数字化评估指通过应用程序等记录研究对象的开关灯时间、清醒次数、清醒时间等多方面信息，通过后台管理，可以有效导出研究对象的相关资料，自动计算相关数值。已有研究进行了数字化评估工具和传统评估工具的比较，发现数字化评估工具的有效性及一致性与传统工具相同。

与传统评估工具相比，数字化评估工具具有以下优势。

（1）促进对睡眠模式的自我监测，为患者提供与治疗者共同制订睡眠障碍管理策略的机会。

（2）提高患者的依从性，自动提醒他们完成睡眠日记。

（3）提高对时效性的控制，避免患者在同一时间回顾性地完成多天的记录。

（4）提高记录准确性，避免出现难以辨别的或不相符的情况。

（5）提高数据输入及评分效率，直接将数据传输到中央数据库，使所有人都可以使用实时数据。

二、客观评估

（一）多导睡眠监测（PSG）

1. **PSG 的概念**　PSG 是进行睡眠医学研究和睡眠障碍诊断的基本技术，是评价睡眠相关病理生理和睡眠结构的标准方法，是判断清醒或睡眠的客观检查，是目前国际上公认辅助诊断睡眠障碍的"金标准"。PSG 常规报告睡眠潜伏时间、总睡眠时间、入睡后清醒时间、睡眠觉醒指数、睡眠效率、各睡眠期时间及所占总睡眠时间的百分比，还应报告睡眠期间发生的呼吸事件、氧减事件、觉醒事件、心脏事件和运动事件。

2. **PSG 的应用**

应用范围：PSG 在临床中主要用于睡眠疾病的常规诊断及人工压力滴定。在 CBT-I 中，PSG 是疗效评估的"金标准"，通过 PSG 可以非常准确而客观地提供患者的睡眠数据，但由于 PSG 的费用较高、操作比较复杂，不易普遍开展。

1）PSG 的常规诊断：通过脑电图、眼动电图、下颌肌电图导联来判断睡眠分期；通过心电导联观察心率和心律；通过胫骨前肌导联和视频来判断运动事件、异态睡眠和异常行为；通过鼾声、口鼻温度传感器、鼻压力传感器、胸腹带、脉氧饱和度通道共同判断呼吸事件；通过体位传感器判断体位，体位与事件密切相关。

2）PSG 常规诊断的应用范围

①怀疑合并其他睡眠障碍，如 OSA 或周期性肢体运动障碍（PLMD）的失眠需进行 PSG 以明确诊断。此类患者还需要定期复查 PSG 以明确疗效。

②未确定诊断，或者治疗（行为或药物）无效，或者伴暴力及伤害行为的失眠，需进行 PSG 以明确诊断。

③临床明确诊断为单纯短期失眠或慢性失眠者，通常不需要 PSG 常规诊断。

④痴呆、抑郁、纤维肌痛或慢性疲劳综合征合并失眠与失眠的鉴别，通常不需要 PSG 常规诊断。

3）多次小睡睡眠潜伏试验和清醒维持试验

①多次小睡睡眠潜伏时间试验（MSLT）：由 5 次间隔 2 小时的小睡试验组成，主要目的是测定入睡倾向和出现睡眠起始 REM 睡眠的可能性，是临床和科研中客观评价嗜睡程度最常用的方法。

②清醒维持试验（MWT）：由 4 次间隔 2 小时的 40 分钟试验组成，主要目的是测定患者维持清醒的能力，是客观评价特定时间内维持清醒能力的试验。

4）MSLT 或 MWT 的应用范围

①合并白天嗜睡或猝倒的失眠患者应该进行 MSLT 以明确诊断，治疗后还需要复查 PSG 以评估疗效。

②临床明确诊断为单纯短期失眠或慢性失眠通常不需要应用 MSLT 或 MWT。

3. **失眠患者的 PSG 表现**

（1）失眠患者的 PSG 常规诊断表现：无合并其他睡眠疾病的失眠患者与正常同龄人相比，

PSG 可能存在以下表现。

1）睡眠潜伏期延长和 / 或入睡后清醒时间增加、睡眠时间减少、睡眠效率降低。

2）睡眠结构改变，N1 期增加，N3 期减少，觉醒指数增高。

3）若患者连续进行 PSG 评估，通常发现其每夜的卧床时间和起床时间存在明显差异。

4）PSG 可能证实失眠患者睡眠时间往往长于主观的睡眠时长，睡眠潜伏期和清醒次数也常低于主观报告。

5）应用苯二氮䓬类镇静药物的患者可出现药物梭形波。

6）近期的一些研究提出，根据夜间睡眠时间将失眠分为伴客观短睡眠（小于 6 小时）和不伴客观短睡眠（大于 6 小时）的失眠。客观睡眠时间不足（小于 6 小时）的失眠患者更易于存在生物学变化。

（2）失眠患者的 MSLT 表现

1）失眠患者的日间警觉性水平，即平均睡眠潜伏期通常在正常范围。但平均睡眠潜伏期延长的失眠患者通常更易于存在生物学变化。

2）少数失眠患者，特别是老年患者的平均睡眠潜伏时间缩短，提示日间困倦增加。此时，应进一步考虑是否存在其他睡眠疾病（如 OSA）。

3）合并日间嗜睡或发作性睡病的失眠患者可以出现平均睡眠潜伏期缩短，以及 MSLT 前一晚的 PSG 和 MSLT 中两次或以上的睡眠起始 REM。

（二）体动仪

1. 体动仪的概念　体动仪是指通过加速度计测定肢体加速度来反映躯体活动程度的技术。体动仪可以长时程记录身体活动，以客观评估睡眠 - 觉醒模式、昼夜节律，以及躯体活动度。体动仪和睡眠日志相结合，可以推断睡眠 / 觉醒模式。一些体动记录仪还可记录其他参数，如光照及核心体温。

2. 体动仪的应用　体动仪被用于帮助临床评估疑似睡眠 - 觉醒昼夜节律障碍的患者，如睡眠 - 觉醒时相提前（ASWP）、睡眠 - 觉醒时相延迟（DSP）、倒班相关睡眠障碍（shift work disorder）和时差相关睡眠障碍（jet lag disorder）等。体动仪也可用于估算接受便携式监测的疑似 OSA 患者的总睡眠时间。体动仪还可用于评估失眠和 / 或嗜睡患者的昼夜节律模式。体动仪具有无创、便携、客观、长时程测量和不干扰日常活动等优点，被广泛应用于临床实践和研究领域。体动仪在 CBT-I 中可以辅助临床评估，评估治疗结果，适用于不宜进行多导睡眠监测的人群或情况。

3. 记录　对于昼夜节律评估，建议佩戴体动仪至少 7 天，同时建议患者填写睡眠日记，以便全面了解自身的睡眠 - 觉醒模式。嘱患者尽可能减少非佩戴时间，并记录摘下体动仪的时间和原因。

第三节　治疗过程的介绍

CBT-I 的疗程通常在 4～8 周，根据患者的实际情况调整疗程长短。一些患者仅需 2 周治疗便能得到显著疗效，大多数患者需要 4～6 周的治疗才有明显改善，但有些患者可能需要更长时间的治疗。我们与患者每周进行一次面对面或在线晤谈，时间在 45～90 分钟，具体时长取决于治疗的阶段及患者的依从性。同时要使用睡眠日记密切关注患者的睡眠状况，并在每周的晤谈中提供反馈和具体指导，以推动目标的实现。

研究表明，面对面的个体治疗和团体治疗，以及线上治疗等不同的CBT-I治疗形式都能有效地改善睡眠，不同的方法之间并没有显著的差异。团体治疗与个体治疗，线上与线下结合的整合模式可能是最有效的治疗方式：即最初的2~3次晤谈采取个体治疗的形式，中间的疗程以团体干预的形式进行，而最后1~2次回归到个体治疗。整合疗程安排的优点可能在于，团体的设置使得患者能够拥有一个支持系统，并可通过"榜样"来增强依从性。

CBT-I的治疗可以分为3个阶段：前期（治疗的开始阶段）、中期（治疗的主要阶段）和后期（治疗的结束阶段）。

在治疗的开始阶段（一般是1~2周），晤谈时间通常持续60~90分钟。这一时期的主要任务是采集基线的睡眠-觉醒数据，作为后面治疗的基础，用于指导治疗，以便在治疗中达到平衡，过程中并不给予任何干预。在第一次晤谈时，我们需要采集临床病史、完成入组问卷、介绍治疗方法并向患者介绍与讲解睡眠日记的使用方法。睡眠日记作为跟踪监测睡眠状况的工具，贯穿CBT-I整个疗程，需要患者坚持每天填写。

从第2次晤谈开始进入正式的治疗阶段。此时要根据患者的病史及睡眠日记数据，选择最合适患者的治疗方法，并和患者一起制订治疗计划。从第2次晤谈开始执行新的睡眠计划。主要的干预措施（刺激控制疗法和睡眠限制疗法）被安排在接下来的1~2个60分钟的晤谈中。一旦这些治疗方法被实施，患者就进入了一个治疗期。在这个治疗期接下来的2~5次晤谈中，我们根据患者的治疗效果、获益程度及依从性进行评估，调整患者的睡眠时间表，将其睡眠时间向上或向下滴定。在目前的治疗方案中，第5次晤谈提供一次认知治疗，用于解决患者的负性睡眠认知信念。这些后续的晤谈每次需要约30分钟，如果有其他附加的干预被整合到治疗项目中，则适当延长时间。

最后的1~2次晤谈是治疗的结束收尾阶段。我们不仅要继续总结回顾睡眠日记，更要评估全部的治疗获益，以及告诉患者如何预防复发，帮助患者获得治疗增益。

第四节　治疗环境的介绍

一、门诊治疗环境

为了顺利开展治疗，保障患者得到优质服务，建立合适的治疗环境是必要的。合适的治疗环境能给患者带来积极的影响并具有治疗作用。睡眠医学中心是进行CBT-I的理想环境，可以融合交叉各个学科一起进行诊断和治疗，并且可以和患者的治疗期待保持一致，患者也会更信赖临床工作者们能提供其所需要的治疗。

睡眠门诊受益于与睡眠医学中心保持的密切联系，临床工作者有机会接触到其他领域的睡眠专家（呼吸系统疾病专家、神经病学专家、耳鼻喉科专家等），在必要的时候能够从其他睡眠专家处获得有益的意见，从而加强睡眠门诊治疗的资质。其次，与睡眠医学中心的联系还有助于加强患者对医师和治疗师在睡眠领域权威性的认可，提高患者对CBT-I的依从性。没有开设睡眠医学中心的门诊最好能从其他方式上考虑如何加强其门诊的资质，并且尽量减少患者对医者专业性和经验的担忧。解决这个问题的具体办法就是在门诊的候诊区、诊室以及治疗室里准备相关的小册子，在小册子中说明门诊的专业性质和门诊成员的资质。

二、诊区整体环境

首先建立良好的物理环境，诊区空间的大小、各物品的位置、光线、通风、温度、噪声和装饰等都要给患者带来安全和舒适的感觉。作为睡眠医学门诊，可以摆放与睡眠主题有关的宣传内容，这能起到长期宣教的效果。CBT-I 与普通的医学诊疗有区别，患者可能会对其内涵和治疗过程缺乏了解，因此在小册子里或者宣传墙上介绍不同治疗模式（如个体 CBT-I、团体 CBT-I、数字化 CBT-I 等）的流程或者注意事项也具有良好的宣教作用。

三、治疗室设置

CBT-I 治疗室环境通常需要一些特定的设施和布置，在 CBT-I 过程中，不仅治疗师在影响患者，空间场所也在影响着患者。

首先，治疗室的环境应该具有保密性。一个治疗室能否满足患者对私密性与保密性的要求，会影响到患者对治疗师的信任与开放程度。影响保密性的因素有很多，如隔音是否良好、进出的通道和门口是否分开、等候区是否与其他人共用，以及治疗室是否位于安静的区域等。

其次，应当提供适当宽敞和安静的空间，治疗室的空间大小要合适（一般以 10m² 左右为宜，如果是团体治疗室，相应地扩大），且能够隔绝外界噪声。最好能让患者从外走进治疗室时就能逐渐感到放松。因此，设置让人感觉平静、温暖的配色和其他简洁、舒适的装饰是值得考虑的。从放松的角度来讲，可以配备舒适的座椅，一般会放置至少两三张舒适的、有靠背和扶手的椅子，有的患者可能会喜欢抱着靠垫，因此也可以配置一些舒服的靠垫或抱枕。另一些设备在治疗中也会利用到，比如茶几（桌子）、纸巾、垃圾桶等。要注意桌子和座椅的摆放应使患者和治疗师有一个能够共同合作的空间。此外，需要准备多个座椅，例如一对伴侣要共同参加治疗时，就需要有三把椅子。

治疗室中一些固定设备也会对治疗有帮助。例如一个干净的擦写板、一个用于放松训练的躺椅。擦写板给治疗师提供了能够直观发表意见的途径（如描绘失眠的"3P"假说模型、用睡眠结构图描述睡眠结构等）。在某些情况下，我们也可能会邀请患者来书写他们的见解。

总体而言，合适的治疗室环境应该是保密性好、安静、舒适、整洁的环境，所有相关的必需设备及配置都应该服务于治疗，不要摆放与治疗无关的设备，以免分散患者的注意力。

四、测量室及其他

测量室主要用来配置心理测量和睡眠评估工具。一般来讲，需布置若干台电脑来填写测量评估问卷，或者是一套填写纸质量表用的桌椅。如果门诊中配置了 PSG 设备，则需另外设置一个独立、安静的房间进行 PSG 监测。在一些门诊或者机构里，治疗师可能会同时担任评估者和治疗者的角色，接诊、评估测量和治疗全都由同一位临床工作者来完成，因此在同一个房间里设置测量工具和治疗设备似乎也是可行的。

从另一个角度来说，为了让患者和治疗师都能更聚焦在当下的任务中，还是需要把环境作出功能分区。除了医师办公室和治疗室之外，一般需要设置一个接待处，由工作人员为患者提供相关指引、治疗预约和时间协调服务；设置测量室和 PSG 监测室，进行相关的心理测量及睡眠医学检查；整体环境整洁、舒适、安全、体现专业性，更能带来积极的作用，保障医疗服务的顺利开展。

第五章

失眠认知行为治疗（CBT-I）的逐次访谈

第一节　案例介绍

基本信息：施先生，男性，35岁。大学本科学历，病程2年。独生子女。家庭经济条件较好，生活气氛融洽。自行到我院精神心理科接受CBT-I。

现病史：施先生是程序员，自幼生活和学习顺利，未经历过太大挫折。自述在高考、工作调动、结婚等人生关键时刻，会紧张或兴奋得睡不着，通常持续2~3天，过后心情平静下来就会自行恢复正常。2年前，施先生女儿刚刚出生，因妻子产后出现抑郁情绪，照顾女儿的任务就由施先生一人承担。经常半夜要起来照顾宝宝，以致睡眠很不安稳，甚至妻子睡眠中的翻身都会让他惊醒。后来，他白天开始感到困倦、烦躁、注意力不集中，只好请家里老人过来帮忙照顾孩子。然而入睡困难及浅眠早醒等问题依然困扰着他。同期，施先生刚好升职为项目主管，比以前兼顾的工作更多了，加班任务也多了好几倍。起初，他尝试通过运动来缓解压力、改善睡眠和减轻日间疲倦。但随着妻子和老人之间的育儿矛盾爆发，施先生愈发感到心烦意乱而睡不好，即使难得放假，也在家蒙头大睡，以补眠和逃避矛盾。然而，不管放假睡多久，还是觉得累，白天一上班就喝大量咖啡提神（每天5~8杯），晚上一躺在床上想到第二天的状态就开始焦虑、头疼。施先生感到失眠不是完全由家庭矛盾或工作引起的，更多原因在于自身，但他又找不出深层原因，即使把工作分担给下属，减少工作量，依然浅眠早醒，到后来他甚至觉得在公司会议室趴着睡觉都好过回家躺在床上失眠的状态。

病前性格：容易紧张，追求完美。

既往史：躯体状况良好。

家族史：父母两系三代无其他精神异常者和失眠症患者。

体检、精神检查、常规化验检查：身高175cm，体重73kg（体重指数23.8kg/m²）。其余项目均未见明显异常。

诊断：按照DSM-5，该患者存在入睡困难和睡眠维持困难，并且导致了日间功能损害，以上情况均不能被躯体疾病、精神障碍或精神活性物质的使用所解释；此外，病程≥3个月，频率≥3次/周；故可以诊断为失眠障碍。

治疗方案：参照《中国失眠障碍诊断和治疗指南》和《失眠的认知行为治疗逐次访谈指南》，应对患者实施系统和规范化的治疗。

主要内容： CBT-I 基本理论；个案概念化分析；睡眠日记和睡眠相关量表的填写；CBT-I 技术：睡眠卫生教育、刺激控制疗法、睡眠限制疗法、认知疗法、放松训练；失眠复发的预防和处理；治疗中的问题和注意事项。

治疗设置： 治疗师为心理治疗师，至少具有本科学位和 3 年的 CBT-I 治疗经验。本案例共治疗 8 次，每次 45～60 分钟，持续 8 周，每周 1 次。总体分成 3 个阶段，其中，第 1～2 周为开始阶段，第 3～6 周为治疗阶段，第 7～8 周为结束阶段。为了保证治疗效果，治疗师每 2 周接受 1 次督导师督导。治疗期间的每周均进行睡眠日记和量表评估，以观察患者的变化。

第二节 逐次访谈记录实操指南（8 周）

第一次访谈（50～60 分钟）

一、任务

1. 向患者介绍自己。
2. 完成入组评估。
3. 进行临床晤谈。
4. 提出和确定治疗方案。
5. 学会睡眠日记的填写。
6. 回答患者疑惑并且处理阻抗。
7. 制订每周日程。

二、操作流程

（一）治疗师向患者介绍自己

这是与患者初步建立治疗关系的过程，我们需要通过临床晤谈确定患者是否为原发性慢性失眠患者，是否适合 CBT-I。需要患者完成入组问卷，根据问卷结果，结合临床晤谈，与患者共同制订后续治疗方案。

访谈示例

> 治疗师：您好，我姓张，是您目前的治疗师，针对您现在的情况，我们需要花些时间一起来讨论有关失眠的问题，确定我们目前的治疗是否适合。首先我们需要填写一份问卷，评估一些与失眠相关的问题。

（二）完成入组评估

1. **完成入组问卷** 临床上会用到很多的精神科自评与他评量表，来评估患者的失眠严重程度，确定患者是否有焦虑、抑郁等其他情绪障碍。常用的量表有失眠严重指数量表（ISI）、匹兹堡睡眠质量指数量表（PSQI）、艾普沃斯嗜睡量表（ESS）、疲劳评定量表（FAS）、贝克抑郁量表（BDI）、贝克焦虑量表（BAI）等。这些量表资料最好选择在临床工作者在场的情况下完成，这样能保证资料的准确性。

访谈示例

> 治疗师：我们目前更多的是收集您的信息，讨论您失眠的情况，您可以理解为本次晤谈是治疗的准备阶段，可能有的问题会涉及一些私人情况，请您尽可能地回答，以便我们能明确将来的治疗计划。接下来需要您填写一些问卷来评估您失眠的严重程度。

2. 分析问卷结果　入组评估过程中，我们还需要讨论 CBT-I 的适应证和禁忌证，排除患者可能存在的躯体及精神疾病，同时确定可能影响 CBT-I 过程的因素。

访谈示例

> 患者：治疗师，我的问题严不严重？
> [分析问卷结果：患者 BDI 上的初始评估得分为 6 分，提示为"目前没有抑郁症状"；BAI 得分为 44 分，处于焦虑阳性的临界值（BAI ≥ 45 为焦虑阳性）；ISI 得分为 18 分；PSQI 得分为 16 分；ESS 得分为 10 分。]
> 治疗师：根据问卷，可以看出您目前存在入睡困难和睡眠维持困难，并且已经影响了日间功能。病程为 2 年，每周 2～3 天，所以可以诊断为失眠障碍，并伴有焦虑状态。

（三）提出和确定治疗方案

完成临床晤谈及入组评估后，可明确施先生适合 CBT-I，但需要和施先生进一步讨论，提出三种可能的治疗方案，并且讨论每个治疗方案的优点及缺点，回答施先生针对方案所关心的问题。

访谈示例

> 患者：您觉得，我需要怎么去治疗呢？
> 治疗师：根据您目前的情况，可以有三个治疗方案尝试，我们来分别讨论一下。
> 方案一：CBT-I
> 我们可以采用 CBT-I，即失眠认知行为治疗，这种治疗为目前非药物治疗的首选方案。治疗周期需要 4～8 周。弊端是治疗起效慢，通常在开始进行干预治疗的 2～4 周起效。治疗前期，可能您的失眠症状反而会更严重；当然，优点是这个治疗方法的远期疗效和助眠药物相当，最重要的是疗效持久，并且能够让您知道将来该怎样处理自己的失眠问题。这个治疗方法主要包括两个大的方面：行为治疗和认知治疗。通过重新调整我们睡眠中不合理的行为模式，从而改变不良的认知、情绪和行为。
> 方案二：维持现有治疗
> 我们可以继续您目前的治疗方案，但是您要知道，失眠是一种疾病，并不会因为您不

去理会它就逐步好转。长期的失眠可能会导致某些更严重的问题。当然，好处是您不需要花费精力在任何一种治疗上。

方案三：药物治疗

通过一些药物，通常有两个类型，一种是苯二氮䓬类的药物（如阿普唑仑、劳拉西泮等），另一种是非苯二氮䓬药物（如唑吡坦、佐匹克隆等）。药物可帮助您立即缓解目前症状的 30%～50%，疗效稳定可长达 3～6 个月，这些药物可以给您提供相对正常的睡眠，但这些药物只是控制症状，并不能起到治愈疾病的作用，一旦您停药，最好的结果就是回到治疗前的状态。

（施先生目前在服用小剂量抗焦虑药物，这些药物对睡眠也有作用，通常选择继续服用，改善焦虑症状后会对 CBT-I 有更好的执行能力。）

患者：治疗师，我需要继续服用现在这些改善焦虑的药物吗？

治疗师：当然，我认为现在是需要的。我们在服用抗焦虑药物的同时进行 CBT-I，对您将来预防焦虑复发有很好的效果，同时，随着睡眠的改善，6 个月以后停用抗焦虑药物的可能也会增加。

（四）学会睡眠日记的填写

选择 CBT-I 解决失眠问题的患者，必须记录睡眠日记。首先，睡眠日记是一种有效的自我监督和跟踪工具。改善睡眠并不是想象的那么简单，它是一个需要坚持以及循序渐进调整生活作息的系统工程，甚至涉及白天工作和生活细节。任何长期自我改善的过程，都必须在自我监督和跟踪下完成，如果没有自我观察和反思，就会因为缺乏明确目标而轻易放弃。因此通过睡眠日记来记录睡眠状况是非常有必要的，记录数据本身也是一个治疗的过程。其次，睡眠日记为具体的睡眠干预措施提供了数据来源。记录睡眠日记是 CBT-I 的核心工作之一，也是掌握失眠患者真实的睡眠状况及其变化过程的数据来源。通过记录所得的数据，患者可以了解自己睡眠问题的关键，观察睡眠的变化趋势，并据此采取相应的睡眠调节措施。我们需要从睡眠日记上得到患者整体睡眠情况的数据，特别是在开始填写日记的第一天和第二天，这是患者在没有任何变量影响的情况下最真实的睡眠。睡眠的潜伏期和入睡后的觉醒时间，都是患者的生理时间，在床总时间和夜晚总睡眠时间是用来计算睡眠效率的。填写睡眠日记，我们通常需要处理患者可能出现的阻抗。

治疗师：那么我们从今天开始就进入治疗的准备阶段，我需要您先填写一周的睡眠日记，从睡眠日记中得到您整体的睡眠信息，以便于我们共同制订后续治疗方案，所以填写睡眠日记这件事情很重要。

患者：治疗师，我现在有运动手环了，我还需要写睡眠日记吗？

治疗师：我需要看到的是您每天的详细睡眠指数，包括上床时间，实际睡眠时间，夜间醒来几次，早上醒来时间，起床时间，白天有没有小憩，有没有饮用茶和咖啡或者饮酒等，这些问题都需要通过睡眠日记呈现出来，根据这些数据来计算您的睡眠效率。

患者：好的，我明白了，那我应该如何记录睡眠日记？

治疗师：首先，您需要一个睡眠日记的模板。我准备了一个纸质版的睡眠日记，这里为您提供了一个一周时间的睡眠日记样表，您可以查看文稿，下载这个表格并打印出来，直接使用和填写（表 5-1）。

表 5-1　睡眠日记样表

记录项目	睡眠数据							
	例	星期一	星期二	星期三	星期四	星期五	星期六	星期日
晚上上床时刻	23:30							
夜晚入睡时刻	00:30							
清晨觉醒时刻	07:00							
清晨起床时刻	07:15							
入睡后醒来的次数	1 次							
夜晚入睡后觉醒时间	20 分钟							
在床总时间	465 分钟							
夜晚总睡眠时间	370 分钟							
白天小睡上床时间	不小睡							
白天小睡起床时间	不小睡							
白天小睡总时间	不小睡							
睡眠质量 （差 0 1 2 3 4 5 优）	3							
睡眠效率	80%							

当然，现在也有很多电子版睡眠日记，利用手机软件或者微信公众号，您通过手机就可以方便地记录自己的睡眠状况。例如我们经常使用的一个公众号"XX 睡眠管家"，里面就提供了一个方便的睡眠日记记录工具。

其次，有了模板之后，您还需要了解以下几个填写注意事项：

第一，模板中几个条目的说明。模板中大部分概念的条目都一目了然，这里我仅对以下几个条目作说明。

1. "夜晚入睡后觉醒时间"指的是入睡后中间每次醒来时间的总和。

2. 睡眠效率 = 夜晚总睡眠时间 / 在床总时间 ×100%。

3. 在床总时间 = 清晨起床时刻 − 夜晚上床时刻。

4. 夜晚总睡眠时间 = 清晨觉醒时刻 − 夜晚入睡时刻 − 夜晚入睡后觉醒时间。

第二，可以根据主观印象填写。关于睡眠日记里的数据，如果能够精确当然最好，但如果记不清楚了，凭主观印象大致填写也是可以的。尤其是入睡时刻、夜晚醒来的次数和时间、醒来时刻等数据，基本只能凭主观印象填写。

第三，记录睡眠日记需要贯穿整个睡眠调整过程。记录睡眠日记需要贯穿 CBT-I 的全过程，因此坚持填写非常重要。不过如果中间漏记了也不用太担心，根据大致的印象补记就可以了。

患者：如果夜间我起来很多次，我睡眠日记该怎么记？

治疗师：需要如实记录，有可能您整晚就像做仰卧起坐一样交替不断，甚至没有睡觉，但是不要太担心，我相信您曾经也经历过失眠的夜晚，第二天会很难受，但我相信第二天或者第三天晚上您会睡得很好，有一点要特别注意：即使夜间睡眠差，白天也不能补觉。

患者：好的，除了记录睡眠日记，我还需要做些什么？

治疗师：您还需要学会一些放松训练的方法，会对我们接下来的治疗很有帮助。

患者：什么是放松训练？我该怎么做？

治疗师：比如腹式呼吸法、全身扫描、渐进性肌肉放松等，可以缓解您对睡眠的焦虑或者说对睡眠的恐惧。

（五）放松训练

1. 腹式呼吸 腹式呼吸练习指导语：

记录下您紧张的程度，然后把一只手放在自己的腹部。

慢而深地吸气，尽可能地把空气呼吸到身体的最深处。

如果您已经深深地吸了一口气，暂停片刻，然后慢慢地从鼻腔或口腔中呼出，直到空气完全呼出身体。呼出气体时，身体尽量不用力，保持放松状态。

做 10 次慢而深的腹式呼吸。试着保持您的呼吸平稳而有规律，不要猛地吸一口气或是立刻把气完全呼出。当您吸气时慢慢地数到 4（1—2—3—4），呼气时再重新慢慢数到 4，这样做有助于让您的呼吸慢下来。每次吸气后，要暂停片刻，然后慢慢呼气。

2. 肌肉渐进式放松训练 肌肉渐进式放松训练的长期效果包括但不限于：

（1）减少广泛性焦虑。

（2）减少与恐惧相关的预想焦虑。

（3）减少惊恐发作频率和持续时间。

（4）通过逐渐将自己暴露在恐惧状态下，提高面对恐惧情境的能力。

（5）提高注意力。

（6）增强控制情绪的意识。

（7）提高自尊、自发性和创造性。

这里我们可以花一点时间来引领患者完成一次放松训练，缓解患者因为睡眠问题及焦虑问题所带来的困扰，并且在后续治疗中，可提高患者满意度、依从性及治疗效果。

三、总结

1. 首先评估了施先生是否存在不稳定的躯体疾病、精神障碍或睡眠疾病，以及精神活性物质（酒精、烟草、咖啡因）和治疗药物的使用情况，并且判断它们与失眠发生或失眠持续的关系，以确定施先生是否适用CBT-I。如前所述，施先生身体健康，仅过度饮用咖啡，适用CBT-I。

2. 向施先生介绍CBT-I的概况，描述具体治疗方法和效果；并且探讨他是否有意愿"花时间和精力"来完成这项治疗。此外，要告知施先生坚持记录睡眠日记和睡眠量表评估，这与治疗密切相关。解释基线数据的重要性，告知本周不要改变作息习惯。确认施先生符合CBT-I的治疗指征后，告知其失眠治疗可以分为药物治疗和非药物治疗，以确定是否选择CBT-I。

3. 待其确认后，向施先生进一步讲解相关的方法和效果，并且获得其对CBT-I治疗承诺，签署知情同意书。

4. 带领施先生进行一次放松训练，并教会其回家练习的方法，嘱其后续练习。

5. 鼓励施先生坚持记录睡眠日记。

第二次访谈（50～60分钟）

一、任务

1. 总结和分析睡眠日记，并根据基线数据提出施先生的睡眠问题。
2. 分析施先生失眠的行为模式。
3. 提出刺激控制疗法和睡眠限制疗法。
4. 总结。

二、操作流程

（一）总结和分析睡眠日记

本次的治疗从回顾、总结和分析睡眠日记开始。可以解读某个特定夜晚的睡眠日记数据，需要计算上一周的睡眠潜伏期、入睡后觉醒时间、总睡眠时间、在床时间、夜晚上床时间、清晨起床时间的具体数值。总结出数据后，做出关于CBT-I是否适合患者的最后判断（确定治疗方案）。同时通过这些数据，我们和患者共同讨论导致失眠可能的问题。施先生第一周（基线）睡眠时间记录见图5-1，睡眠日记见表5-2。

表5-2　施先生第一周睡眠日记

日期	星期	晚上上床时刻	夜晚入睡时刻	总睡眠时间	夜醒次数/次	每次醒来/分钟	清晨觉醒时刻	清晨起床时刻	午睡时间/分钟	睡眠效率/%	药物
6月26日	周一	22:30	00:10	6小时50分钟	0	0	07:00	07:32	0	75.65	曲唑酮
6月27日	周二	22:46	23:25	7小时43分钟	1	15	07:08	07:44	0	86.06	曲唑酮

日期	星期	晚上上床时刻	夜晚入睡时刻	总睡眠时间	夜醒次数/次	每次醒来/分钟	清晨觉醒时刻	清晨起床时刻	午睡时间/分钟	睡眠效率/%	药物
6月28日	周三	22:54	00:00	7小时10分钟	1	15	07:10	07:38	10	82.06	无
6月29日	周四	23:15	01:20	6小时1分钟	0	0	07:21	08:00	15	68.76	无
6月30日	周五	23:30	00:30	6小时30分钟	1	20	07:00	07:27	15	81.76	无
7月1日	周六	23:30	00:37	6小时31分钟	1	20	07:08	07:24	15	82.49	无
7月2日	周日	23:07	00:10	6小时50分钟	0	0	07:00	07:18	15	83.50	无

平均睡眠时长：6小时47分钟　　　半夜醒来时长：10分钟

平均入睡时长：1小时14分钟　　　平均睡眠效率：80%

睡眠时长折线图

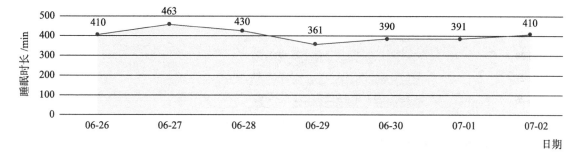

睡眠效率折线图

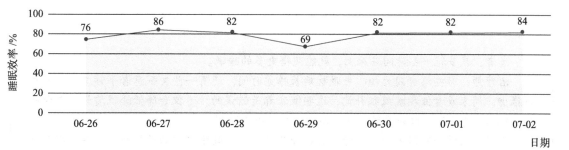

图 5-1　回顾施先生第一周（基线）睡眠时间记录图

睡眠日记散点图

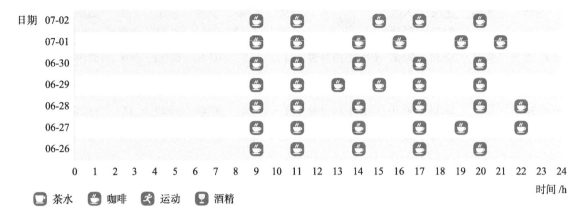

🍵 茶水　☕ 咖啡　🏃 运动　🍷 酒精

睡眠日记柱状图

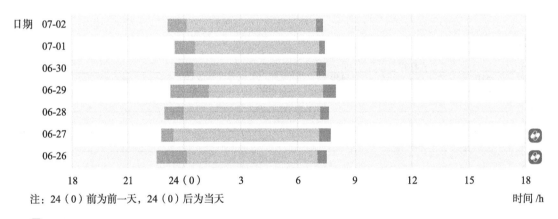

注：24（0）前为前一天，24（0）后为当天

🔄 吃药

图5-1（续）

访谈示例

　　患者：我多花一些时间在床上，就能获得更多的睡眠。

　　治疗师：有些患者因为担心失眠就延长睡觉时间，还有一些失眠患者平时工作太忙睡得很少，周末或者假期就疯狂补觉，这些做法都是错误的，不仅会降低睡眠质量，更会破坏掉体内原本平衡的睡眠系统，逐渐演变成慢性失眠障碍。

　　其实高质量的睡眠不一定要勉强自己睡足8小时，睡眠时间的长短因人而异。有些短时睡眠者每天晚上只需要睡3~4小时就足够了，而有些对睡眠时长需求高的人则要睡10~12小时才能恢复精神。普通成人每天的合理睡眠时间在6~10小时，盲目强迫自己睡得过短或过多都对健康不利。一般来说，人体内的内稳态系统通过定量的睡眠驱动力帮助我们维持稳定的睡眠时间，我们只需睡到第二天精力恢复的程度即可。

回顾睡眠日记后，我们可以觉察到施先生存在很多睡眠连续性问题，通过这些问题，我们需要和施先生讨论他存在的失眠行为模式。

（二）施先生失眠的行为模式

用"3P"假说模型来分析施先生失眠的行为模式。

1. 易感因素　施先生自身的内稳态系统和昼夜节律系统似乎没有太明显的问题，然而他容易焦虑、追求完美的人格特质很容易触发清醒系统，睡眠一旦受到外在因素的干扰，就可能出现失眠。

2. 诱发因素　随着孩子的降临，施先生承担了照顾的任务，是失眠最重要的诱发因素。新生儿睡眠无规律，容易影响到施先生自身的内稳态系统及生理时钟系统；加上新手爸爸缺乏经验，他的焦虑被放大，启动了清醒系统，从而产生更多的睡眠干扰因素。另一方面，工作岗位变动、工作量增加也给施先生施加了压力。这些因素叠加在一起，诱发了失眠问题。

3. 维持因素　施先生为了补眠及逃避婆媳育儿矛盾，常常放假睡一整天。这样的做法，一方面会增加施先生躺在床上的时间，超过原本需要的睡眠时间量；另一方面因为赖床、晚起推迟了受光照时间，容易使生理时钟后延。

平时上班，施先生靠饮用大量咖啡来提神，这会对正常睡眠造成影响。咖啡因有中枢神经兴奋作用，会触发清醒系统，并抑制内稳态系统，使得应该睡时无法入睡。尤其是对于施先生这种本身清醒系统相对敏感的人，咖啡因导致浅眠早醒的失眠问题会进一步加重。

经过以上分析，如何处理施先生的失眠问题便有了清晰明确的方向：患者现在已经学会如何调节工作压力，而照顾新生儿以及处理婆媳育儿矛盾的问题可以通过请保姆或者和家人加强沟通来解决。施先生原本容易焦虑、担心、追求完美的个性，以及缺乏正确的睡眠卫生教育相关知识而采取的应对失眠的不良措施，才是需要重点调整的方向。

由此，施先生要解决失眠问题的重点应该放在维持因素上，然后试着修正易感因素，而最明显的诱发因反而不是处理的重点。根据上文的分析，施先生的"3P"假说模型失眠原因分析表见表 5-3。

表 5-3　施先生的"3P"假说模型失眠原因分析表

促发因素	具体分析
易感因素	生理因素:无 心理因素:个性容易焦虑,追求完美的特质 社会因素:无
诱发因素	生理因素:无 心理因素:听见婴儿哭声产生焦虑;婆媳育儿矛盾产生焦虑;工作压力产生焦虑 社会因素:工作变动导致压力增大;照顾新生儿晚上睡不好
维持因素	行为因素:为保持清醒饮用大量咖啡;周末过度补眠,赖床、晚起 心理因素:遇到无法掌控的事情容易焦虑

自我分析

1. 个性容易焦虑、追求完美
2. 在 2 年前开始因夜间照顾新生儿出现失眠,后因工作增多、婆媳育儿矛盾等原因加重心理压力,导致失眠
3. 曾经尝试运动减压未能坚持,有周末放假过度补眠的行为,工作日饮用大量咖啡提神,且自觉记忆力变差

促发因素	具体分析

调整重点

1. 重点调整易感因素

(1)通过放松训练和认知疗法调整易焦虑特质

(2)学会压力管理方法,正确调节心理压力

2. 重点调整维持因素

(1)使用睡眠限制法纠正周末假日过度补眠的行为

(2)学习睡眠卫生知识,纠正不良睡眠观念,避免采取对抗失眠的不良措施

(三)提出解决方案

根据施先生失眠的行为模式,可以看出他明显存在入睡困难、早醒等睡眠问题,通过分析"3P"假说模型,现提出对施先生采取刺激控制疗法、放松训练、睡眠卫生教育的治疗方案,施先生同意目前治疗方案,决定执行一周后继续讨论。

1. 刺激控制疗法的具体指令

(1)感到困倦再上床。

(2)除了睡眠和性生活外,不在卧室进行其他活动。

(3)若清醒的时间超过15分钟,则离开卧室。

(4)再次有睡意时才能回到卧室。

第3条和第4条按需要可以重复进行。最后,无论睡眠量是多少,在一周七天内须保持一个固定的起床时间。一些医生为了防止患者不断关注时间的行为,鼓励患者感到睡醒或者体验到睡不着的烦恼和困扰时就立刻起床离开卧室,这一点在结合患者实际情况后,也是可取的方法。

访谈示例

患者:睡不着就起床,那我不是睡得更少了吗?

治疗师:对于这个问题,我要很坦诚地回答,存在你说的这种可能,治疗初期可能会睡得更少。但若能"与床建立起良好的关系",再加上适当睡眠剥夺的反弹作用,根据经验,如果你能持续坚持刺激控制疗法3周左右,通常都能有所进步,看到效果。

患者:如果不看时间我怎么知道我躺了15分钟?

治疗师:我们这里提到的15分钟是心理时间,并不是说明确的时间,不需要这么精确,您自己心里觉得大概15分钟就可以了。

患者:我睡不着起来之后能做些什么?

治疗师:可以选择一些有助于放松的音乐听一听,这会帮助放松,从而产生睡意;还可以选择我们之前学习过的放松训练。您发现没有,我们可以做的事情其实都是一些简单、机械重复性的事情,因为这些事情有助于我们进入放松状态,产生睡意。

2. 进一步完善放松训练
如腹式呼吸法、身体扫描、渐进性肌肉放松等。

3. 睡眠限制疗法
为什么施先生的睡眠并不理想,这里我们必须再次提到睡眠效率,虽然其躺在床上的时间增加了,但实际上有效睡眠时间很少,这样的行为模式会导致入睡困难、睡眠碎片化、浅眠早醒等失眠现象。绝大多数失眠患者并不清楚:睡眠时间并不等于睡眠质量,提高

睡眠效率，才是提升睡眠质量的关键。

所谓睡眠效率，是指总睡眠时间与在床时间的比率乘以 100%。这个变量通常被当做睡眠连续性最好的单一度量使用。计算公式如下：

$$睡眠效率 = 实际睡眠时间 / 总卧床时间 \times 100\%$$

如果平均睡眠效率高于 90%，可增加卧床时间 15 分钟（患者可选择提早 15 分钟上床或者延迟 15 分钟起床），如果平均睡眠效率低于 85%，则缩短卧床时间 15 分钟，如果平均睡眠效率在 85%~90% 之间，则可以保持原有的卧床时间，不需要任何调整。睡眠效率高于 85% 一般为正常范围，如果达到 90% 及以上就是很好的睡眠。比如晚上 23:30 上床睡觉，24:00 睡着，中途很少醒来，或者醒来的时间不超过 5 分钟，第二天早上 07:00 自然睡醒，07:30 起床洗漱，睡眠效率就是睡着的 7 小时除以躺在床上的 8 小时，等于 87.5%，算是不错的睡眠质量。

通常使用"睡眠限制 4 步法"来提高患者睡眠质量。患者可以按部就班有序执行此操作方法。

第一步：记录睡眠日记

掌握平均在床时间和平均睡眠时间在睡眠限制疗法中是一个重要的参考指标（睡眠效率可以通过睡眠日记计算）。

在开始睡眠限制疗法前一周和睡眠调整全过程，都需要患者每天完成睡眠日记。同时避免日间小睡。在记录一周的睡眠日记后，患者就可以从睡眠日记中计算出一周内每天的平均在床时间和平均睡眠时间。填写睡眠日记时需要注意：由于半夜睡眠中醒来的状况有时不易精确记录，因此填写时只需大略估计即可。若出现特殊情况，例如通宵熬夜或者整夜未睡，计算平均值时必须排除这些极端数值。

第二步：设定上床及起床时间

根据第一步中掌握的平均睡眠时间，设定下周的在床时间。具体来说，就是把患者现在的平均睡眠时间，设定为患者下周的在床时间。

例如，在上一步，患者计算出自己的平均睡眠时间为 7 小时，根据实际生活安排，可以把患者晚上上床的时间定在 23:00，早上离开床的时间定在 06:00。若担心上床时间太晚反而睡不着，可以略微放宽，把上床时间提前 30 分钟，把上床和起床时间设定为晚上 22:30 到早上 06:00。

一般来说，睡眠限制疗法设定的总在床时间不得少于 4.5 小时。尤其注意不要早于设定的时间点就寝，但每天早上必须在设定的时间点（固定起床时间）起床。

根据施先生这周的睡眠日记，可发现其赖床现象较为明显，同时存在入睡困难，现给施先生设置睡眠方案：睡眠限制为 6 个小时，时间为 24:00 上床睡觉，早上起床时间为 06:00，中午不能午睡，起床后不能赖床。施先生目前愿意接受睡眠限制，但对治疗的预期效果信心不足，愿意尝试坚持执行一周，并在后续治疗中继续逐步调整。

在这个治疗步骤中，大部分失眠患者都存在一定程度的抵抗，主要体现为不愿意减少在床时间。

访谈示例

患者：明明失眠睡不着觉，为什么还要缩短睡觉时间？

治疗师：这个问题之前我们就有提到过，部分失眠患者容易陷入的一个误区，就是把躺在床上的时间等同于睡眠时间。如果我们试图通过延长躺在床上的时间来增加睡眠机会，或者通过躺在床上闭目养神或白天小睡来缓解失眠产生的疲倦，这并不是理想的睡眠，而是浅睡眠或片段化的睡眠，往往会使睡眠质量进一步下降。

第三步：形成规律睡眠，避免白天补眠

在设定好上床时间和起床时间之后，施先生需要在一周时间内，严格执行这个时间表。除了晚上睡觉之外，白天要避免补眠，在需要的情况下可以通过运动保持清醒。与此同时坚持记录睡眠日记。

> 患者：为什么不能补觉？
>
> 治疗师：因为人正常的生理时钟是白天活动晚上睡觉，生理功能和身体的新陈代谢都是在这个正常规律调节下进行的。如果自己因为工作太忙而睡眠不足就利用白天补觉，这并不能消除疲劳，只会让身体越来越累，因为这种补觉会使人的睡眠时间处于一个不停变化的状态，这就需要人体不断地适应，从而导致生理时钟被打乱。同时，还会殃及睡眠规律，减少睡眠驱动力，造成严重的睡眠障碍。此外也会影响消化、内分泌和心血管等系统的运行规律，对身体造成许多负面影响。
>
> 睡眠分为许多个阶段，在补觉情况下通常只是延长了浅睡眠的时间，睡眠质量并不会提高，反而会觉得昏昏沉沉。如果确实没睡好需要补觉，建议补觉时间最好为30分钟。但是在我们整个治疗期间，特别是在刚开始治疗的时候，是不建议午睡或白天小憩的。人体的睡眠量每天都是有限的，若您多睡了30分钟，那么您的睡眠驱动力就被消耗了30分钟，当天夜间的睡眠便会相应减少。所以我们需要在白天积极运动，积累一定的睡眠驱动力。

第四步：根据新一周的睡眠日记，持续调整在床时间

执行设定的上床时间和起床时间表一周后，根据睡眠日记计算施先生在这一周的平均睡眠效率，并根据平均睡眠效率调整接下来一周的在床时间。具体的调整方式如下：

- 如果睡眠效率高于90%，下周增加平均在床时间15～30分钟。
- 如果睡眠效率在85%～90%之间，下周保持在床时间不变。
- 如果睡眠效率低于85%，下周减少平均在床时间15～30分钟。

重复上述步骤，直到睡眠效率稳定维持在85%～90%之间，此时施先生的在床时间就是他的最佳在床时间了。

根据以上步骤持续执行睡眠限制疗法，每周继续填写睡眠日记，记录睡眠时间，并根据睡眠效率进行相应的睡眠时间调整，直到睡眠时间或睡眠效率达到标准。

三、总结

首先，与施先生回顾上周睡眠日记，分析量表结果，分析施先生失眠的"3P"假说模型。根据失眠的行为模式，我们设定了包括睡眠限制疗法、刺激控制疗法的治疗方案，并再次完善了放松训练，提醒施先生继续记录睡眠日记。

第三次访谈（50～60分钟）

一、任务

1. 总结和分析睡眠日记。
2. 评估治疗获益和依从性。
3. 判断向上或者向下滴定。
4. 回顾睡眠卫生。
5. 总结。

二、操作流程

（一）总结和分析睡眠日记

施先生第二周睡眠时间记录见图 5-2，睡眠日记见表 5-4。

表 5-4　施先生第二周睡眠日记

日期	星期	上床时刻	入睡时刻	总睡眠时间	夜醒次数/次	每次醒来/分钟	清晨觉醒时刻	清晨起床时刻	午睡时间/分钟	睡眠效率/%	药物
7月3日	周一	21:37	23:24	7小时36分钟	1	15	07:00	07:26	0	77.42	曲唑酮
7月4日	周二	22:00	22:25	8小时40分钟	1	15	07:05	07:24	0	92.20	曲唑酮
7月5日	周三	21:38	22:36	7小时24分钟	0	0	06:00	07:21	0	76.16	曲唑酮
7月6日	周四	22:00	22:49	7小时41分钟	0	0	06:30	07:00	0	85.37	曲唑酮
7月7日	周五	22:36	23:00	7小时39分钟	1	15	06:39	07:00	0	91.07	曲唑酮
7月8日	周六	23:36	00:00	7小时	1	20	07:00	07:23	0	89.94	曲唑酮
7月9日	周日	23:35	00:00	7小时	1	15	07:00	07:40	0	86.60	曲唑酮

平均睡眠时长：7 小时 34 分钟　　　半夜醒来时长：12 分钟

平均入睡时长：44 分钟　　　　　　平均睡眠效率：86%

睡眠时长折线图

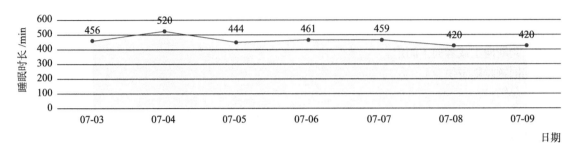

睡眠效率折线图

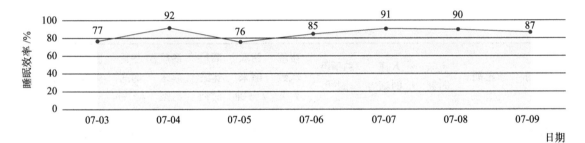

睡眠日记散点图

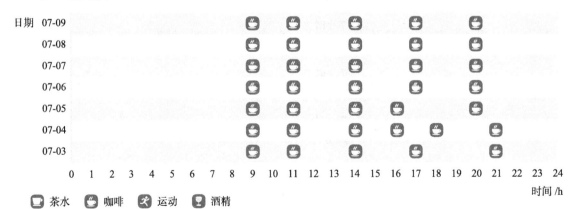

图 5-2　回顾施先生第二周睡眠时间记录图

睡眠日记柱状图

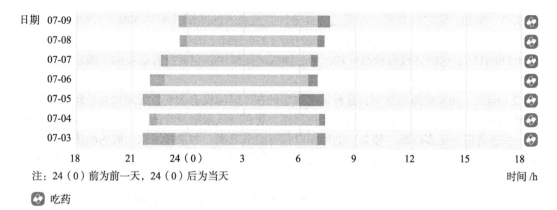

注：24（0）前为前一天，24（0）后为当天

🔄 吃药

图 5-2（续）

这一周里，我们需要详细回顾施先生睡眠日记，计算每一个在床时间和总睡眠时间的量变，查看施先生是否根据说明遵守约定。（这里需要注意，失眠患者通常在本周出现治疗依从性的问题，故需要同患者探讨治疗的获益。）

1. 评估获益的方法　此时施先生是否开始显示临床反应的指征，即成年失眠患者是否显示每周平均 > 90% 的睡眠效率（根据年龄分析睡眠效率）。

如果患者的数据体现出获益：

（1）总睡眠时间向上滴定。

（2）回顾作为家庭作业被解决的睡眠卫生问题。

（3）回顾帮助患者在白天获得足够警觉的策略。

（4）回顾帮助患者在指定时间保持清醒的策略。

（5）回顾帮助患者实践好的"刺激控制疗法"的策略。

2. 评估患者依从性　睡眠日记的数据可用于评估患者是否按照规定的时间来进行作息。如果患者的数据体现出"不依从"，可以根据情况来进行针对性的处理。

（1）"想但不能"：患者完全同意这个治疗理念，但发现当他们试图去延迟睡眠时间或在夜晚醒来后离开卧室时，他们不能做到。这时我们可以重新回顾短期牺牲与长期获益之间的关系，或者用不同的启发方式引导患者调整这种偏离的认知。

（2）"仅仅是不能"：患者表现出已经"接受这个模式"，但没有详尽地说明其对规定的遵守情况。患者仅汇报他不能保持清醒直到约定的时间或夜间醒来不能离开床。

干预方法：

1）在晚上最后的 1 ~ 3 小时避免仰卧和侧卧位。

2）计划晚上的活动。

3）对四肢或者腰背部进行冷敷。

（3）"不想做"：这种情况患者就是不认可这个模式。

干预方法：尝试和患者进行讨论，仅仅让他知道自己可以自由地做决定，并且可以讨论"是不是可以换一个时间段接受治疗？"

3. 判断向上或者向下滴定　之前我们有提到过睡眠滴定的问题。现在我们详细讲述一下滴定的原因和方法。

（1）高于 90% 的睡眠效率：当然这是个理想状态。对于这个情况，上床的限定时间处于提前 15 分钟的阶段，允许将总睡眠时间潜在地升高滴定到 15 分钟。对于在这个事件里没有增加总睡眠时间的患者，如果其总睡眠机会增加，睡眠效率便会降低，可能降到低于构成合理的睡眠效率的水平。例如，限定的总睡眠时间是 300 分钟并且患者的睡眠效率是 90%（270 分钟），但是总睡眠机会增加到 315 分钟没有伴随总睡眠时间（270 分钟）的相应增加，便会得出 85% 的睡眠效率（270/315）。这时并没有获益反转，即总睡眠时间减少，也就没有必要向下滴定睡眠机会，即缩短在床睡眠时间。

（2）85% ~ 90% 的睡眠效率：这种情况限定的在床时间没有改变，无须增加总睡眠时间的滴定。患者限制在床时间和总睡眠时间都保持原样。若在睡眠限制治疗的第一周没有获得最好的结果，一些患者需要更多睡眠"债务"的堆积以获得睡眠巩固。如果接下来一周的临床过程仍然保持原样，可能需要重新进行评估。对睡眠状态的错误知觉也许是一个因素，或者存在潜在的内科、精神科或物质使用因素阻碍了前面的进程。

（3）低于 85% 的睡眠效率：对这种情况我们需要减少患者总的在床睡眠时间，通常做法是缩短 15 分钟。当然，这个过程当中我们需要排除是什么影响了患者滴定的因素，是否有可能是其他（包括睡眠卫生）因素导致的。患者通常把这种向下滴定理解为"惩罚"，此时我们需要适当地处理相应阻抗。

> **访谈示例**
>
> 患者：我已经感觉很困了，现在再次减少我的上床时间，那么我会更难受。
> 治疗师：我知道这个时候进一步限制总睡眠时间对您来说有一些困难，这是您不能做的或者您最不想做的一件事情。然而我担心的是，若让您仍然停留在现在这个水平的睡眠限制，我们可能经历很长时间都不能达到治疗目标，这样会延长您的痛苦，甚至可能最终没有获益；如果我们在这个时候进一步限制，它可能会在短时间里引起您的不适，但长远来看，最后可能获得成功。

（二）回顾睡眠卫生

> **访谈示例**
>
> 患者：如果我一直在躺在床上胡思乱想该怎么办？
> 治疗师：可以试试列出问题清单。利用问题清单记录胡思乱想的内容，把您想的问题都写下来，如果有解决方法也一并写下来。如果这个问题常常困扰您，那么需要您做一份较完整的问题清单，然后都记录上去，可以详细到每小时做什么。当然还有其他方法，比如放松训练、正念练习等，都是不错的选择。

下文介绍睡前思考记录表的使用方法。当患者晚上失眠时，可以在第二天早上起床后，使用睡前思考记录表（详见附录三）。

患者可以将前一晚睡不着时脑中反复担心的想法写下来，并写下出现这种想法时产生的情绪、感受或行为。若无法清楚记得前一晚的想法，患者可以让自己闭上眼睛，想象前一个晚上躺在床上，已经快天亮仍无睡意，明天又有重要工作，感受这样的状态。当进入到这样的状态时，看看脑海当中会浮现什么想法。回想自己每当这些想法浮现时，会有哪些情绪、感受与行为。

随后，检视这些想法的正确性与合理性，思考这些想法会带来的后果。看看这些想法是否对睡眠产生了干扰。如果是，尝试对这些想法或信念予以澄清与改变，例如患者可以询问自己"如果睡不好，一定会影响工作吗？"仔细评估和进行记录后，可能会发现过去的实际经验并非全然如此，此时便可以批判这种灾难性想法，尝试修正自己的不合理信念。

最后，针对有负面影响的信念，找出可以取代这些想法的正向信念，并记录下来。例如"睡不好或许对工作效率和身体有影响，但担心与压力更可能雪上加霜，放轻松才是更好的解决方法。"找到这些信念后，在睡前将取代的正向信念思考几次，强化练习。

访谈示例

　　患者：我有长期喝咖啡的习惯，如果不喝咖啡白天太困了怎么办？

　　治疗师：针对您的情况，我认为比较好的方法是将饮用咖啡作为治疗方法，比如在早晨饮用咖啡也许会帮助您战胜晚上睡不好引起的不舒服的感觉，帮助您完成白天的工作。但是中午和下午不饮用咖啡，可以安排一些运动项目。您的工作很忙，每天都很累，如果想偷懒就有一百种方法拒绝锻炼；但只要您想对抗困倦，肯定也有一百种方法来运动。研究显示，每周3次中低强度锻炼（如游泳、慢跑、骑行），每次至少20分钟，坚持6周后，可以明显增强力量和耐力，让整个身体更有效率地运转。如果天气太热不想剧烈运动，上班期间也可以定时活动，例如多绕远路去接水，多绕远路去厕所。方法很多，要根据自己的情况制订计划。

如果把使用咖啡作为治疗失眠的一种选择的话，应该特别在睡眠日记里标注一行，以便监测和调整这个干预效果。

访谈示例

　　患者：每天在同一时间起床，周末休息我也必须如此吗？

　　治疗师：是的，目前我们的计划就是这样的，一周7天都是如此。

　　患者：如果这样，意味着我即使好转以后都不能再睡懒觉了？

　　治疗师：是这样的，我们目前的治疗计划大概是8周，在这8周我们需要严格执行这个计划，保守估计，大概需要持续1~3个月。当您睡眠明显改善后，您可以在周末让自己多睡一会，但比如您周六多睡了1小时，那么您需要在周日的时候少睡1小时，保证睡眠驱动力的恒定；其实我们一直在做睡眠滴定，当您的睡眠逐步改善时，滴定的时间也会每周增加15分钟，这个时间持续4周以后您就可以多休息1小时，这样理解的话，您睡懒觉的计划是可以实现的。

　　患者：我一直觉得饮酒可以让我更好地入睡。

　　治疗师：您记得吗？在之前我们讨论睡眠卫生的时候就说过这个问题。酒精在很多时候被认为是"世界上最好的安眠药"，它的确能够帮助我们更快地进入睡眠，但我们不得不考虑到酒精是有半衰期的，同时酒精有很强的脱水作用，它直接作用于我们的中枢神经，会让人更快地觉醒，所以我们在饮酒的夜晚常常会半夜醒来。

三、总结

第三周，开始睡眠滴定，并继续进行睡眠卫生教育。

首先，一起回顾上周的睡眠日记，根据睡眠日记数据，决定为施先生设置 6 小时的睡眠时间，上床时间为 00:00，起床时间为 06:00。施先生对每天只能睡 6 小时，以及周末必须早起等问题上有些抱怨。我们解释了这个时间表只是暂时的，产生治疗效果后可以逐步延长睡眠时间。此外，根据施先生上周的睡眠日记，我们目前的滴定措施是施先生的总睡眠时间保持不变。虽然睡眠效率有明显的提高，但是目前的治疗获益并不能支持我们向上滴定，而施先生自己已感觉到日间困倦的问题，并不愿意向下滴定，现阶段滴定不变是被允许的。

其次，考虑施先生有明显的焦虑症状，我们必须处理目前的焦虑，让施先生记录睡前思考记录表，了解负性信念，后期可结合认知疗法，改变患者目前负性思维，同时继续学习放松训练、腹式呼吸等，帮助改善焦虑。

最后，分析施先生的一些不良睡眠卫生情况，制订合适的睡眠卫生调整方案，提醒施先生继续记录睡眠日记。

第四次访谈（50～60 分钟）

一、任务

1. 总结和分析睡眠日记。
2. 评估治疗获益。
3. 判断向上或者向下滴定。
4. 总结。

二、操作流程

（一）总结和分析睡眠日记

施先生第三周睡眠时间记录见图 5-3，睡眠日记见表 5-5。

表 5-5　施先生第三周睡眠日记

日期	星期	晚上上床时刻	夜晚入睡时刻	总睡眠时间	夜醒次数/次	每次醒来/分钟	清晨觉醒时刻	清晨起床时刻	午睡时间/分钟	睡眠效率/%	药物
7 月 10 日	周一	22:33	22:46	8 小时14 分钟	1	15	07:00	07:24	0	93.03	曲唑酮
7 月 11 日	周二	23:13	23:32	5 小时58 分钟	0	0	05:30	06:15	0	84.83	曲唑酮

日期	星期	晚上上床时刻	夜晚入睡时刻	总睡眠时间	夜醒次数/次	每次醒来/分钟	清晨觉醒时刻	清晨起床时刻	午睡时间/分钟	睡眠效率/%	药物
7月12日	周三	23:00	23:10	7小时45分钟	1	30	06:55	07:10	0	94.90	曲唑酮
7月13日	周四	23:10	00:00	6小时38分钟	0	0	06:38	07:25	0	80.40	曲唑酮
7月14日	周五	23:30	23:50	7小时10分钟	1	15	07:00	07:05	0	94.51	曲唑酮
7月15日	周六	23:20	23:35	7小时25分钟	1	15	07:00	07:10	0	94.68	曲唑酮
7月16日	周日	00:00	00:30	7小时	2	30	07:30	07:50	0	89.36	曲唑酮

平均睡眠时长：7小时10分钟　　半夜醒来时长：15分钟

平均入睡时长：22分钟　　平均睡眠效率：90%

睡眠时长折线图

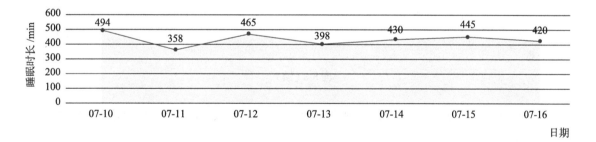

睡眠效率折线图

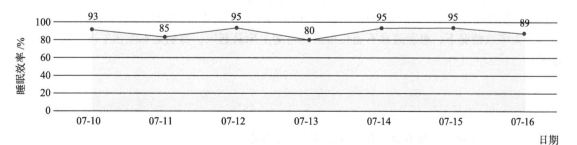

图 5-3　回顾施先生第三周睡眠时间记录图

睡眠日记散点图

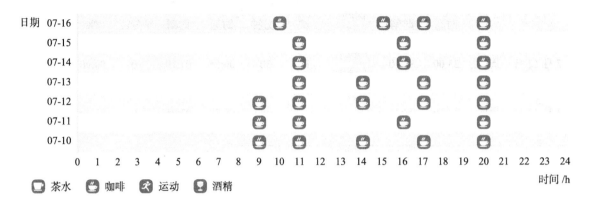

☕ 茶水　☕ 咖啡　🏃 运动　🍷 酒精

睡眠日记柱状图

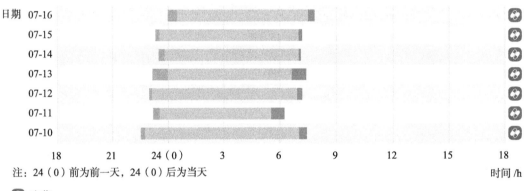

注：24（0）前为前一天，24（0）后为当天

⊙ 吃药

图 5-3（续）

　　本周针对睡眠日记需要计算之前几周的平均值，并加以比较，评估治疗的获益，必要时需要调整睡眠方案及滴定睡眠限制。

　　本次访谈的主要问题是确认施先生是否开始出现一些临床指征，以及这些临床指征积极与否，比如施先生是否每周平均睡眠效率 > 90%（老人的睡眠效率为 > 85%）；如果并没有获益，并且睡眠日记证明施先生并没有依从，那么我们需要再次评估依从性的问题，确认是哪一种"不依从"在起作用，对于"仅仅是不能"或者"想但是不能"的情况，我们需要去评估"不能"的原因。大多数情况下，患者通常不能在指定的时间上床及起床，特别是不能在午夜无法入睡时起床。

访谈示例

　　患者：午夜醒来睡不着，我也不想起床，特别是冬天。

　　治疗师：对于这个事情，我们就又要再次聊到刺激控制疗法，若能与床建立起良好的联系，再加上适度的睡眠剥夺的反弹作用，根据经验，失眠患者持续进行 3 周左右后，通常都能看到效果。您可能半夜起来会不知道要做什么，所以，如果要执行这个方法，建议您提前安排好半夜起来时可以做的活动。要做让自己轻松的事，如阅读杂志、散文等，但不要看长篇小说，建议读那种中间随时可以停下来的读物，也可以做一些放松活动。这样才能更好地重新建立您和床的联系。当然，该方法在冬天执行可能比较困难，我们可以选择在不会太冷的季节开始治疗，避开严寒的冬日。

如果是患者属于"不想遵守"的情况，那么就应该进一步评估阻碍依从性的原因，如果是和抑郁有关，或者是节律障碍、内科或精神科疾病、物质使用或滥用等所致，那么需评估是否转介或考虑中断治疗，给予其他的治疗方案。

当然，如果患者没有临床获益，并且睡眠日记证明患者依从睡眠方案，那么我们需要重新评估治疗方案。这里常常出现的一个问题为睡眠状态知觉异常。

访谈示例

患者：家人都不相信我失眠了，我明明没有睡着，但是他们都说我睡得很好。

治疗师：我们上周收集到的数据表明您的失眠形式较为特殊，我们通常称之为睡眠状态知觉异常，我们可通过 PSG 检查明确您睡眠的情况，通常这种情况下您的大脑活动类似正常睡眠，但您个人会感觉和没睡一样，出现身体疲劳、倦怠乏力等不适。所以我们目前要面对的问题是"如何改变这种大脑活动和您在睡着的同时对事物的知觉"，根据经验，目前认为需要加入放松训练和镇静催眠药物，在当下可选择的治疗中镇静催眠药物对睡眠状态知觉异常通常是有效的。

目前在针对睡眠障碍的治疗中，通常认为睡眠状态知觉异常的发生与在睡眠起始和 NREM 睡眠早期增加的感觉和信息处理有关，也和发生在脑电图正常睡眠的中间性遗忘的未出现有关，这种形式的失眠最好予以镇静催眠药物，优先选择苯二氮䓬类药物。

根据施先生的睡眠日记及治疗获益，可调整睡眠限制向上或者向下滴定。

三、总结

根据施先生的睡眠日记，本周睡眠效率为 93%，并讨论了本周治疗中的获益情况，我们将向上滴定施先生的睡眠时间 15 分钟，上床时间为 23:45，起床时间为 06:00。施先生现在认可了治疗效果，但是我们需要提醒施先生可能出现的反弹，明确目前仍然需要坚持睡眠限制疗法、刺激控制疗法及保持睡眠卫生，并告知施先生现在并没有到能"奖励"自己的时刻。

第五次访谈（50～60分钟）

一、任务

1. 总结和分析睡眠日记。
2. 评估治疗获益。
3. 继续向上滴定总睡眠时间。
4. 负性睡眠信念的认知治疗（认知重建）。
5. 总结。

二、操作流程

（一）总结和分析睡眠日记

施先生第四周睡眠时间记录见图 5-4，睡眠日记见表 5-6。

表 5-6 施先生第四周睡眠日记

日期	星期	晚上上床时刻	夜晚入睡时刻	总睡眠时间	夜醒次数/次	每次醒来/分钟	清晨觉醒时刻	清晨起床时刻	午睡时间	睡眠效率/%	药物
7月17日	周一	23:30	00:00	7小时	1	30	07:00	07:20	0	89.36	曲唑酮
7月18日	周二	23:30	23:50	7小时40分钟	1	15	07:30	07:45	0	92.93	曲唑酮
7月19日	周三	23:32	00:00	7小时	1	20	07:00	07:15	0	90.71	曲唑酮
7月20日	周四	23:30	23:40	7小时40分钟	1	15	07:20	07:30	0	95.83	曲唑酮
7月21日	周五	23:30	23:40	7小时9分钟	1	15	06:49	07:08	0	93.67	曲唑酮
7月22日	周六	23:30	23:40	7小时10分钟	1	15	06:50	07:00	0	95.56	曲唑酮
7月23日	周日	23:30	23:46	7小时	1	10	06:46	07:00	0	93.33	曲唑酮

平均睡眠时长：7小时14分钟　　　　半夜醒来时长：17分钟

平均入睡时长：17分钟　　　　　　　平均睡眠效率：93%

睡眠时长折线图

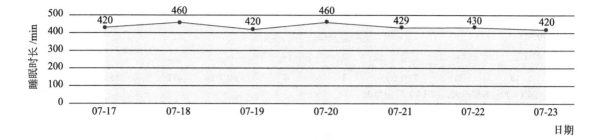

睡眠效率折线图

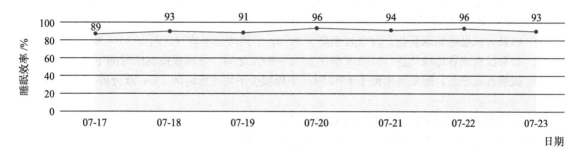

睡眠日记散点图

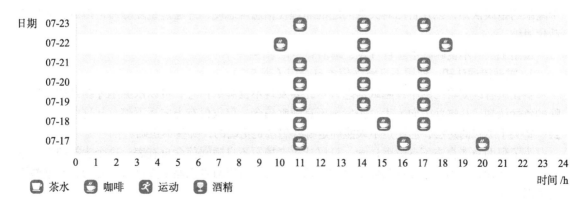

图5-4　回顾施先生第四周睡眠时间记录图

睡眠日记柱状图

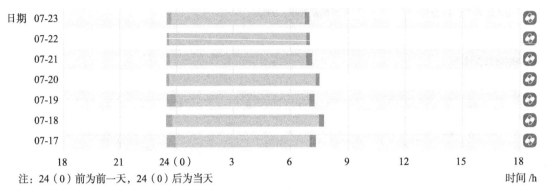

注：24（0）前为前一天，24（0）后为当天

🕐 吃药

图 5-4（续）

这次访谈以回顾睡眠日记和图示每周平均值开始。计算上一周平均值，并同前几周进行比较。评估白天的不适和功能，评估睡眠卫生的依从性，计算滴定睡眠的平均睡眠效率。

根据获益调整治疗计划：

1. 如果有积极的临床获益，睡眠效率高于 90%，下周增加平均在床时间 15～30 分钟。

2. 如果没有或者边缘获益，睡眠效率在 85%～90% 之间，下周保持在床时间不变。

3. 如果有负获益，睡眠效率低于 85% 时，下周减少平均在床时间 15～30 分钟。

（二）负性睡眠信念的认知治疗（认知重建）

干扰睡眠的典型负性认知见表 5-7 中自动化思维内容。

需要帮助患者改善自动化思维，也就是认知重建，以此来处理负性信念。

认知重建是抑郁和焦虑及惊恐障碍的认知行为疗法的核心形式。若想改变不良睡眠信念，需要通过认知重建识别出干扰睡眠的不良睡眠信念，重新掌握可以理性思考的部分，认识到自己对于睡眠的错误认知，以及自己对失眠问题的非理性信念与态度，并通过重复练习，形成正向的自动化思维。

常用工具有不良睡眠信念自查表、睡前思考记录表。

1. 发现错误认知　使用不良睡眠信念自查表（表 5-7）。

要让患者改变自己的不良睡眠信念，首先要发现不良睡眠信念。可以依据刚才提到的干扰睡眠的负性认知，从这些方向入手，去发现不良睡眠信念。但仅仅有方向还不够，从这些方向会找到一些关于睡眠的想法，但还是不太能确定哪些想法是正确的，哪些不正确。

为了帮助患者自查不良睡眠信念，可以让患者填写不良睡眠信念自查表。这个表按照上面总结的负性认知，罗列了常见的具体不良睡眠信念，患者可以对号入座来查询自己是否存在这些不良睡眠信念。

表 5-7　不良睡眠信念自查表

事件	自动化思维		情绪	行为
明天是周一，我必须早点上床	如果我睡得不好，一天都会很糟糕		紧张，担心，惶恐	晚上 20:00 ~ 21:00 就上床努力睡觉，一直没睡着，睡着后夜醒多次，清晨早醒
	人每晚都必须要睡 8 个小时才能维持机能			
	如果我没有睡好，我必须在白天小睡一会来弥补			
	我中途醒来就再也不会睡着了			
	如果有噪声吵醒我，我就不能再次入睡			
	如果起床时感觉没休息好，接下来会是糟糕的一天			
	夜晚躺在床上左思右想会帮助我整理白天的事情			

当然，这个表格无法穷尽所有的不良睡眠信念，不过该表和前面我们对各种不良睡眠信念的解释结合起来，相信足够患者用来判断自己绝大多数关于睡眠的认知是否正确。在发现了自己的不良睡眠信念后，接下来的任务就是做出改变。

2. 改变不良信念　使用睡前思考记录表（表 5-8）。

患者可以使用第三次访谈中提到的"睡前思考记录表"这个工具，来改变自己的不良睡眠信念。具体方法见上文第三次访谈中睡眠卫生回顾的相关内容。

注意需要在白天头脑清醒时，把这些取代的想法写下来。因为原先的想法可能已经根深蒂固，若新的想法未具体化，很容易又被原先固有的想法乘虚而入。通过书写的形式可以加固思考模式，多了具体化、可视化的对策，比在脑中飘忽不定的想法更有"力量"。并且，所写的替代想法也可以在之后常常温习，让其更加稳定有力。认知重建需要长久的训练，才能让正确的认知逐步替代不良认知。

表 5-8　睡前思考记录表

诱发事件：连续两晚没有睡好					
不良信念	工作会犯错，会生病崩溃	**诱发的情绪**	焦虑紧张，担心再失眠	**情绪结果**	激发清醒系统
		行为表现	提前上床，努力试图睡着	**行为结果**	加重失眠，增加睡眠与焦虑的联结
替代的想法	偶尔睡不好不会带来灾难，太过担心更睡不好，身心放松有助睡眠	**诱发的情绪**	较少的紧张焦虑	**情绪结果**	身体维持放松状态，清醒系统平稳
		行为表现	按照平日作息时间上床，做放松练习	**行为结果**	睡眠恢复

三、总结

施先生睡眠有所改善，睡眠效率提高到了 93%。此时要继续向施先生强调睡眠效率计算方式及睡眠效率在睡眠日记当中的重要性，介绍滴定模式（向上、不变，还是向下滴定）。结合施先生的实际情况，滴定施先生睡眠限制时间。

第六次访谈（50～60分钟）

一、任务

1. 总结和分析睡眠日记。
2. 结合患者睡眠效率，判断是否可以继续滴定（向上，不变，或向下）。
3. 继续处理负性睡眠信念。
4. 总结。

二、操作流程

（一）总结和分析睡眠日记

施先生第五周睡眠时间记录见图 5-5，睡眠日记见表 5-9。

表 5-9　施先生第五周睡眠日记

日期	星期	晚上上床时刻	夜晚入睡时刻	总睡眠时间	夜醒次数/次	每次醒来/分钟	清晨觉醒时刻	清晨起床时刻	午睡时间/分钟	睡眠效率/%	药物
7月24日	周一	23:19	00:00	7小时	1	10	07:00	07:19	0	87.50	曲唑酮
7月25日	周二	00:00	00:20	6小时40分钟	0	0	07:00	07:16	0	91.74	曲唑酮
7月26日	周三	23:34	00:00	7小时	1	15	07:00	07:20	0	90.13	曲唑酮
7月27日	周四	23:20	23:36	7小时24分钟	1	15	07:00	07:20	0	92.50	曲唑酮
7月28日	周五	00:25	00:40	6小时14分钟	1	15	06:54	07:23	0	89.47	曲唑酮
7月29日	周六	23:30	23:40	7小时6分钟	2	20	06:46	07:15	0	91.61	曲唑酮
7月30日	周日	23:30	23:40	7小时20分钟	0	0	07:00	07:20	0	93.62	曲唑酮

平均睡眠时长：6 小时 57 分钟　　　半夜醒来时长：11 分钟

平均入睡时长：19 分钟　　　　　　平均睡眠效率：91%

睡眠时长折线图

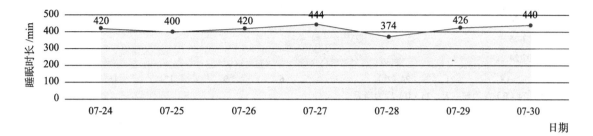

睡眠效率折线图

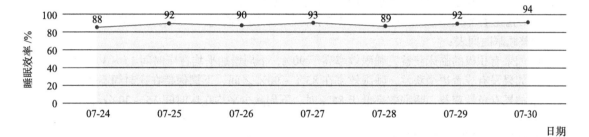

睡眠日记散点图

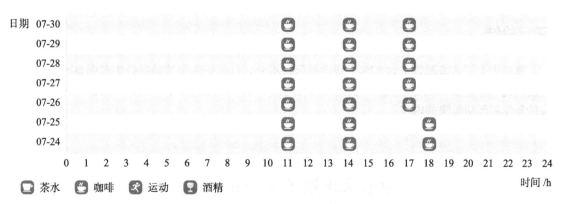

图 5-5　回顾施先生第五周睡眠时间记录图

睡眠日记柱状图

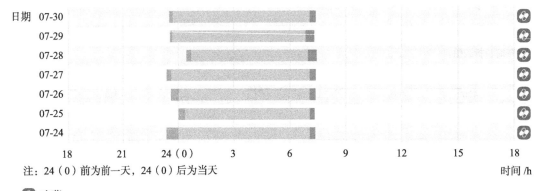

注：24（0）前为前一天，24（0）后为当天

时间/h

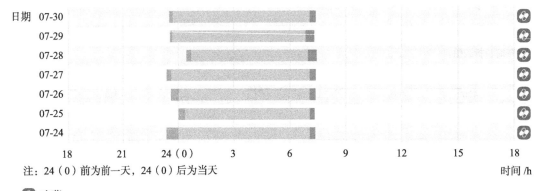 吃药

图 5-5（续）

本周我们从回顾施先生睡眠日记和图示的每周平均值开始，计算上周平均值，并和前几周比较，评估白天的不适和功能，计算滴定睡眠的平均睡眠效率。

评估施先生睡眠效率，判断是否可以向上滴定或者向下滴定，又或者是保持不变。

调整睡眠时间表：

1. 如果有积极的临床获益，睡眠效率高于 90%，下周增加平均在床时间 15 ~ 30 分钟。

2. 如果没有或者边缘获益，睡眠效率在 85% ~ 90% 之间，下周保持在床时间不变。

3. 如果有负性获益，睡眠效率低于 85% 时，下周减少平均在床时间 15 ~ 30 分钟。

（二）继续处理负性睡眠信念

本周我们依然应该重视不良信念的问题，认知重建并不是一两次就能改善的，需要一个至少短程的治疗方案；上周我们学习了怎么处理负性信念的问题，本周需要继续调整不良睡眠信念。

三、总结

施先生上周的睡眠效率为 92%，滴定可保持不变。目前施先生的睡眠效率有明显改善，认知重建的过程中也逐步改善施先生不良的自动化思维，在本周的治疗中，我们可以尝试讨论一些疾病的复发和预防策略的内容。

第七次访谈（50 ~ 60 分钟）

一、任务

1. 总结和分析睡眠日记。

2. 再次评估治疗获益。

3. 继续处理负性睡眠信念。

4. 总结。

二、操作流程

（一）总结和分析睡眠日记

施先生第六周睡眠时间记录见图 5-6，睡眠日记见表 5-10。

表 5-10　施先生第六周睡眠日记

日期	星期	晚上上床时刻	夜晚入睡时刻	总睡眠时间	夜醒次数/次	每次醒来/分钟	清晨觉醒时刻	清晨起床时刻	午睡时间/分钟	睡眠效率/%	药物
7月31日	周一	23:35	23:50	6小时50分钟	1	15	07:00	07:19	0	92.67	曲唑酮
8月1日	周二	23:40	23:50	7小时	1	15	06:50	07:05	0	94.38	曲唑酮
8月2日	周三	23:29	23:44	7小时1分钟	1	10	06:45	07:00	0	93.35	曲唑酮
8月3日	周四	23:25	23:45	7小时15分钟	0	0	07:00	07:20	0	91.58	曲唑酮
8月4日	周五	23:50	00:10	6小时50分钟	1	15	07:00	07:10	0	93.18	曲唑酮
8月5日	周六	23:35	23:50	7小时10分钟	0	0	07:00	07:10	0	94.51	曲唑酮
8月6日	周日	23:30	23:40	7小时20分钟	0	0	07:00	07:11	0	95.44	曲唑酮

平均睡眠时长：7小时6分钟　　　半夜醒来时长：8分钟

平均入睡时长：15分钟　　　平均睡眠效率：94%

睡眠时长折线图

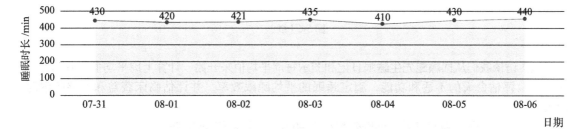

图 5-6　回顾施先生第六周睡眠时间记录图

睡眠效率折线图

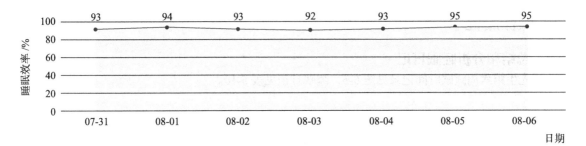

睡眠日记散点图

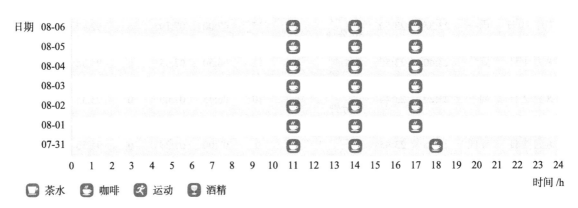

🍵 茶水　☕ 咖啡　🏃 运动　🍷 酒精

睡眠日记柱状图

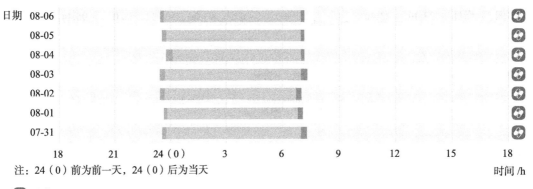

注：24（0）前为前一天，24（0）后为当天

🔄 吃药

图5-6（续）

　　这次访谈我们从回顾施先生睡眠日记和图示每周平均值来开始，计算上周平均值，并和前几周比较，评估白天的不适和功能，滴定睡眠的平均睡眠效率，并评估临床获益和调整睡眠时间表。

　　1. 如果有积极的临床获益，睡眠效率高于90%，向上滴定睡眠时间。

　　2. 如果没有或者边缘获益，睡眠效率在85%～90%之间，下周保持在床时间不变，并向患者进行合理解释。

3. 如果有负获益，睡眠效率低于 85% 时，下周减少平均在床时间，并给予患者合理解释。

（二）继续处理负性睡眠信念

这里的负性睡眠信念可能更多的是针对一些焦虑症状。经过之前 6 周的治疗，施先生仍对一些睡眠的负性信念有过度的焦虑，我们需要检查施先生是否进行规律的放松训练，负性睡眠信念表是否对自动化思维有效地处理，确定施先生对治疗计划的执行情况。

三、总结

目前治疗中，施先生的睡眠效率得到了改善，满意度和依从性也逐步提高，目前睡眠效率为 90%，滴定可保持不变。

第八次访谈（50～60 分钟）

一、任务

1. 总结回顾睡眠日记。
2. 评估总体治疗获益。
3. 讨论复发预防。
4. 总结。

二、操作流程

（一）总结和分析睡眠日记

施先生第六周睡眠时间记录见图 5-7，睡眠日记见表 5-11。

表 5-11　施先生第七周睡眠日记

日期	星期	晚上上床时刻	夜晚入睡时刻	总睡眠时间	夜醒次数/次	每次醒来/分钟	清晨觉醒时刻	清晨起床时刻	午睡时间/分钟	睡眠效率/%	药物
8 月 7 日	周一	23:45	23:59	6 小时41 分钟	1	10	06:40	07:00	0	92.18	曲唑酮
8 月 8 日	周二	23:40	00:00	7 小时	0	0	07:00	07:08	0	93.75	曲唑酮
8 月 9 日	周三	23:50	00:10	6 小时45 分钟	0	0	06:55	07:10	0	92.05	曲唑酮
8 月 10 日	周四	23:36	00:00	7 小时	0	0	07:00	07:05	0	93.54	曲唑酮

日期	星期	晚上上床时刻	夜晚入睡时刻	总睡眠时间	夜醒次数/次	每次醒来/分钟	清晨觉醒时刻	清晨起床时刻	午睡时间/分钟	睡眠效率/%	药物
8月11日	周五	23:40	23:50	7小时5分钟	0	0	06:55	07:00	0	96.59	曲唑酮
8月12日	周六	23:40	00:00	7小时	0	0	07:00	07:12	0	92.92	曲唑酮
8月13日	周日	23:30	23:50	7小时10分钟	0	0	07:00	07:05	0	94.51	曲唑酮

平均睡眠时长：6小时57分钟　　　半夜醒来时长：1分钟

平均入睡时长：18分钟　　　　　平均睡眠效率：94%

睡眠时长折线图

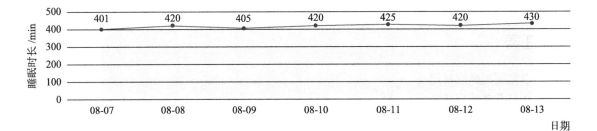

睡眠效率折线图

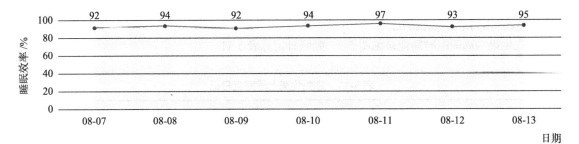

图5-7　回顾施先生第七周睡眠时间记录图

睡眠日记散点图

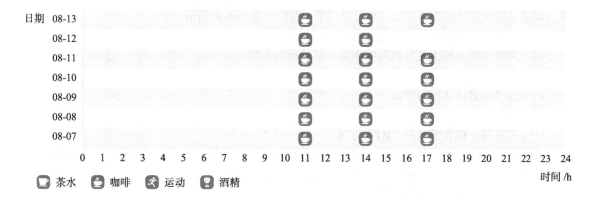

🍵 茶水　☕ 咖啡　🏃 运动　🍷 酒精

睡眠日记柱状图

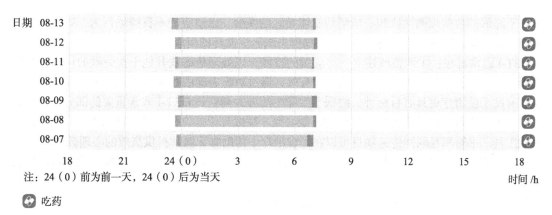

注：24（0）前为前一天，24（0）后为当天

🔄 吃药

图 5-7（续）

这次访谈我们仍然从回顾施先生睡眠日记和图示每周平均值开始，本周较为特殊的地方在于，我们需要讨论的是整个治疗的过程及获益情况，并讨论复发相关问题。

我们将回顾整个治疗期间的收益，特别强调与基线数据相比施先生的收益，治疗收益可以通过对所有睡眠持续参数的前后变化数据分析和应用图形发展表解释治疗改变并进行评价，注意一定要强调治疗的获益会是持久的。

（二）讨论复发及预防

CBT-I 在治疗的开始阶段便包含了预防复发的内容，因为它非常强调症状管理方面技能的建立。在整个治疗过程中，临床医师或治疗师都会鼓励患者每天通过家庭作业的方式来练习并使用这些技能。当患者发现 CBT-I 的方法在管理症状方面很有帮助的时候，会收获越来越多的信心，从而受到鼓舞。从核心信念的层面来说，这种信心反映出患者的自我效能感得到了提高，并且具备了可以应对困难的、更具功能性的态度和信念（例如"我的睡眠已经好转了，即使再次出现失眠，我也有处理的方法"）。最终，患者本身才是改变的动力来源，而非提供治疗的医师或治疗师。

1. **复发风险的教育**　俗话说"有备无患"，因为失眠对于大多数患者来说，并非一生只会经历一次，可能有部分患者比较乐观，认为自己已经痊愈了，但是患者必须意识到未来仍有可能再次失眠。因此，预防复发的治疗方法首先是向患者提供准确的信息，让患者回顾失眠的行为模式，即应对相应症状的处理方法，此时可以举一些例子提高患者的信心。

2. 自我识别残留症状，精心设计长期治疗计划

（1）采取可能会减少复发风险的生活方式及行为习惯。

（2）进行 CBT-I 演练。

（3）选择增强依从性的方法。

（4）建立家庭支持系统。

（5）采取防止症状升级的 CBT-I 方法。

3. 制订预防复发的方案　CBT-I 模式中，预防复发的方案是在一系列的晤谈中建立起来的，随着患者晤谈的不断推进和睡眠情况的不断改善，患者也学会了失眠的应对策略，此时我们需要帮助患者一起梳理出最适合他的预防复发的方案。

三、总结

关于睡眠的功能失调性认知、情绪和躯体导致的唤醒、已适应的不良睡眠行为，以及不良睡眠对白天的影响，这些都会成为保持和／或加深失眠恶性循环的组成部分。

CBT-I 通常旨在：①调整或建立一些应对的技能，以处理焦虑或其他干扰睡眠的认知；②促进健康的睡眠行为。CBT-I 干预对失眠非常有效，通过对患者睡眠相关的思维、情绪和行为进行解析，有助于使治疗更具有目标性。睡眠卫生和生活方式调整是 CBT-I 非常重要的部分，很多有用的学习工具都可以帮助患者发展更好的睡眠习惯。睡眠日记是评估睡眠问题和制订干预计划极有用的工具。书籍和互联网传递项目可以在短程治疗中帮助临床医师提供高效的心理教育。

用来改善施先生睡眠的具体方法包括：刺激控制疗法、放松训练、积极意象、睡眠限制疗法和认知重建。我们在本次的访谈中对上述问题都进行了回顾，包括如何扩大获益，如何预防复发，以及关注的其他特殊症状。一般来说，患者可长期获益。

第三节　八周系统治疗的总结

一、疗效评估

1. 睡眠日记　显示治疗前的基线睡眠效率 80%，治疗后 94%。

2. 量表评估　基线 BAI 得分为 44 分，ISI 得分为 18 分，PSQI 得分为 16 分，ESS 得分为 10分；经八周治疗后，BAI 得分为 31 分，ISI 得分为 10 分，PSQI 得分为 8 分，ESS 得分为 5 分，总体呈下降趋势。说明经八周系统治疗后，施先生的焦虑症状、失眠严重程度、睡眠质量和日间嗜睡程度均得到明显改善。

目前，施先生睡眠效率在 90%～95%。睡眠日记和量表结果提示，经过 CBT-I，施先生的失眠症状和焦虑情绪明显好转，日间困倦有所减轻，仍有的轻度困倦应该与睡眠限制治疗有关，待睡眠时间逐渐增加后，可能会进一步好转。施先生自述对整体治疗满意，相信自己的睡眠会进一步好转，对于偶尔出现的早醒和入睡困难已能坦然接受，压力大大减轻，目前日间的工作状态和家庭关系均良好。

施先生睡眠情况的整体回顾见图 5-8。

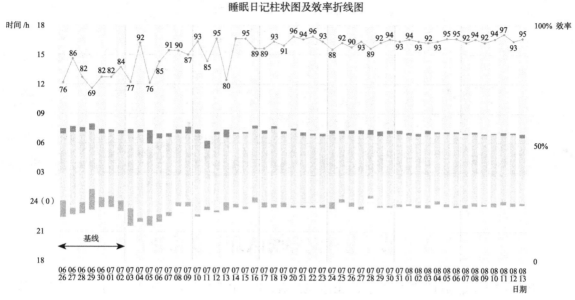

图 5-8 施先生睡眠情况整体回顾图

二、经验总结

在本案例中，我们给予施先生系统的 CBT-I，应用睡眠限制疗法增加睡眠驱动力，应用刺激控制疗法改善睡眠与就寝环境的正性关系，应用睡眠卫生教育修正不良的应对行为，应用认知治疗修正错误的自动化思维，应用放松训练降低患者的过度觉醒。本案例中施先生经过系统的 8 周 CBT-I，取得了比较满意的效果，并且基本掌握应对失眠的方法和技巧，可以进一步自我执行。

三、不足之处

本案例中，由于没有患者家人的参与，有些问题的把握可能欠准确，也未能充分调动家庭支持体系；由于采用固定设置的治疗方案，治疗个性化略显不足，对某些问题的处理和解决仍欠深入和彻底。

第六章
其他形式的失眠认知行为治疗（CBT-I）

第一节　团体失眠认知行为治疗

团体 CBT-I 是通过聚集共同受失眠困扰的患者，以团体形式进行心理干预的技术。比起个体 CBT-I，团体 CBT-I 能够利用团体成员之间的互助关系，可能让患者具有更好的依从性。所有患者共处于一个被尊重、被理解的团体，在共同治疗过程中，通过团体成员之间的相互支持，往往会有更好的治疗体验。此外，团体心理治疗的花费通常也低于个体心理治疗。对于个人隐私不是特别敏感，或者对于个案化需求不是特别强烈的患者，参加团体治疗是一个很好的选择。

对话 6-1：团体 CBT-I 的介绍

患者女性，22 岁，失眠 2 年，团体 CBT-I 入组访谈。

治疗师：根据您当下的情况，我希望邀请您参加 CBT-I 团体心理治疗。

患者：团体心理治疗？具体是怎样的呢？

治疗师：有别于个体心理治疗，团体心理治疗会有 8～10 个成员共同参加。我们会制订 6 次的治疗内容，共同去完成治疗目标，解决失眠问题。需要您每周按时参加，因为这不是您个人的治疗，我们需要尊重团体中的每一个人。

患者：治疗都是和别人在一起吗？都是失眠的患者吗？

治疗师：是的，CBT-I 团体治疗的成员都是受失眠困扰的患者。当中有些人或许会存在一些共病，比如身体疾病或者情绪方面的问题，但这个团体的目标就是解决失眠问题。

患者：还有情绪问题的患者？他们的问题会很严重吗？会不会反而对我有不好的影响？

治疗师：团体的领导者，也就是我，会负责处理在团体中有可能出现的问题，我会尽力保证团体中每个成员在小组中的正性体验。即便如此，团体中确实还是有可能出现突发问题，成员间有可能会出现沟通不畅，甚至冲突。但不必对此担心，团体中的冲突能反映出每个团体成员的认知模式，对于长期的治疗来说，是能产生治疗效益的。

患者：有冲突反而会对治疗有帮助？

治疗师：是的，团体中的冲突会带来个体的自我觉察，继而促使每个个体的成长。因此，冲突可能会让您在短时间内感到不愉快，但对于长期治疗来说，是能促使团体中的每个个体产生进步的。

患者：但我不喜欢这样的冲突。

治疗师：请放心，团体的领导者会确保治疗中的冲突不会上升到互相指责乃至吵架的地步，我们会保证这样的冲突是每个成员能够耐受的，冲突的目标是促使个体成长，而不是伤害团体的成员。而团体中的保密协议会确保这样的冲突只停留在治疗中，当您离开团体，不会继续受到困扰。

患者：能确保每个成员都能保密吗？

治疗师：我理解您的顾虑。每个组员入组前，我们都会进行足够时长的入组访谈，确保他能够接受入组的标准，包括治疗的时间安排、保密协议、确认治疗目标。就像前面说的，我们会尽量确保每个组员在治疗过程中的正性体验。

患者：那在治疗期间我需要请假怎么办？

治疗师：我们在入组访谈的时候，会尽量确保团体治疗的开展适合每个组员的时间，这样能尽量降低组员需要请假而无法参加的可能。所以，我希望您尽量不要请假，除非遇到不可抗力因素。

患者：我理解了，听起来是一个很有规则的治疗。治疗过程也有具体的规则吗？

治疗师：我们会进行 6 次的团体治疗。每次团体治疗都有需要探讨的内容，每次团体结束的时候会布置作业，并在下一次团体治疗开始的时候进行作业讨论。可以说，CBT-I 的团体治疗是有完整治疗结构的。

患者：听起来很不错，那我每一次治疗都能够有好转吗？

治疗师：我只能回答您或许会，并不绝对，毕竟我们有可能在治疗时遇到某些阻碍。每一次治疗的体验也会在下一次治疗的时候进行探讨，您可以阐述您个人的体验，也可以听听其他组员的体验，我们鼓励大家描述自己的感受，这是一个共同成长的过程。

团体 CBT-I 通常由 8 ~ 10 人组成治疗团体，通过 6 次心理治疗，达到解决失眠的治疗目标。在团体 CBT-I 的基本框架中，通常是每次治疗介绍每周进行的治疗内容，然后讨论上周的家庭作业及睡眠状况（检查睡眠日记及设定下周睡眠时间），再之后继续进行本周内容，设定本周家庭作业。通常会进行 6 周的团体治疗，具体程序如下展示。

第一次团体治疗：认识失眠机制及失眠成因

- 破冰活动＋成员自我介绍。
- 团体规则介绍。
- 失眠问题讨论。
- CBT-I "首部曲"：认识失眠机制、失眠病因的 "3P" 假说模型。
- 家庭作业：找到自己的失眠病因模式、填写睡眠日记。

第二次团体治疗：放松训练／助眠行为技术

- 讨论家庭作业：失眠病因的 "3P" 假说模型。
- CBT-I 技巧一：助眠的行为技术。
  - 睡前助眠行为
  - 刺激控制疗法和睡眠限制疗法

- CBT-I 技巧二：放松训练。
  - 腹式呼吸
  - 调整呼吸频率
- 家庭作业：执行助眠行为技术，练习腹式呼吸（每日2次，并加以记录），填写睡眠日记。

第三次团体治疗：生理时钟调整 / 放松训练

- 讨论家庭作业：确认助眠行为技术的作业执行情况。
- CBT-I 技巧二：放松训练。
  - 渐进式肌肉放松
- CBT-I 技巧三：生理时钟与睡眠。
- 家庭作业：执行助眠行为技术，练习渐进式肌肉放松训练（每日2次，并加以记录），调整生理时钟，填写睡眠日记。

第四次团体治疗：认识助眠药物及常见睡眠障碍 / 睡眠卫生教育

- 讨论家庭作业：助眠行为技术与调整生理时钟的作业执行情况。
- CBT-I 技巧四：助眠药物的认识与减药策略，认识常见的睡眠障碍。
- CBT-I 技巧五：睡眠卫生教育。
- 家庭作业：通过睡眠卫生教育调整行为，练习放松训练（腹式呼吸＋渐进式肌肉放松法的练习，每日2次，并加以记录），填写睡眠日记。

第五次团体治疗：放松训练 / 改变睡眠信念

- 讨论家庭作业：睡眠卫生教育与放松训练的作业执行情况。
- CBT-I 技巧二：放松训练。
  - 意象放松训练法
- CBT-I 技巧六：改变影响睡眠的信念。
- 家庭作业：执行助眠认知行为技术，记录影响睡眠的信念，练习意象放松训练法（每日2次，并加以记录），填写睡眠日志。

第六次团体治疗：团体成效讨论与失眠再发的处理

- 讨论家庭作业：确认助眠认知行为技术和放松训练的作业的执行情况。
- 助眠认知行为技术执行结果讨论。
- 放松训练执行结果讨论。
- CBT-I 完结：失眠再发的处理。
- 成员相互道别。

对于有兴趣加入团体心理治疗的患者，需要意识到这种治疗方式和个体心理治疗的不同之处。美国团体心理治疗协会终身杰出荣誉会员 Gans 针对团体心理治疗提出了以下10个建议。

1. 人们对事物的看法是非常不同的，但在感情方面会更相似。因此，当您谈论您的感受时，其他的小组成员会更容易与您产生共鸣。

2. 想要保护自己是很正常的，请注意您试图保护自己的方式，按照自己的步调，并让团体了解。

3. 如果您觉得没有准备好，不需要回答其他小组成员问您的问题，但是您要和小组成员解释您不准备回答的原因。

4. 尽量不要设想别人的想法和感受，而任其展现自己的反应，并试着去发现这些反应是什么。

5. 想想您在团体中"占用空间"是什么样的感觉。对您来说，在团体中说话困难吗？如果是的话，您知道为什么吗？可以与团体分享这样的困难。

6. 注意其他成员对您的第一印象。第一印象很重要，但并不总是准确的。您可以注意并好奇您对别人的第一印象，并借此来了解您自己，尤其是当它们被证明是不准确的时候。

7. 尽量不要对团体中的事情做出"好"或"坏""对"或"错"的反应，相反，试着去理解在您和其他团体成员身上正在发生的事情。

8. 当您觉得您有话要说的时候，不要担心是否会打断团体的进程。

9. 注意您对团体的先入之见与实际上团体的方式是相匹配的，还是背离的？您能从这样的观察中学到什么？

10. 团体中没有无辜的旁观者。如果您不喜欢事情的发展方式，您是可以表达感受的，也许这会引起您所在团体的规范的改变。

作为治疗师，需要了解患者在治疗中的需求。一旦患者在团体中感觉不适，便需要领导者用相应的治疗技术及时进行干预。一般团体心理治疗中常见的问题（如建立治疗联盟的方法、治疗过程中焦点的转移、团体成员间的冲突、部分成员需要请假无法完成每次的治疗）在 CBT-I 团体心理治疗中也可能会出现。因此，作为 CBT-I 团体心理治疗的领导者，最好具备一般团体心理治疗的经验，接受足够的督导，并需取得相应的治疗资质。

CBT-I 的团体治疗是结构式的团体治疗。对于团体治疗的成员来说，有时候会缺乏个案化的体验。对于一部分团体成员，或许无法把失眠中面临的困扰在 6 次团体治疗中完全解决，此时我们需要鼓励患者在生活中继续利用团体治疗中学习到的 CBT-I 技术，持续解决干预失眠的问题。对于缺乏行动力的患者，如果在后续的复诊过程当中依然被失眠问题困扰，可以利用个体 CBT-I 进行疗效的巩固。

第二节　数字化 CBT-I

传统面对面形式的 CBT-I 费用昂贵、操作复杂，且合格、专业的睡眠医师及治疗师数量较少，同时我国失眠人口多、分布广、经济水平较低等，种种因素限制了传统面对面 CBT-I 的施行和疗效。随着计算机和网络技术的快速发展和普及，数字化 CBT-I（eCBT-I）被提出并逐渐受到关注。

一、eCBT-I 的形式及疗效

根据治疗师的参与度，eCBT-I 主要分为 3 类：全自助、治疗师参与，以及自助和治疗师部分参与。这 3 类治疗形式的有效性均得到研究的证实。

（一）治疗师参与的 eCBT-I

治疗师会通过一对一的电话或视频通话方式对患者进行指导，并且全程追踪治疗进度，评估睡眠日记、问卷的完成情况，及时提供反馈意见。研究表明，通过远程通话实施的 CBT-I 可以明显改善患者的睡眠情况和抑郁、焦虑症状，且疗效在 6 个月后的随访中仍然可维持。此外，相较于团体 CBT-I 和面对面的个体 CBT-I，通过网络平台实施的 CBT-I 疗效无明显差异。

（二）全自助 eCBT-I

全自助 eCBT-I 通过构建的网络平台引导患者自主学习相关课程（书籍、小册子、视频、非交互性网站等方式）及自我练习，并完成睡眠日记和量表评估。国外的 eCBT-I 平台主要有 SHUTi、Go! to sleep、Sleepio、CBT-I Coach 等。

1. SHUTi（现已更名为 Somryst™） 是一个基于网络的结构化程序，旨在治疗成人的失眠障碍。SHUTi 由 6 周干预组成，包括 25 ~ 45 分钟 / 周的学习课程、家庭作业及每日睡眠日记（2 ~ 4 分钟）。课程包括心理教育部分（例如，失眠的危险因素是什么），吸引用户参与的每周任务演示和详解（视频、测验等）。

2. Go! to sleep 是克利夫兰诊所基于 CBT-I 开发的为期 6 周的在线课程，旨在培养更好的睡眠习惯并帮助参与者实施针对失眠策略的认知行为疗法。Go! to sleep 每天通过电子邮件提醒用户访问程序，根据前一晚的睡眠情况完成睡眠日记。睡眠日记涉及 13 个有关睡眠模式的问题，包括入睡潜伏期、总睡眠时间、觉醒次数及醒来时间等。完成睡眠日记后，系统会根据睡眠日记为参与者提供个性化反馈，以帮助他们跟踪整个程序的进度。每日有课程或文章，以提供有关失眠的心理教育，有助于解决参与者睡眠问题的策略。此外，参与者可以通过放松 / 冥想练习以减少因失眠和压力而引起的精神和生理唤醒。

3. Sleepio 是一个基于网络且完全自动化的睡眠干预手段，它由 6 部分组成，包括 5 节核心技术课程及 1 节睡眠课程，每节约 20 分钟，每周发布 1 次。该程序具有很高的互动性，虚拟治疗师引导患者完成每个阶段的内容和家庭作业，并对睡眠日记数据进行计算和分析，同时通过特定的算法将内容定制化以满足患者需求。

4. CBT-I Coach 提供睡眠心理教育、跟踪睡眠工具（每日睡眠日记和失眠严重程度指数问卷）以及睡眠卫生建议，包括创造有利的睡眠环境、定期运动并保持健康的饮食习惯等。放松成分包括伴有引导语的图像音频、呼吸训练，以及音频引导式的渐进式肌肉放松等。行为计划也可以在程序中进行审查和更新，包括设置提醒何时入睡和起床、完成睡眠日记和失眠严重程度指数评估，以及记录停止摄入咖啡因的时间。这种基于自我管理的移动应用程序，可以成为临床上失眠障碍患者自我管理的有效工具之一。

目前，国内比较成熟的数字化平台有中国首个 30 天心理自助平台 CCBT（计算机化认知行为治疗网络平台）和中国睡眠研究会开展的在线失眠认知行为治疗的抑郁症预防全国病例注册研究项目（STEP-MD）所使用的 eCBT-I 系统。CCBT 是由中国 CBT 专业组织的专家团队在参考英国、澳大利亚、美国的 CCBT 的基础上，结合我国需求者的特点自主研发而成，包含 4 个方面：抑郁、焦虑、失眠、强迫。每个项目均模拟真实 CBT 治疗过程、通过量表动态监测心理状况、根据使用者的具体情况个性化设计训练内容、强调进行心理教育和完成家庭作业以促进自主训练。STEP-MD 包括针对失眠障碍患者的 4 周 eCBT-I 系统和针对短期失眠患者的 1 周短程 eCBT-I 系统。STEP-MD 研究发现，1 周短程 eCBT-I 可以减少短期失眠向失眠障碍的转化，4 周标准 eCBT-I 可以降低失眠障碍患者的抑郁症发生率，以及相应减少自杀观念，并且改善失眠障碍患者的睡眠状况和生活质量。然而，4 周标准 eCBT-I 也显示了治疗依从性不高的问题，仅 57.9% 的失眠患者完成了 4 周治疗。以 SHUTi、Sleepio 为基础的国际研究也存在类似的问题，提示了 eCBT-I 的改进方向。目前，国内的 eCBT-I 平台仍在起步阶段，chat GPT 等人工智能相关底层技术也在快速发展，一些融合大语言模型的 eCBT-I 系统正在尝试通过最新算法提高失眠治疗效果。希望未来有更多的专业化平台出现，并通过临床研究证实其有效性。

（三）自助和治疗师部分参与的 eCBT-I

与全自动的 eCBT-I 不同的是，这种方式结合了治疗师的干预。在患者完成一定的治疗进度时，治疗师通过电子邮件或网络视频沟通功能提供反馈，或当患者遇到疑惑或困难时，治疗师及时通过互联网解答。研究表明，治疗师部分参与的自助 eCBT-I 对睡眠质量、总睡眠时间、睡眠效率、焦虑和抑郁症状、生活质量均有明显的改善，且治疗师可以在治疗开始时立即提供个性化的治疗方案，具有显著的治疗效果和较高的患者依从性。

除了反馈提供的信息和帮助之外，治疗师的参与对于改善治疗效果可能有以下的促进因素：①患者对治疗师的承诺可能会增强其依从性；②患者在实施治疗过程中遇到困难时有机会获得支持，可能增加其实施下一步计划的信心；③当患者在执行过程中获得良性体验时，治疗师能及时给予鼓励，可能会增强患者坚持下去的动力；④治疗师可调整个性化治疗方案，如当患者对睡眠限制疗法感到不适应时，可建议其尝试睡眠压缩疗法。

二、eCBT-I 在失眠障碍共病中的疗效

eCBT-I 可产生与传统面对面 CBT-I 相似的作用，且并不劣于团体 CBT-I。有证据表明，即使药物治疗失败，eCBT-I 仍可改善失眠和相关症状。与不包含 CBT-I 的线上治疗的对照组比较，eCBT-I 睡眠效率明显提高，失眠严重程度也显著降低。eCBT-I 可显著降低失眠障碍共病精神疾病患者的失眠严重指数评分，患者入睡潜伏期、入睡后的觉醒时间明显减少。此外，患者同时表现出持续小幅度的偏执和幻觉的情况也有减少。

eCBT-I 可改善失眠合并躯体疾病患者的失眠症状，但由于目前 eCBT-I 对这部分患者的疗效研究仍较少，未来可进一步扩大失眠与其他躯体疾病共病的研究，对于失眠和躯体疾病的治疗效果相关因素还需更深层次的探索。

三、eCBT-I 的优势及不足之处

（一）eCBT-I 的优势

1. 相较于传统面对面 CBT-I，数字化认知行为治疗可以覆盖更多人群，符合国内失眠人口基数大的需求，同时可为需要加强护理的患者保留更多的医疗资源。

2. 目前国内睡眠医学尚处于起步阶段，具有合格、专业资质的睡眠医师和治疗师仍较少，且不同的治疗师之间存在操作与规范不统一的情况，无治疗师参与或仅需治疗师部分参与的标准 eCBT-I 的推行非常必要。

3. eCBT-I 让地处偏僻或者经济情况较差的失眠障碍患者仍能及时接受规范治疗，减少因失眠导致的社会功能受损。

4. eCBT-I 可以减少患者在交通上的时间成本和经济花费，无需患者请假往返医院接受治疗，对日常工作和生活影响较小。

5. 由于特殊的文化背景及对心理健康知识缺乏了解，患者常因精神心理疾病的病耻感而拒绝寻求治疗。eCBT-I 可以让患者足不出户即可接受治疗，减少因往返医院而产生的病耻感。

6. 治疗师可以及时跟踪患者的治疗情况，必要时可调整治疗方案。

7. eCBT-I 通过可视化信息及时反馈给患者，帮助他们了解自身治疗进度，可能增加其参与动力。

（二）eCBT-I 的不足之处

1. 在治疗过程中，治疗师可能无法全面了解患者失眠诱发因素及维持因素的改善情况。

2. 对于教育程度低、技术经验少且年龄大的失眠患者，在对治疗的理解及执行方面可能存在一定限制，影响治疗效果。

3. 在行为治疗方面，包括刺激控制疗法、睡眠限制疗法，治疗师无法全面掌控患者的执行

程度及无法执行的原因，导致可能无法及时做出个性化反馈及调整。

4. 目前的 eCBT-I 对有自伤、自杀风险的患者关注较少，风险评估较简单且无相关重要提醒。

5. eCBT-I 对于睡眠的评估仅有自述的方式，缺乏更加客观的评估方式，主观评估结果和客观情况可能存在偏差。

（三）未来的研究方向

1. 进一步研究 eCBT-I 的作用机制，以期望为更多的失眠患者提供具有针对性的治疗方案，增加获益。

2. 进一步探究在 eCBT-I 中的治疗师干预程度对依从性及治疗获益的评价，制订更优的整合方式。

3. 进一步探究新模式的 eCBT-I，以适应更广泛的人群，包括教育程度低、技术经验少且年龄大的患者。

4. 进一步探究 eCBT-I 的不良反应和潜在的危害，以及改进的措施。

5. 不同的研究中 eCBT-I 组的脱落率相差明显，因此需要进一步探究脱落率的相关因素。

6. 融入人工智能问答等智能化手段。

第三节　失眠简明行为治疗

失眠简明行为治疗（BBT-I）是一种简化疗法，通常包括 4 次治疗，主要强调 CBT-I 的行为治疗部分。具体内容包括针对睡眠调控、影响睡眠的因素、促进或干扰睡眠的行为等方面的睡眠卫生教育，并利用刺激控制疗法和睡眠限制疗法，结合患者治疗开始前的睡眠日记，为其制订行为治疗方案。BBT-I 有时还包含简短的放松训练或认知疗法。BBT-I 的优点是结合了两种 CBT-I 中最有效的行为疗法，适用于在认知疗法方面经验不足或培训较少的治疗师，并且省时省力。

除了 4 次治疗的标准化 BBT-I，单次短时间、多频次的方法也是 BBT-I 的可选方式，治疗师可根据实际工作需求采纳可取的方式。

一、手册化干预 BBT-I

设计为连续 4 周内进行。为了最大化患者的依从性和传播可能性，干预包含两次面对面治疗（第一、三次治疗）和两次电话回访（第二、四次治疗）。在开始治疗前，所有患者都进行了全面的睡眠评估。

第一次治疗通常持续时间最长，持续 45 ~ 75 分钟。后续第三次面对面治疗均持续约 30 分钟，用于回顾睡眠日记，如有必要可调整睡眠处方，并讨论前一周可能出现的问题 / 挑战。电话治疗（第二、四次治疗）设计为简短治疗（低于 20 分钟），用以解决前一周可能出现的问题或困难，鼓励患者坚持执行规定的睡眠时间表，或者在必要时微调规定的睡眠时间表。

治疗实施程序：

（一）第一次治疗

第一次治疗，旨在提供关于睡眠卫生行为方面的正确做法和睡眠调节机制的原理，这些信息是后续进行行为干预的基础。治疗过程兼具教育性和互动性。为了达到这个目的，我们可以使用简单的工作手册来展示睡眠卫生的内容，并介绍可采纳的疗法（睡眠限制疗法、刺激控制疗法）及治疗原理。治疗师在治疗过程中，可以通过手册与患者进行互动。工作手册首先简要回顾了不利或有利于睡眠的行为。对睡眠卫生行为的简要回顾不仅有助于识别不良睡眠卫生行为（如通过喝酒加快入睡），而且还有助于区分睡眠卫生教育。

工作手册也可以用于讨论控制睡眠的过程，这个讨论基于 Borbely 的睡眠调节双因素模型，向患者展示具体治疗建议的原理。明确了治疗原理后，治疗师会指导患者记录睡眠日记，与患者共同计算过去两周的平均睡眠参数，包括在床时间、睡眠时间、上床时间、夜间觉醒时间、起床时间、日间清醒时间等，并把这些内容记录在睡眠日记上。

治疗师根据睡眠限制疗法和刺激控制疗法的原理，指导患者通过四个规则来改善睡眠。这些规则与睡眠调节双因素模型中控制睡眠过程的一个或两个因素有关，治疗师可以个性化地提出并与患者具体讨论。

规则1：减少卧床时间

帮助患者理解限制卧床时间的概念是治疗成功的关键，很大程度上需要患者对睡眠驱动力有清晰的理解。治疗师要结合患者个人实际情况给予详细解释。治疗师需要向患者解释在睡眠日记中呈现的上床时间、入睡时间、夜间觉醒和起床时间，以及睡眠效率的含义，给出适合的卧床时间，设置合理的作息安排。治疗师在一开始就提出"减少卧床时间"，虽然这个建议听起来可能与日常行为相悖，但实际上是有意义的，因为它与内稳态系统中的睡眠驱动力有关。此外，还要使用患者的睡眠日记数据，提醒患者目前的卧床时间会导致实际睡眠时间减少，其可能与睡眠驱动力不足有关，这将是提出个性化建议和提高患者接受程度的关键。

规则2：不论前一晚睡得多差，每天都同一时间起床

患者的睡眠日记经常显示关于夜间就寝时间和起床时间的极大差异，包括周末或者一夜没睡好之后，有睡懒觉的倾向。保持一致的起床时间有三个理由：起床时间是"设置"生理时钟最重要的线索；起床时间还会调节患者暴露在晨光下的时机——这是调整生理时钟和防止时相延迟的另一个有效方法；即使前一晚没睡好，保持固定的起床时间也能增加随后一晚内稳态系统中的睡眠驱动力。

患者转变睡眠习惯的惯性思维极其重要。患者的长期习惯可能是每当有休息的机会，就设法"抓住机会"去补觉，但实际上这种应对方式不仅加重了失眠问题，还影响了睡眠和觉醒的生理时钟信号，以及在随后一晚的内稳态系统中的睡眠驱动力。

规则3：困了才睡

有效实施这一规则的关键，是帮助患者理解"困倦"和"疲劳"之间的区别，因为人们普遍认为这两种状态是同义的。在治疗中需要向患者解释，困倦是指入睡的实际倾向，而疲劳是指感到疲惫或耗竭。当向失眠患者描述这一区别时，患者通常的反应是"哦，我一直觉得累，但从不困"。需要强调的是，"努力"睡觉不仅会令人沮丧，而且从生理角度来看是不可能的：睡眠不是一种意志行为，而是一种基于内稳态系统和昼夜节律系统，在大脑准备好睡觉时切换的状态。通常患者安排自己上床睡觉的时间基于自己的经验，即一个人"应该"什么时候睡觉，或配偶/床伴的睡眠模式，但与患者睡眠需求几乎没有联系。

规则4：睡不着就不睡

利用刺激控制疗法，治疗师可以帮助患者认识到，在连续几晚没能在床上睡着的情况下，大脑和床形成了一种联系，即"上床后会保持清醒"。若要打破这个联系，建议在醒着超过15分钟后（根据患者自己的心理时间）就起床，这往往最难被患者接受或坚持，半夜起床的做法也许会让人反感，但帮助患者了解失眠的部分原因是一种没睡着时躺床上的"惯性联系"有助于解决失

眠问题。此外，躺床上会进入到一种"觉醒 - 沮丧 - 清醒 - 觉醒"的循环中，因此在没睡着时起床可以帮助患者打破这个"惯性联系"。

为了促进刺激控制疗法的成功实施，可以让治疗师与患者进行头脑风暴，帮助患者寻找夜间睡不着时可以在半夜做的具体活动。就每个个体而言，选择的活动应基于患者个人兴趣或局限，具有个性化，但一般建议的活动要在调动患者兴趣的同时避免过度刺激（优先选择简单机械重复性的事情），并且要在光线暗的环境中进行，以免昼夜节律重置；应避免与工作相关的活动，通常建议患者避免使用手机、电脑等电子产品，因为这些电子产品既具有刺激性，还会产生过多光照（这些活动可以鼓励在早上进行）。患者可以选择的活动包括阅读书籍、玩不复杂的填字游戏、听有声书、整理相册或叠衣服等。该建议的目的是使患者分散注意力，不再关注自己没有睡觉的事实，患者应持续活动，直到感到足够睡意才再次回到床上。如果回到床上后，再次无法入睡，则继续重复此过程。在实践中，一些患者发现实施规则 1～3，可以抵消实施规则 4 的需求。

第一次治疗需要完成个性化定制"睡眠处方"，包括：患者的建议就寝时间和起床时间；如果睡不着，睡前和晚上要做的活动是什么；服药的患者需要讨论和制订服药时间和剂量；安排后续的电话治疗和面对面治疗。可以询问患者认为适合自己的起床时间，然后基于规定的卧床总时间来倒推就寝时间。允许患者有一定程度的自我调节时间，并就睡眠日记做出更符合现实的决定，而不是由治疗师直接规定一个设定的时间表。在退休人员等非工作人群中，设置起床时间通常是一项挑战，因为患者可能没有太多外部因素来决定一天的开始时间。在这些情况下，即使没有外部因素，治疗师可能还需要与患者就早晨进行的活动来制订策略，以提高起床动力，并设定早晨的惯例活动。特别提醒患者注意"不困不上床"的指导，晚上不应早于规定的睡觉时间上床。

最后，重要的是提醒患者：包括行为治疗的所有治疗都可能有副作用。对于 BBT-I 来说，短期出现白天思睡增加是最常见的副作用。由于睡眠限制疗法相关的轻度睡眠剥夺，尤其是与刺激控制疗法的规则相结合，患者可能出现日间思睡的倾向。因此，关于安全预防措施的具体指导（如长途驾驶等）也需要与患者讨论。通过睡眠日记或标准化问卷，以及利用治疗师对患者特殊情况的判断，定期评估白天思睡的严重程度，以防止产生与过度思睡相关的不良事件。

与患者沟通和讨论：遵守新规定的"睡眠 - 觉醒"时间表存在的预期结果和实际困难，有助于对 BBT-I 的过程和结果设定更为现实的期望，并有助于提高遵守新时间表的动力。具体来说，思睡和白天疲劳是失眠障碍患者延长卧床时间的两个主要原因。要让患者认识到遵循规定的"睡眠 - 觉醒"时间表会暂时加重思睡和疲劳，从而对白天可能出现的思睡及疲劳反应有充足的预期，这对于帮助患者连续几天坚持新时间表具有重要意义。

（二）第二次治疗

第二次治疗将安排简短的电话随访。在通话中要求患者拿着睡眠日记，以便于回顾和总结前一周睡眠日记的基线数据。虽然电话治疗没有遵循特定流程，但治疗师通常开始于询问常规问题：患者在过去一周的睡眠情况和日间功能情况 [例如，"您注意到自己过去一周的睡眠有什么变化吗？您给自己的睡眠质量打几分（0～100 分）？如何评价您的日间功能？您午睡了吗？如果有，一周有几天？"]，随后询问关于过去一周遵守规定的睡眠时间表的情况和具体睡眠问题（例如，"您觉得遵守时间表很难吗？您什么时候睡觉？什么时候醒来？有没有哪个晚上花了超过30 分钟才睡着？几个晚上这样？有没有半夜醒来？"）。

这个电话随访是作为一个简短"核查"，以提供对于治疗依从性问题的支持和解决。通常第二次治疗不需要回顾每晚睡眠日记，但相对的在第三次面对面治疗中，要仔细回顾患者前两周的睡眠日记。

（三）第三次治疗

第三周是面对面治疗，旨在：①回顾进展和解决关于技术应用可能遇到的困难；②监测和强化遵守治疗建议；③提供如何微调睡眠时间表的指导。具体来说，仔细回顾患者的睡眠日记，治疗师指导患者计算睡眠效率，并通过睡眠效率调整卧床时间，这与CBT-I的滴定过程一致。由于BBT-I短程的特点，治疗师务必要确认患者理解睡眠效率的定义，并能够在后续过程中自行调整卧床时间，自主实现滴定，直至睡眠时长符合患者设定的治疗目标。并且治疗过程中需要向患者解释，有时需要一个试错过程，在实现治疗目标前可能出现睡眠效率升高或降低的变化，患者需要根据自身情况遵循每周的治疗程序。

值得注意的是，与标准的CBT-I建议，即基于85%或更高的睡眠效率作为基准来修改睡眠时间表相比，BBT-I修改睡眠时间表的方式较简化，根据患者的理解能力，睡眠效率的计算可以被简化为30/30规则（例如，当入睡潜伏期或入睡后清醒时间低于30分钟时增加睡眠时间，当入睡潜伏期或入睡后清醒时间高于30分钟时减少睡眠时间），患者不需要计算器也能较容易地记忆和评估。最后，在治疗中提醒患者"行为改变一开始会比较困难，随着练习会越来越好"，也将有助于增强患者的治疗动机和依从性。

（四）第四次治疗

第四次治疗主要为回顾进展及教给患者预防复发的方法，解决治疗中遇到的困难，具体包括回顾睡眠卫生、刺激控制疗法和睡眠限制疗法的实施方法，以及滴定卧床时间的指导。关键是让患者明白睡眠不好时应减少卧床时间，睡眠好时可以增加卧床时间，虽然这对许多人来说是与直觉相反的。

与患者讨论可能使他们失眠加重的情形，如居家办公、作息紊乱或工作感到压力等。提前考虑这些情况对治疗是有帮助的，可以让患者制订有主动性的策略，对可能失眠的情况有充足预期，必要时重复实施有效的睡眠策略，如减少卧床时间、推迟上床时间、睡不着时就立即起床。

二、短时间和多频次的 BBT-I

除第一次正式治疗的时间相对较长（30~40分钟）之外，其他治疗时长均为15分钟，每次间隔1~2周，且可自行选择在线下或线上进行，总计六次。具体可参照以下方式：

治疗前首次访谈：时长15分钟，确定患者的失眠症状，评估BBT-I的适用性，给予患者睡眠日记及问卷评估的作业。

治疗前第二次访谈：时长15分钟，给睡眠日记和问卷评分，评估共病和临床症状。

第一次治疗访谈：治疗正式开始，时长为30~40分钟。给予患者有关睡眠的信息，介绍睡眠驱动力及睡眠的生物学因素，介绍治疗的组成部分，布置刺激控制疗法及睡眠限制疗法的作业，继续填写睡眠日记。

第二次治疗访谈：时长15分钟，教会患者计算睡眠效率（也可简化为30/30模式），给予睡眠时长滴定，解决患者在初次治疗中的疑问，鼓励患者继续参与治疗。

第三次治疗访谈：时长15分钟，回顾睡眠日记，继续滴定，解决患者在两次治疗间存在的困难。

第四次治疗访谈：时长15分钟，内容与第三次访谈一致。

第五次访谈治疗：时长15分钟，回顾治疗效果，帮助患者对后续可能出现的问题有合理预期，增强患者自行调整并维持治疗的能力。

第六次访谈治疗：时长15分钟，建议与第五次访谈间隔3~6个月，主要内容为回顾患者在治疗过程中遇到的难题，鼓励患者坚持实现治疗目标。

对话 6-2: BBT-I 疗法的介绍

患者男性，27 岁，公司职员。主诉"失眠 3 月余"。

患者：我知道治疗失眠是一个长期的过程，但我因为工作的关系，没有太多的时间可以到医院复诊，在不使用药物的前提下，请问有更便捷的方式可以帮助我吗？

治疗师：我能理解您的需求。通常进行 CBT-I 需要您保证每周 50 分钟的复诊时间，如果您确实存在时间上的约束，我建议您尝试使用 BBT-I。

患者：这个和失眠认知行为治疗有什么区别呢？

治疗师：我们依然需要您使用刺激控制疗法和睡眠限制疗法的技巧。您需要控制卧床时间，在睡不着的时候离开床，同时严格遵守起床的时间。这一周时间，我依然需要您记录睡眠日记。在后续的复诊时间，您每周只需要抽出 15 分钟的时间进行滴定，根据您的实际需求，可以采用门诊复诊或线上复诊的形式。

患者：这太好了，这样我可以保证每周复诊。

BBT-I 尽管在灵活性上具有优势，但仍有其局限性。由于治疗时间的缩短，相比 CBT-I 治疗，BBT-I 淡化了传统心理治疗建立治疗关系的过程，治疗师无法和患者建立完整的治疗关系。BBT-I 主要使用 CBT-I 的核心治疗技术（刺激控制疗法及睡眠限制疗法），对该治疗技术具有阻抗的患者无法保证依从性。其次，即便患者具有良好的依从性，仍无法完全避免刺激控制疗法及睡眠限制疗法的局限性。癫痫、日间困倦（艾普沃斯嗜睡量表评分 > 10）、当前精神和 / 或躯体状况严重不稳定、床上时间少于 6 小时的患者不适用 BBT-I。

对话 6-3: BBT-I 巩固疗效的办法

进一步向张先生解释 BBT-I 疗效巩固的机制。

患者：感觉这个办法挺好操作的，如果我完成了治疗作业，失眠的问题仍然没有改善，该怎么办？

治疗师：在 BBT-I 中，我们只采用了刺激控制疗法及睡眠限制疗法两个技术，这是因为治疗时间存在限制，我们需要在更短的治疗时长里进行更有效率的治疗。但如果这两个疗法无法完全解决您失眠的问题，说明您需要进一步的治疗，您可能需要花费足够的时间，进行 CBT-I 的治疗尝试。

患者：这意味着我前面花的时间就浪费了？

治疗师：CBT-I 仍然需要您进行刺激控制疗法及睡眠限制疗法的治疗，但对于阻碍您失眠痊愈的原因，我们需要进一步干预，这里面需要运用到更多 CBT-I 的技术。

患者：就是说我治疗继续往下进行就可以了？

治疗师：是的，我们看看还有哪些方法还能更好地帮助您。

第七章
合并药物治疗患者的处理

第一节 概述

一、失眠障碍患者的药物治疗状况

失眠障碍患者使用药物治疗的现象十分普遍。有研究显示，前来医院就诊的有失眠症状的患者中，70% 以上都被开具了各种助眠药物。这与失眠认知行为治疗（CBT-I）的出现较晚、医疗服务提供者和患者对此了解相对有限有关。此外，国内外各大失眠障碍治疗指南也推荐，对于短期失眠患者，可以使用镇静催眠药物进行治疗；而对于失眠障碍患者，除 CBT-I 外，也可以在短期内合并药物治疗。这也使得药物在失眠治疗中仍然占有一定的地位。

在临床上，镇静催眠药物主要为苯二氮䓬受体激动剂（BZRA），包括：传统苯二氮䓬类药物（BZD）的阿普唑仑、劳拉西泮、艾司唑仑、地西泮、氯硝西泮等；近年常用的非苯二氮䓬类药物（NBZD）的佐匹克隆、右佐匹克隆、唑吡坦、扎来普隆；逐渐开始被应用的双重促食欲素受体拮抗剂。

然而，镇静催眠药物的长期疗效欠佳，且安全性存疑，很多患者具有减停此类药物的主客观需求。同时，这些药物大都存在不同程度的成瘾性和依赖性，尤以 BZD 更加明显，因而在药物减停过程中经常会遇到反跳性失眠等各种问题。很多拟采用 CBT-I 的患者，此前都接受过药物治疗，其中多数正在用药中。对于此类患者，也面临着是否需要减药或停药，以及怎样启动减停的问题。为此，本章将针对以 BZRA 为代表的镇静催眠药的减停问题进行详细介绍。

二、镇静催眠药依赖者的认知行为模式（图 7-1）

很多失眠患者在开始服用镇静催眠药之后，会担心自己是否会对镇静催眠药产生依赖，导致"一旦吃上就停不掉"，同时还常常担心长期服用镇静催眠药是否会带来的各种副作用，并为此产生对长期服用药物的焦虑感和罪恶感。这些负面情绪增加了患者认知和生理上的觉醒程度，使清醒系统过度激活，反而可能加重失眠。甚至有些患者因无法承受这种焦虑感和罪恶感，决定自行停药，尝试不服药入睡，但正是这种不恰当的停药方式，又会带来新的问题。在服用镇静催眠药后，体内与镇静催眠相关的 γ-氨基丁酸等抑制性神经递质及其相应的受体和通路处于平衡状态，突然停药会导致原有的神经递质浓度剧烈波动，相应的受体和通路也会处于异常状态，因此原先有利于镇静催眠的平衡状态被打破，反而会诱发出原先被抑制的过度觉醒、失眠和焦虑状态，甚至这些症状可能比服药前还要严重，这种现象也被称为"反跳性失眠"。为此，患者会形成"需要依靠药物才能入睡"的想法，一旦产生这样的想法，就标志着药物依赖开始出现了。对于这种想法，患者面临着两种选择：要么重新开始服用镇静催眠药以帮助睡眠，但这样一来，又会重新陷入此前对服用镇静催眠药的焦虑感和罪恶感之中；要么放弃吃药，但在这种状态下可能就无法入睡，相当于放弃睡眠。后者是大多数人都难以承受的，因而会选择前者，这就使得药物依赖逐渐形成，这种依赖包括认知和行为两方面。而随着服药时间的延长，停药的难度也逐渐增加，失眠也会进一步持续下去。

镇静催眠药依赖者的认知行为模式见图 7-1。

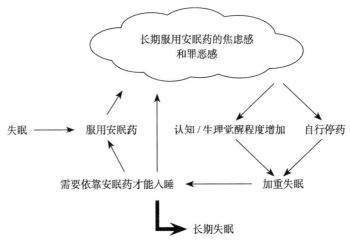

图 7-1 镇静催眠药依赖者的认知行为模式

实际上，针对患者药物依赖的认知行为模式，问题并非出在"一旦吃上就停不掉""需要依靠镇静催眠药才能入睡"，而是突然停药这种不恰当的停药方式，这会使得机体出现反跳性失眠，因此容易被误认为是"对镇静催眠药已经成瘾"，对停药更加失去信心。事实上，只要尊重身体已经形成的平衡状态，采用缓慢减量的策略，尽可能减小对原有平衡状态的改变程度，即使出现反跳性失眠，也能正确面对，认识到这是一种正常现象，不过分担心和焦虑，等待机体几天后逐渐形成下一次的平衡状态即可。同时，配合 CBT-I 的原则和方法，最终能使绝大多数患者成功减量、停药。

对话 7-1：患者不恰当减药后失眠症状反复

患者：我是不是一辈子都得吃药了啊？

治疗师：为什么这么说呢？

患者：昨晚我试着没吃药，结果一宿都没睡着……

治疗师：哦，那您之前吃的是哪种药？每次吃几片呢？

患者：我吃的是劳拉西泮，每天晚上吃一片。

治疗师：好的，那您总共吃了多长时间呢？

患者：吃了三个多月了。

治疗师：那您吃药时，晚上睡得怎么样呢？

患者：能睡六七个小时吧，比没吃药的时候好很多。

治疗师：那您最早没吃药时，总共能睡着多长时间呢？

患者：也就三四个小时吧。

治疗师：好的，我明白了。就是说您一开始只能睡三四个小时，但吃上一片劳拉西泮之后，能睡六七个小时，可昨晚没吃药，反而没睡着，是吗？

患者：是啊，还不如从前呢，好歹那时还能睡三四个小时，可是昨天晚上一丁点儿都没睡着。治疗师，我该怎么办啊？

治疗师：您先别太着急，我十分理解您的心情，办法还是有的。

患者：什么办法呢？是不是得一直吃药了呀？

治疗师：现在您首先要做的，就是重新开始吃药。

患者：可我不想再吃了呀，人家不是说长期吃药会变笨吗？

治疗师：任何药物都有副作用的，但要看出现的概率。苯二氮䓬类，也就是安定类镇静催眠药是有影响认知的可能，但那是更长时间服用才有可能出现的，而且也是少数。您现在只吃了三个多月，还远远不会呢。

患者：可您不是说让我要继续吃吗？还要吃多久？是不是一辈子都要靠药物了？

治疗师：不会吃一辈子，还是有办法的。

患者：还有什么办法呢？不还是继续吃吗？之前听人家说吃药很容易产生依赖，我还不信，现在看来，我已经依赖了，唉……

治疗师：其实，您昨晚没吃药导致没睡好，属于典型的反跳性失眠。

患者：什么叫反跳性失眠啊？

治疗师：就是说，对于连续服用药物一段时间的患者，如果突然停药，或者减药过快，就会出现睡眠还不如开始吃药之前的情况。

患者：哦，这是为什么呢？怎么会比一开始还差呢？

治疗师：这是因为服用镇静催眠药一段时间之后，人体内与镇静催眠有关的一些神经递质，也就是大脑中的细胞与细胞之间传递信息的物质，处于稳定和平衡的状态，这时睡眠就会保持在比较好的状态。但突然停药后，体内这些神经递质的浓度会在瞬间发生剧烈波动，导致原有的平衡状态被打破，还会使得原先已经被抑制的清醒系统被过度激活，这种激活会导致在晚上睡眠期间的过度清醒、失眠和焦虑，甚至比开始服药前还严重，这就是"反跳性失眠"的原理。

患者：哦，我明白了，就是说我不能随便停药？

治疗师：是的，但并不是说您就不可以减药。通常来说，在睡眠明显改善的前提下，可以用十分缓慢的速度来减药，这样既不会导致长期服用药物，避免了您所说的一些副作用，也会最大限度地避免反跳性失眠发生。

患者：哦，原来是这样啊。那我应该怎样减药呢？

治疗师：接下来，我就为您详细介绍一下减药的原则和方法吧……

第二节　减药策略

一、适用人群

对于正在服用镇静催眠药的患者，如果睡眠已明显得到改善并达到稳定状态，且无明显负面情绪，加之患者自身对睡眠感到满意、有减药的意愿，而医生也认为适合减药，则可遵照缓慢减量的原则进行减药。

二、减药原则

对于减药原则，最重要的是一个字是"慢"。理论上讲，减药的速度越慢，越能保证药物治疗的有效性，机体出现反跳性失眠的可能性越小，将来减药成功的可能性也越大，同时还能增加患者减药期间的安全性。例如，对于使用 BZD 的患者而言，突然停药，尤其是在大剂量下停药，可能会诱发癫痫发作、精神症状、意识模糊及惊恐发作，即使从较小的剂量开始快速停药，有时也会出现精神症状，并且加重焦虑。

对于同时服用多种镇静催眠药物的患者，原则上每次只减少一种药物的剂量，以尽可能减少或避免反跳性失眠的发生。

就具体的减药措施而言，既可以减少每晚的用量，也可以减少服药的天数（如改为每周服用5天、隔天服用等）。但原则上，首先以减少每晚的用量为主，当减至最小目标日剂量时，可以再减少服药的天数。

三、减药方法

（一）制订减药计划

目前还没有针对 BZRA 减药的"金标准"。即使整个减药过程十分谨慎，也无法保证万无一失，约有 1/3 的患者会出现戒断反应等问题。在制订减药计划前，首先应仔细评估患者的病史，包括服用 BZRA 的类型（BZD 或 NBZD、短效或长效）、剂量、频次和使用时长；合并的躯体疾病及精神障碍；既往曾出现过的戒断症状；心理社会因素，如生活方式、人格特征、环境压力、服药原因及社会支持等。其次，还应评估患者能否在门诊安全地减停药物，或是需要在住院环境下进行。与快速停药相比，为期数周至数月的缓慢减停更容易成功，但这一点同样与患者的具体情况有关。

为了尽可能提高减停药物的成功率，每周的减量速度不应超过日剂量的 25%。根据患者的实际情况，可以采取以下不同的减药方法：①在 4～8 周的时间内，每 2 周减少原有日剂量的 10%～25%；②对于出现生理依赖的患者，可以在 2～12 个月的时间内，每 1～2 周减量 1/10～1/8；③如果目前正在使用短效或中效 BZD，可将其转换为等效剂量的、半衰期较长的地西泮（表 7-1），随后每 2 周减量 1/8。在执行减量过程中，也可以将前述方法结合运用，例如在早期减量阶段采用相对较快的减量速度，而在减至小剂量后放慢减量速度等。

表 7-1　常用的 BZRA 与地西泮的等效剂量换算

药物名称	地西泮 5mg 的等效剂量 /mg
阿普唑仑	0.25
氯硝西泮	0.25
氟西泮	7.50 ~ 15.00
劳拉西泮	0.50
硝西泮	5.00
奥沙西泮	10.00 ~ 15.00
佐匹克隆	7.50
右佐匹克隆	3.00
唑吡坦	10.00
扎来普隆	10.00

值得注意的是，借助长效 BZD 替代短中效 BZD 并逐渐减停的有效性在既往研究中存在不确定性，但目前临床上普遍接受这种做法。至于采用其他辅助药物来替代减停 BZRA，目前尚缺乏确切的证据支持。

（二）非药物干预

减药的过程中，如果能够结合非药物干预手段，则患者成功减停的概率会更大。通过以下措施，能够帮助患者有效应对减药过程中可能遇到的各种问题。

1. 确认患者的顾虑并进行安抚，向其保证在整个减药过程中会为其提供专业支持，并提供其他可能有用的资源。

2. 对患者进行减药方案及应对可能出现的戒断反应方法的宣教，以避免患者在缺乏足够信息的情况下自行摸索而产生负面的影响。

3. 为患者推荐能够有效应对失眠和减药问题的其他治疗方式，如 CBT-I、动机干预等。

4. 设法争取患者家人及朋友的帮助，以共同支持和鼓励患者完成停药。

尽管一些医生仍然对减停 BZRA 心存顾虑，但通过个体化的减药方案，70% ~ 90% 的患者可以成功减停此类药物。更重要的是，在患者成功减停药物之后，他们在减药过程中接受的某些非药物干预手段（如 CBT-I）也能为其带来持续获益，帮助其更好地面对未来的生活。

四、减药步骤及示例

对于拟减停镇静催眠药的患者，可采取的具体减药步骤如下：

1. 向专科医生表达希望减药的意愿，在征得医生同意后方可进行。

2. 如同时服用多种药物，应与医生商议，确定开始减药的种类。

3. 确定开始减药的日期。通常建议从某个次日没有重要事项的前一晚开始，以免由于反跳性失眠影响第二天的学习和工作安排。

4. 制订具体的减药计划。如上文减药原则中所述，首先减少每晚的用量，在减至最低剂量后，再减少服药天数。通常，可以每 1 ~ 2 周减少原有剂量的 1/4，并且当药量较小时，适当放缓减药速度（如减至原有剂量的 1/4 后，下次可先减至原有剂量的 1/8～1/6，不一定直接停用），直至减到最低日剂量；当减到最低日剂量后，开始减少服药的天数，直至完全停药。

5. 制订好减药计划后，须尽可能按照计划执行，除特殊情况外，不能随意更改计划，同时保持规律的上床和起床时间。

具体减药方案示例如下：

患者女性，45 岁，教师，因"入睡困难 5 年"来院就诊。考虑存在失眠障碍，现已服用唑吡坦 3 个月（10mg/d），同时配合 CBT-I，睡眠已明显改善，平均总睡眠时间 7.5 小时，睡眠质量满意，白天精神好。患者希望减药，经医生同意后，决定开始逐步减停唑吡坦。计划起初每 2 周减少 1/4 片，减至 1/4 片后放慢减量速度，减至 1/8 片后降低夜晚服药频率。具体减药过程及剂量见表 7-2。

表 7-2 减药方案示例

减药时间	药物名称	剂量	用法
初始	唑吡坦	10.00mg（1 片）	1 次/晚
第 1～2 周	唑吡坦	7.50mg（3/4 片）	1 次/晚
第 3～4 周	唑吡坦	5.00mg（1/2 片）	1 次/晚
第 5～6 周	唑吡坦	2.50mg（1/4 片）	1 次/晚
第 7～8 周	唑吡坦	1.25mg（1/8 片）	1 次/晚
第 9～10 周	唑吡坦	1.25mg（1/8 片）	1 次/隔一晚
第 11～12 周	唑吡坦	1.25mg（1/8 片）	1 次/隔两晚
第 13～14 周	唑吡坦	1.25mg（1/8 片）	1 次/周
第 15 周起	唑吡坦（停用）	0	停用

对话 7-2：患者希望停药及减药策略指导

患者：我最近这段时间睡眠都挺好的，能不能不吃药了呢？

治疗师：您现在每天晚上总共能睡着多长时间？白天精神怎么样呢？

患者：我现在每天能从晚上十一点半睡到第二天早晨七点，还是闹铃把我叫醒的，要不是得起来上班，应该还能再睡会儿。白天精神也挺好的。

治疗师：好的，您现在的药量是多少呢？

患者：我现在每天晚上吃一片唑吡坦。

治疗师：好的，我明白了。这样吧，从现在开始，您的唑吡坦可以减到只吃 3/4 片了。

患者：啊？还要吃吗？不能直接停了吗？

治疗师：是的，还不能那么快停药呢。

患者：为什么啊？我感觉现在睡得已经挺好了啊。

治疗师：正是因为您现在睡眠已经明显改善了，所以才让您可以减点量。但一定得注意，减药必须要慢，减快了很容易造成失眠反复，直接停掉就更不行了。

患者：哦，是这样啊，那我还要吃多久呢？

治疗师：您现在总共已经吃了多长时间？

患者：3个月了。

治疗师：之前药量有没有调整过呢？

患者：没有，一直都是每晚吃一片。

治疗师：好的，那从今晚开始，您先减到3/4片，吃两周看看。如果一直睡得不错，两周之后，可以再减1/4片，只吃半片；再过两个星期，如果睡得还很好的话，可以再减1/4片，只吃1/4片；如果顺利的话，之后再过两个星期，就可以完全停掉了。但原则上，药量越小的时候，建议减量越慢，所以我们通常在减到1/4片之后，有时还要经过1/8片这样的过程。例如，可以在1/4片服用两个星期后，减到1/8片，到1/8片就不再减量了，如果情况还很稳定，就可以减少服药的天数，比如隔天服1/8片、隔两天服1/8片、每周服一次1/8片，然后就可以彻底停掉了。注意每次减药，包括减量和减少服药天数，都要至少间隔2~4周才行。

患者：哦，还要这么久啊。

治疗师：是的，想要完全停药的话，最快也要一个半月，要是稳妥起见，起码还得三四个月。只有这样，才能保证疗效的稳定，避免复发。否则一旦复发，就前功尽弃了，还得从头再来，到时候治疗难度会增加，疗程也会更长。同时，要继续坚持CBT-I，它可以帮助您在减药过程中尽可能保持良好的睡眠。

患者：好的，那我就照您说的做，今晚先减到3/4片试试。我也会继续坚持做CBT-I。对了，3/4片好像不太好分啊？

治疗师：您可以到药店或者网上买个切药器，就很容易分了。

患者：好的。我万一睡不好了该怎么办？

治疗师：是这样的，少数人刚开始减药的前几天可能睡得没之前那么久或者那么踏实，不过通常几天以后，基本上一周之后，就会恢复了，所以不用太担心。当然，如果中间睡得实在不太好，也可以随时来找我。如果睡得好，两周之后可以再减下一次。建议您最好到时候再过来找我一下，帮您评估一下，这样才更放心。

患者：好的，我明白了，谢谢治疗师。

五、注意事项

应注意，减药一定要在专科医生的指导下进行，由医生来指导减药的次序、速度和具体方案。在减药之前，应当对患者服药前后的睡眠状况进行对比和评估，只有当患者睡眠已明显改善、对睡眠满意度较高时，才可考虑减药。同时，最好能够为患者提供一份书面的减药时间表，而不仅仅是口头上的嘱咐，这样患者能够通过打钩或画线等方式来记录进展，也能够增强其朝着最终目标前进的动力。在减药开始后，应当对患者睡眠状况进行密切跟踪，记录睡眠情况和失眠症状的变化，并及时向患者解释反跳性失眠及其他可能出现的不良反应，消除顾虑，为患者树立成功减药的信心。当药量减到少于1片时，可建议患者在药店或网上自行购买切药器，以便于对药物的切分。

此外，有时患者会同时服用一些针对其他精神障碍（如针对抑郁的抗抑郁药）或睡眠障碍（如针对不宁腿综合征的多巴胺受体激动剂等）的药物。在这种情况下，需要经专科医生评估后考虑下一步的用药方案，其中部分药物可能需要长期使用。

第八章
失眠认知行为治疗（CBT-I）在特殊人群中的应用

第一节　CBT-I 在儿童和青少年中的应用

一、CBT-I 在儿童中的应用

（一）概述

失眠是儿童和青少年最常见的睡眠障碍之一。在儿童中，失眠症状的检出率可达 30%；而在青少年中，这一比例甚至可高达 40% ~ 66%。Paine 和 Gradisa 发现，患有失眠的学龄期儿童已经存在睡眠问题的时间平均为 5.7 年，平均发病年龄为 3.7 岁。与成人不同，儿童失眠症状常常由家长报告，其中包括睡眠抗拒、入睡困难、频繁夜醒、早醒和不能单独入睡等，相关的日间功能损害症状则包括过度困倦、注意力不集中、学习成绩差、多动和情绪行为问题等。

尽管已有成人失眠的病因模型，但目前尚未形成学界公认的儿童和青少年失眠模型。一般而言，儿童的失眠问题可分为就寝问题 / 入睡行为限制不足型和夜醒 / 睡眠启动相关型两大类。

1. **就寝问题 / 入睡行为限制不足型**　指因父母或照看人对儿童的就寝行为缺乏明确的限制，儿童表现为拒绝就寝或拖延就寝时间。

2. **夜醒 / 睡眠启动相关问题**　指入睡或夜醒后重新入睡所依赖的特定条件，有积极和消极之分。积极睡眠启动相关行为（如吮手指或抱安抚物）是儿童可独立完成的；而消极睡眠启动相关行为则需要依赖外界干预（如抱或摇睡、喂食和父母陪伴）或特定外界刺激（如开灯或电视）。

理解儿童失眠问题的分型和成因对于为儿童患者进行失眠认知行为治疗（CBT-I）有着重要意义。

对于成人失眠而言，CBT-I 已被广泛证实有效，并被列为一线治疗。但是对儿童和青少年而言，系统评估 CBT-I 的研究数量相对较少。一项在 5 ~ 13 岁儿童中展开的 CBT-I 的临床试验发现，在学龄儿童中，能够掌握复杂的认知治疗所需概念和技能的人数较少，直至 7 岁左右这一比例才可能会增加，这提示了 CBT-I 在儿童和青少年中应用的适用年龄应当在 7 岁以上。尽管 CBT-I 在儿童和青少年疗效的循证医学证据相对较少，但现有研究均显示 CBT-I 在儿童和青少年中具有应用价值，可改善睡眠相关特征（如睡眠潜伏期、入睡后觉醒、睡眠效率等）、改善焦虑情绪、提高日间功能等。

（二）CBT-I 在儿童中的应用

与成人乃至青少年不同，儿童失眠具有其特有的年龄特点，常常由不当的行为引起，可分为睡眠起始相关障碍（SOAD）和环境限制性睡眠障碍（LSSD）。SOAD 是指儿童需特定的刺激、物品、环境才能启动睡眠或醒来后再次入睡，通常与父母的在场和干预有关；LSSD 是指因照护者提供的环境限制不当导致的就寝时间延迟或拒绝入睡，常见特点是父母很难为就寝时间设定限制和规则，或者难以让孩子遵守这些限制和规则，孩子可能因诸如饥饿、口渴、希望再讲一个故事等借口而拒绝入睡。

除行为因素外，儿童也常常会存在不愉快的、与睡眠不匹配的感受和错误认知（例如对睡眠或睡眠环境感到焦虑，以及认为"如果我无法入睡，我可能会在学校考试中表现不佳"等），最终导致心理生理性失眠。

由上可见，父母在学龄儿童的睡眠中扮演着至关重要的角色。因此，针对学龄儿童的 CBT-I 既应当包括与儿童有关的干预措施，也应该包括与父母有关的干预措施。尽管儿童自身是 CBT-I 治疗过程中的主体，但父母也应及时了解孩子的治疗进程，鼓励并协助孩子完成相应的目标和作业。具体干预措施的要点如下。

1. 标准消退法　从安置儿童上床睡觉到早上起床的过程中，除了基于安全和健康的考虑，忽视儿童的不当行为（如哭闹、叫喊）直到第二天早上。这种方法也适用于儿童与父母在同一个卧室时，但父母在预定的起床时间前需坚持不与儿童互动。目标是通过减少或消除对不当行为的强化，使其逐渐减少或消失。

2. 渐进消退法　与标准消退法一样，渐进消退法的目标是培养儿童的自我安抚能力，使儿童能够不依赖外界特定条件而学会独立入睡。但是与前者不同，渐进消退法是循序渐进的，该法允许父母每隔一定时间探望孩子并提供最低限度的帮助和安抚。孩子被安置上床后，如果继续反抗和哭闹，父母可每隔一定的时间（可采用固定的时间，如每 5 分钟，也可采用渐变的时间，如先 5 分钟、再 10 分钟）探视一次，这些探视的时间应当很短，其目的是表示父母虽然在场，但仅为儿童提供最低限度的帮助（如帮助儿童回到睡姿、提供奶嘴），随后父母立即离开房间。表8-1 列举了渐进消退法的其他一些常用步骤。

表 8-1　渐进消退法的常用步骤

情景	步骤	措施
若孩子在父母的床上	1	将孩子移到父母床旁另一张独立的床垫上
	2	练习步骤1,当孩子感受到的恐惧/焦虑减少后,将孩子床垫移到卧室门附近(卧室内或卧室外)
	3	练习步骤 2 足够多后,将孩子床垫逐步移向孩子自己的卧室
	4	练习步骤 3 足够多后,向孩子的卧室持续逐渐移动孩子床垫,直到孩子独立睡眠
若孩子在自己的房间,但需要父母在旁	1	父母与孩子一起躺在被子里
	2	父母在孩子身边,但躺在被子上
	3	父母在孩子身边,但坐在被子上
	4	父母坐在床边,但把手放在孩子身上
	5	家长坐在床边,但没有和孩子接触

情景	步骤	措施
若孩子在自己的房间,但需要父母在旁	6	家长坐在孩子床尾或卧室门附近
	7	父母坐在卧室门外(如坐在椅子上等)
	8	父母可以完全离开孩子

3. 建立良好的睡前行为 帮助孩子建立一套固定顺序、愉快而平静的睡前行为,为睡眠做好准备,从而将入睡与紧张的睡前行为分离。对于能够独自入睡并在第二天早晨未寻求父母帮助的孩子,可在第二天给予一定的奖励。

4. 规划睡眠时间 如果孩子不能在希望的时间内睡着,可以暂时性地推迟就寝时间,让孩子起床进行安静平和的活动,直到其感到困倦再上床睡觉。在确定孩子自然入睡的时间后,每天提前 15 ~ 30 分钟让其上床睡觉,直到达到适当的入睡时间。表 8-2 列举了规划睡眠时间的常用步骤。

表 8-2 规划睡眠时间常用步骤

步骤	措施
1	将孩子的就寝时间推迟 15 分钟,并将新的就寝时间保持一致达 1 周
2	确保孩子的起床时间在一周的 7 天内均保持一致
3	避免孩子白天补觉、打盹
4	1 周后,若孩子的睡眠潜伏期 > 20 分钟,重复步骤 1
5	若孩子的睡眠潜伏期 < 20 分钟,则坚持这个新的就寝时间
6	如果出现白天症状(如在学校打瞌睡),则将就寝时间提前 15 分钟,为期 1 周
7	如果白天症状仍存在,则继续执行步骤 6
8	目标是在孩子的睡眠潜伏期长度与白天症状的严重程度和 / 或频率之间取得平衡

对话 8-1: 儿童 CBT-I 中消退法的应用案例

　　患者父母:治疗师,我家的孩子每晚一到睡觉的时间,就吵着要我们给他讲故事。每次我们安抚他睡觉,都要花很长时间。他现在只有 5 岁,我担心他晚上睡觉时间太短了,影响他的健康。

　　治疗师:我能理解您的苦恼。孩子越是睡不着,您越是着急,就陪着孩子然后安抚他,让他赶紧睡觉,是吗?

　　患者父母:是的,他越是不睡觉,我们越着急。

　　治疗师:您的目的是希望孩子赶紧入睡。然而您睡前的过度陪伴,越是对他有更多的关注,他越是不睡觉。这个年纪的孩子会寻求父母更多的陪伴,因此您的行为或许会对他不睡觉的行为有更多的强化。

　　患者父母：那我们在孩子晚上睡觉的时候，应该不要管他？

　　治疗师：是的，我们可以使用标准消退法，在保证孩子安全的情况下，在睡觉前坚持不和孩子互动。也可以采取渐进消退法，逐步减少对孩子的关注，我们可以设计一个为期数周的方案，帮助孩子逐渐适应，最后达到让他尽快入睡的目的。

　　患者父母：明白了，我们会减少对孩子的关注。

　　5. 定时提前唤醒　　该方法包括两个主要步骤：事先对孩子夜醒规律进行详细记录；指导父母在孩子预期自然醒之前的短时间（如 15～30 分钟）把孩子唤醒，然后再让他重新入睡。在这个过程之后，诱导唤醒之间的间隔时间逐渐增加，从而使得孩子有更长的固定睡眠时间。例如，当父母使用间隔 90 分钟唤醒孩子的方法，在连续几天内降低了孩子自发夜醒的次数后，可以逐渐增加间隔时间，改为每隔 2 小时唤醒孩子一次。定时提前唤醒这一方法尽管在临床随机对照研究中被证明有效，但是父母接受度较低，且不适用低年龄儿童。

　　6. 认知重建　　通过使用认知行为技术，可以指导儿童或家长调整与失眠相关的消极思维。例如，使用"今晚或许能睡好"的想法代替"今晚一定睡不着"；使用"每个人的睡眠需求都不一样"代替"必须睡够 8 小时"。

　　7. 睡眠限制疗法　　当儿童试图独立入睡时，他们可能表现出睡眠潜伏期延长的现象。类似于青少年和成人的睡眠限制疗法，这个问题可以通过延后就寝时间解决：将孩子就寝时间安排在较晚的时间，从而增加其睡眠驱动力，这样孩子在尝试睡眠时会变得更加困倦。睡眠潜伏期减少后，就寝时间可以逐渐前移，在适当的入睡时间和没有白天不适之间取得平衡。

　　8. 放松训练　　可采用想象放松、渐进性肌肉放松和呼吸放松等多种方法。

　　9. 建立良好的睡眠卫生习惯　　儿童失眠的行为治疗中，通常需要指导儿童建立良好的睡眠卫生习惯。如果长期保持不良的睡眠卫生习惯，其他行为治疗技术也很难起效。良好的睡眠卫生习惯包括多个方面，如规律的作息时间、舒适的睡眠环境、有助于睡眠的身体活动（睡前应避免剧烈的身体活动）、避免摄入咖啡因，以及控制和减少屏幕暴露等。表 8-3 列出了部分针对儿童的睡眠卫生教育的建议。

表 8-3　儿童睡眠卫生教育建议

1. 在孩子仍清醒时将其安放上床
2. 鼓励孩子在没有父母 / 照顾者干预的情况下独自睡觉
3. 避免让孩子在被抱着时、在婴儿车里或在其他地方而非他的房间 / 床上时睡着
4. 使用过渡物品帮助孩子入睡
5. 避免孩子在奶瓶喂养时睡着
6. 保持有规律的白天和夜间活动时间
7. 建立一贯的睡眠行为模式，避免可能使孩子兴奋的活动
8. 区分白天和夜间的活动
9. 建立符合孩子年龄范围和个人特征、制订适应其白天活动和夜间家庭习惯的就寝时间和起床时间

10. 营造适合睡眠的环境（如适宜的空气温度、室内昏暗甚至没有光线、最小的噪声／声音）
11. 传授孩子放松技巧
12. 当孩子达到晚上不醒来的目标时，给予积极的奖励
13. 不要鼓励孩子不适当的行为或在就寝时间上讨价还价
14. 晚上不要进食含有咖啡因的食物／饮料

10. 刺激控制疗法　限制儿童在床上或卧室内进行干扰睡眠的活动（如看书、电子产品使用、玩玩具、跑跳）。同时为儿童建立积极的入睡行为习惯。例如，将奖励成分（如与父母的积极互动）转移到白天的活动中，而不是在睡前，这有助于孩子上床时变得更放松，从而消除这些奖励成分与睡眠的联系，实现独立睡眠。

二、CBT-I 在青少年中的应用

（一）概述

　　青少年中，失眠的发生多与睡眠卫生教育不足及睡眠时相延迟有关，也可能存在心理和生理原因。在青春期，青少年社会生活习惯开始发生改变，诸多行为方式可能逐渐与睡眠卫生要求不符，例如晚睡晚起（晚上 23:00 后入睡，早上 08:00 后醒来）、工作日和周末睡眠不规律、使用精神活性物质或药物、在睡前使用电子设备等。此外，学业、家庭问题和人际交往的压力，以及体内激素水平的变化等也会影响睡眠的质量。当然，我们应当注意，许多青少年失眠的原因与其本身睡眠生理节律的改变（如睡眠驱动力积攒减慢而压力缓解速度不变）和所处的生活环境（如更早的上学时间）密切相关，这些失眠的诱发因素往往会持续存在而难以消除。

　　随着互联网的发展，数字化 CBT-I（eCBT-I）也备受关注。在具体的应用中，eCBT-I 被证明比传统团体治疗更具成本效益，因为它可以增加治疗的可获得性，并且在青少年中有更高的接受度。但同时也应当注意，使用 eCBT-I 要求青少年使用电脑或手机，而这些电子产品的使用很可能接近就寝时间，这就可能与常规的睡眠卫生建议相矛盾。当然，使用电子产品对睡眠的影响仍需要被进一步探究。

（二）CBT-I 在青少年中的应用

　　针对青少年进行 CBT-I 前，医生应当充分评估青少年睡眠时间延迟是否由昼夜节律系统的延迟引起。对于青少年而言，认知和行为治疗技术尽管可以缩短睡眠潜伏期，但是却因为青少年的生活作息需要（如需要完成作业等）而较难真正提前睡眠起始时间。这种睡眠时间的延迟可能会使青少年睡眠受限的情况一直持续，并成为治疗的一大障碍。另外，医生还应当评估青少年失眠的发生当中是否存在行为学方面的问题，从而评估 CBT-I 是否有助于解决他们的行为学症状。如果青少年是由于生物易感性而导致的失眠，选择 CBT-I 作为一线治疗可能并不合适。

　　对于青少年而言，认知重建和睡眠卫生教育在失眠的治疗中相当重要，这些技术的应用与前文的儿童 CBT-I 没有根本性不同。但是，应当根据青少年的年龄段高发问题进行相应调整（例如，强调避免睡前饮食含咖啡因的饮料和食物，避免睡前使用电子设备可能会更有意义）。另外，还应当注意消除青少年家庭成员（如夜间制造噪声、共用一个卧室）或朋友（如聊天发送信息）对其入睡的影响。表 8-4 列出了部分针对青少年睡眠卫生教育的建议。表 8-5 列举了部分青少年常见的错误睡眠认知。

表 8-4　青少年睡眠卫生教育建议

1. 建立固定的睡觉的环境（如儿童和青少年应该有自己的床）

2. 建立规律的就寝时间（周末亦然）

3. 避免在床上躺太长时间（如超过 30 分钟）

4. 营造适合睡眠的环境（例如适宜的空气温度、室内昏暗甚至没有光线、保持最小的噪声 / 声音）

5. 晚上不要进食含有咖啡因的食物 / 饮料

6. 减少睡前的光暴露（包括看电视、使用智能手机和电脑）

7. 减少睡前刺激、兴奋的活动

8. 白天保证足够的体育锻炼

9. 白天不要补觉 / 打盹

10. 不要在床上进行与睡眠无关的事情（如看电视、写作业）

11. 睡前避免过度饮水或进食（但是睡前进食少量食物可能有助于避免饥饿引起入睡困难）

表 8-5　青少年常见错误睡眠认知

1. 我会永远都睡不着

2. 试图控制我的睡眠是没有用的

3. 高质量的睡眠非常重要，睡不好就像世界末日

4. 我不太可能改变我的睡眠习惯

5. 如果我关掉手机，我就会错过朋友的重要信息

6. 咖啡因不会影响我的睡眠

同时，睡眠限制疗法也是直接解决睡眠起始困难的有效干预措施。而在制订计划的过程中，青少年本身的参与至关重要，因为部分青少年有着不同于他人的睡眠习惯（比如倾向于早起）。而且，制订计划时也需要根据青少年日间功能需求（如学校上课）灵活调整就寝时间，并改变青少年已经养成的不良睡眠习惯（如长时间小睡）。一般建议限制睡眠时间直到睡眠效率达到 85%～90%（取决于其个人和生活方式因素，如年龄、上学时间、休闲活动等），然后再逐渐延长睡觉时间（如每周延长约 15 分钟）。当睡眠效率下降到 80% 时，应立即重新限制睡眠。

对话 8-2：青少年 CBT-I 纠正错误认知的应用案例

　　患者：我现在已经初三了，学习很紧张。每天睡不好让我精力不足，有什么办法可以让我尽快入睡吗？

　　治疗师：那确实是令人苦恼的问题。您有为了保持白天精力充沛而做什么事情吗？

　　患者：我起来会喝一杯咖啡。因为上课常常感觉很困，所以我每次下课都要趴在桌子

上睡一小会儿。

治疗师：如果我们的治疗目标是希望改善晚上的失眠问题，您怎么看待您白天的这些习惯呢？这些习惯似乎在短时间内能改善您白天的精力，但您认为它们对您晚上的睡眠有帮助吗？

患者：您的意思是，我白天保持精力的方式，对治疗失眠没有帮助？

治疗师：是的，失眠的治疗需要促使您产生更多的睡眠驱动力，白天的小睡反而会使您减少晚上睡眠的需要。我们可以花几周的时间尝试一些对您睡眠有帮助的办法，比如睡眠限制疗法，去重建您的睡眠方式。

刺激控制疗法（包括放松技巧）已被证明对治疗青少年失眠有效，但建构问题清单（如提前写下担心和解决方案，而不是躺在床上时担忧）却不一定有效。建议青少年避免在床上接触与清醒有关的刺激（如在床上做作业），并避免在感到困倦之前上床。如果躺在床上 20～30 分钟后仍未入睡，就应要求青少年起床 15～20 分钟并保持清醒，直到他们感到困倦再上床睡觉。在青少年达到只需 20～30 分钟就能入睡的状态前，这个过程均应反复进行。

青少年同样需要建立良好的睡前行为。相较于儿童，青少年可选择的睡前治疗行为更为多样，常用的包括放松训练（如深呼吸）、阅读、聆听放松的音乐、写书/歌/诗、写日记、做手工（编织、绘画）、挑选并准备第二天的衣服。

第二节　CBT-I 在老年人中的应用

一、概述

随着年龄增加，老年人抱怨睡眠变差的比例也逐渐增加。老年人中最常见的睡眠障碍是失眠，高达 50% 的老年人报告有失眠症状，这种明显较高的发病率是多种躯体和精神障碍的危险因素，并且会导致生活质量下降和医疗成本增加。失眠症状的类型随着年龄而改变，青年最常见的是入睡困难，而中年和老年个体更常出现维持睡眠问题。老年人的高失眠率与衰老导致的躯体和心理上的合并症，以及药物使用等因素相关，但不是衰老本身的结果，也不是老年人获得良好睡眠的能力下降。

在老年失眠患者中，多种因素可能会增加其患病风险，包括环境、行为、医疗和社会因素。老年人通常更容易受到环境的影响，诸如气温、气候变化、噪声和强光等均有可能导致失眠。此外，家庭变故、个人适应能力的下降、退休后更改睡眠习惯的情况也可能对老年人的睡眠产生影响。随着年龄的增长，老年人的躯体疾病也可能不断增多，因此使用多种药物、药物副作用和疼痛等因素都会对老年人的睡眠产生负面影响。

美国一项大规模失眠现况调查研究表明，相对于年轻人，老年人失眠患病率相对较低。这很可能是因为老年人对自己的睡眠期望要求较低，睡眠时间也更加灵活，甚至可能会因为退休而改变自己的睡眠时间规律。此外，老年人通常会降低自己对职业角色的要求，睡眠问题通常也不会对其造成太大影响。但是，老年人睡眠时间较为宽松的情况也可能导致其更容易出现"睡眠 - 清醒时相前移障碍"，从而对生活质量和身体健康带来负面影响。事实上，随着年龄的增长，老年人的睡眠问题和入睡及恢复性睡眠的障碍也会更为明显，因此必须认真对待老年人的睡眠问题。老年人失眠通常伴随着更多的躯体症状，这些躯体症状可能会使其睡眠问题变得更加突出，失眠问题可能会变得慢性化，并进一步增加冠状动脉疾病、急性心肌梗死、2型糖尿病、肥胖和全身性高血压等疾病的风险。

老年人失眠的发病机制目前尚不明确。根据"3P"假说模型（包括易感因素、诱发因素和维持因素），与衰老相关的生物学因素被认为会使老年人易患失眠，包括导致深度睡眠减少、睡眠碎片化和清晨觉醒的昼夜节律变化；而老年人失眠常见的应激性生活事件，如亲人去世、人际冲突、退休后生活方式改变等，罹患躯体症状（如夜尿症、呼吸困难、疼痛）或精神障碍以及相应的药物治疗，也是老年人失眠常见的诱发因素；关于维持因素，通常为应对短期失眠而引起的不良的认知或行为改变，或老年人所特有的社会地位，使得短期失眠发展为失眠障碍，例如长时间卧床、频繁打盹、对失眠过度担心、对睡眠过度关注，以及老年人更容易出现的社会孤立等。

二、CBT-I 在老年人中的应用

治疗老年人的失眠时，需关注躯体、神经系统、睡眠和精神方面合并症的影响。年龄越大越容易出现治疗副作用。治疗失眠的药物往往会加剧已有的年龄相关损害，如步态不稳、镇静、认知功能障碍、大小便功能障碍及心律失常。因此需要综合考虑多项因素，如药物治疗、心理干预和行为疗法等，使其得到适当的治疗和预防。最重要的是要养成良好的睡眠习惯，减少对身体健康的负面影响，从而提高生活质量和改善长期健康状况。CBT-I 在国际上已被推荐为首选的标准非药物治疗方法。某研究调查了老年评估机构住院患者的偏好，发现82%的参与者认为非药物替代疗法在管理睡眠困难方面比药物治疗更健康。老年患者担心药物带来的不良反应，更愿意选择无副作用的CBT-I。研究显示，CBT-I 与药物疗法的短期疗效相当，但是CBT-I 的长期疗效优于药物治疗。无论是个体治疗还是团体治疗，面对面CBT-I 或者eCBT-I 在许多针对老年人的研究中都显示出疗效。

CBT-I 治疗老年失眠患者时，多组分或任意单一组分均可应用，除核心模块睡眠限制疗法与刺激控制疗法有部分区别外，其他治疗原则与成人基本一致。此外，需要针对老年人的发病机制，制订个性化的方案。老年人推荐睡眠时间为7~8小时，5~6小时也是合适的。相对于普通成人睡眠需求更短，可以据此给患者纠正错误的认知，如"并非每晚需要睡眠8小时才能保证身体所需"。睡眠限制疗法使用过程中，若老年人的睡眠效率偏低，标准可下调5%，通常建议每晚应不少于6小时睡眠时间。实施睡眠限制疗法可能导致短期睡眠时间减少，造成潜在不利影响，如会增加白天嗜睡的发生和认知障碍，以及夜间跌倒风险等不良事件的发生。因此需关注次日的困倦情况，同时做出预防措施。同样，刺激控制疗法使用时，夜间起床增加了跌倒的风险，需提前告知老年患者起床时避免动作过快，若患者身体不便，可减少刺激控制疗法的使用。根据美国睡眠医学指南，有的老年患者夜间起床后觉得无事情可做，很难找到有意义的活动来填补睡眠限制疗法所要求减少的额外卧床时间，因此需个性化针对患者的生活方式，提供可以选择的活动，如散步、听广播、做些简单的家务等。

针对老年人，在某些情况下，可以调整睡眠限制疗法和刺激控制疗法，适时修订治疗方案。有些长期卧床的老年患者可能无法使用睡眠限制疗法和刺激控制疗法，对于因躯体疾病导致的失眠患者，需要在治疗之初就建立合理的预期，避免过高的治疗期待，并且积极控制原发疾病。对于初始治疗效果不佳的患者，讨论是否对睡眠的预期不合理，及时纠正错误认知。老年患者往往患有骨质疏松，提倡适度运动，减少不良事件的产生。对于睡眠-清醒时相前移障碍的老年患者，还可采用光照疗法，调节昼夜节律系统（具体治疗方法见第九章）。

eCBT-I 治疗同样适用于老年患者，但是实施过程中，需考虑患者的文化程度及可接受度，考虑患者使用手机及相关程序的熟练程度和配合度，必要时可让家属协助患者完成治疗，若不适宜，可选择面对面 CBT-I。

对话 8-3：处理老年人对刺激控制法的担忧

　　患者：我晚上醒来后无法入睡，按照您的治疗方案，我应该起床，但我没睡够精力不充沛，不敢起床，而且起床后会不会导致其他疾病，还有晚上起床影响我老伴的睡眠怎么办？

　　治疗师：好的，您提出的困惑的确存在，老年人对比年轻人的确有更多的担忧。在我们治疗的过程中，首先要保证的是安全，基于您的体检报告，晚上睡不着后起床活动一般不会导致其他的疾病，但是要防止摔倒。您起床的速度和动作要缓慢一点，下床的过程和进行活动时最好扶着一些可以支撑的东西。至于精力不充沛的问题，这只是短期的，短期的睡眠减少是为了获得更好的睡眠，并不会对身体带来严重的影响。

　　患者：好的。

　　治疗师：对于影响您家人的睡眠，您以前有试过晚上起床把老伴吵醒吗？

　　患者：我常常在床上睡不着，翻来覆去的，有几次我老伴就醒过来了，问我怎么还不睡。而且我担心晚上起床上床这个活动是反反复复的，按照您的提议，只要我睡不着就得起床是吗？

　　治疗师：我明白您的担心，这确实是值得好好考虑的。但这是整个治疗方案中比较重要的一个疗法，我们要切断床与您的失眠之间的联系，在执行方面我们也要采取更适合您情况的做法。或许这个问题我们可以跟您老伴一起商量一下，看看是否有能兼顾到双方需求的方法。

对话 8-4：老年人夜间觉醒后怎么办

　　患者：如果凌晨 3 点醒了，我起床应该怎么办？

　　治疗师：您曾经有过半夜起床活动，或者熬夜不睡觉的经历吗？

　　患者：应该有，但是除了过年的时候会跟家里人一起看电视之外，其他时间我也不知道我能做什么。

　　治疗师：有什么您感兴趣的活动能计划一下吗？就把半夜起床这段时间当成是白天的一个延续。

　　患者：那我能听歌或看电视吗？

　　治疗师：尽量不要使用电子产品，因为光照会影响夜间褪黑素的释放。可以做您比较熟悉的事情，您比如听新闻、听广播、做些简单的家务等。虽然说半夜起床后做一些重复、简单的事情更好，但是，有事做总比无所事事更能帮助到您。如果您发现某项活动会导致您更加清醒或兴奋，下次就避免这项活动，我们也不建议您进行剧烈的运动。然后，当您有睡意的时候可以再次返回卧室睡觉。

第三节 CBT-I 在女性特殊时期的应用

因生理、心理及个性特征差异，两性罹患睡眠障碍的概率和临床特点都有所不同，大量研究证据支持女性更容易主诉失眠。影响女性失眠的因素除了药物不良反应、使用精神活性物质、焦虑抑郁等精神障碍、睡眠卫生等与男性共同的因素外，还有女性特有的雌、孕激素生理周期变化，如月经期的痛性痉挛、妊娠期的腹胀、围绝经期的夜间盗汗等，这些都很容易影响睡眠质量，引起失眠。

一、CBT-I 在围产期女性中的应用

（一）概述

女性在妊娠期间和产后的睡眠会受解剖、内分泌、生理、心理、行为、社会经济和文化等因素的影响。最常见的睡眠问题包括睡眠时间短、睡眠质量差、睡眠不足和失眠。流行病学数据显示，随着妊娠期间身体和雌、孕激素的变化，妊娠早期失眠发生率约为34%，妊娠中晚期则高达68%~80%。失眠的常见原因也会逐渐改变，从妊娠早期阶段的恶心、尿频和背痛，到妊娠末期的胎动、胃灼热、腿部痛性痉挛、不宁腿综合征和因身体限制无法获得舒适体位。妊娠期失眠不仅与先兆子痫、早产、剖宫产风险增加及妊娠糖尿病相关，还与产后睡眠不佳、产后抑郁的风险增加有关。

鉴于对药物致畸风险的担忧，非药物治疗被视为孕妇和其配偶的首选，因此 CBT-I 也被优先选择治疗妊娠期失眠，该方法还可有效减轻产后失眠症状。研究表明，经过 CBT-I 后能显著改善孕妇的客观睡眠指标，包括缩短入睡潜伏期和觉醒时间、减少入睡后总觉醒次数、增加总睡眠时间、提高睡眠效率。同时，CBT-I 对于改善孕期失眠和焦虑抑郁情绪及疲劳状况的疗效更为持久，证明了 CBT-I 作为一线的治疗失眠手段，比其他治疗方法更具远期效果和持久性价值。

（二）CBT-I 在围产期女性中的应用

除了睡眠限制疗法、刺激控制疗法等核心疗法外，CBT-I 应对围产期孕妇进行个性优化治疗。例如，对于围产期孕妇群体，通常建议睡眠时间每晚不少于5小时，因为睡眠时间的多少与妊娠结局有关。CBT-I 的治疗内容包括认知重组、解决问题等，其对健康的行为具有广泛的积极影响，认知重建技巧虽主要集中在减少与睡眠相关的忧虑，但这一技能也适用于解决对胎儿健康、分娩方式及生活压力方面的担忧问题。对于产后失眠的预防，应鼓励患者产后继续使用行为控制和认知重建技能。产后婴儿因需要哺乳会导致产妇夜间多次醒来，故产妇应适当午休，最好在上午或下午进行小睡。同时，建议培养婴儿夜间睡眠的习惯，同时创造优质的睡眠环境。

综上所述，CBT-I 能够有效改善孕产妇睡眠质量、减轻失眠严重程度，并缓解焦虑抑郁情绪，因此可将其作为治疗围产期失眠的首选方法。为了更好地缓解因情绪不稳定引起的睡眠紊乱症状，应加强孕产妇对妊娠期生理知识及心理变化的认知。通过放松训练和认知重建技术，可以引导孕妇建立良好的睡眠认知和行为习惯，树立正确的睡眠信念，降低对失眠的恐惧，形成健康的心理状态。

对话 8-5：围产期女性实施 CBT-I 的获益

患者：他们都说是怀孕后激素变化才导致失眠的，这种不吃药的治疗方案能帮助到我吗？

治疗师：我明白您的顾虑，激素变化的确是导致孕期失眠的一个直接原因，但是失眠的发生和维持往往可能由多种因素共同导致，睡眠会受内分泌、生理感受、心理、行为、社会经济和文化等因素的影响。比如您刚刚说很多时候也是因为腰疼、尿频而感觉睡眠质量下降，这些我们可以认为是一种生理因素。

患者：是的，身体不舒服怎么样都睡不踏实。

治疗师：但同时您还提到最近容易胡思乱想，担心睡眠质量，担心睡不好影响宝宝发育，担心自己的身体，担心以后照料宝宝等问题，在您想这些问题时您感觉怎么样呢？

患者：难受、害怕，越想越烦躁。

治疗师：这些想法容易引起紧张、焦虑，从而导致睡眠困难，这就属于心理因素导致的失眠。因此，您的生理感受、心理感受、思维内容都在干扰睡眠质量，除此之外，睡眠卫生和睡眠行为也同样会影响睡眠。在怀孕期间，您的内分泌变化和一些生理感受有其生理规律，可能暂时无法干预，但我们可以围绕可能影响睡眠带来情绪、思维和行为来做些工作，从而改善您的睡眠状况。

● 小贴士

1. CBT-I 应对围产期孕妇进行个性化治疗。

2. 围产期孕妇群体，通常建议睡眠时间每晚不少于 5 小时。

3. 要关注孕妇对胎儿健康、分娩方式及生活压力方面的担忧问题。

4. 加强孕产妇对孕期生理知识及心理变化的认知，帮助其适应母亲角色带来的新认知和心理挑战。

5. 提供婴儿睡眠发育的教育，建议培养婴儿夜间睡眠习惯。

6. 对产妇应安排有限的小睡（如午睡）以确保有机会获得充足的睡眠，最好在上午或下午。

7. 对于报告有难以或不喜欢白天小睡的产妇，鼓励使用其他方法来增加每天的总睡眠时间，如提前上床睡觉。

8. 在睡前避免引起身体、生理、情感或认知方面的活动，将其作为妊娠期妇女睡眠卫生干预的目标。

9. 使用睡眠卫生、认知行为策略和放松技巧可能对因预期婴儿醒来而难以入睡的女性有帮助，用认知和行为指导帮助产妇在半夜醒来后重新开始睡眠。

10. 鼓励产后继续使用行为控制和认知重建技能。

二、CBT-I 在围绝经期女性中的应用

（一）概述

围绝经期的女性常诉失眠。绝经前女性的失眠概率在 16% ~ 42%，围绝经期在 39% ~ 47%，

绝经后可达 35% ~ 60%。围绝经期失眠的临床表现与普通失眠相似，这是一种非特异性的入睡困难 [长时间睡眠潜伏时间（SL）]、睡眠维持困难（过度或长时间觉醒）或早醒。其失眠相关因素包括血管舒缩症状（潮热和盗汗）、性激素本身的改变、OSA 发生率增加、合并心境障碍及躯体疾病的风险增加等。相比睡眠好的围绝经期女性，睡眠差更容易伴发慢性疾病、酗酒，有更高的压力、更高程度的抑郁及更差的健康状况，因此有必要为绝经相关失眠症提供有效的疗法。

对于绝经期后所出现的失眠障碍，常见的治疗包括激素替代治疗、镇静催眠类药物治疗等。尽管多项研究为绝经期失眠障碍的药物治疗提供了证据，但在临床上对于此类患者，药物治疗效果通常不明显，失眠症状反复对患者的生活造成了严重的影响。与一般人群相似，对于围绝经期失眠，无论患者有无夜间潮热，CBT-I 都能有效治疗。

虽然目前关于绝经后女性失眠治疗的研究并不多，但在一项针对 106 名患有潮热和失眠的围绝经期女性的研究中，与对照组相比，基于 CBT-I 的 8 周电话咨询可以显著减轻失眠，并改善 SL、觉醒时间和睡眠效率。此外，在一项包括 8 项针对 CBT-I 组的随机对照试验和 670 名受试者的 Meta 分析中，Koffel 等人发现这种干预可以显著改善 SL、睡眠效率和入睡后觉醒（WASO）。Drake 等人在一项针对 150 名围绝经期女性的研究中发现，接受 CBT-I 治疗的女性失眠明显减少，CBT-I 组的睡眠持续时间和 SL 有所改善，失眠缓解率为 54% ~ 84%。较高的缓解率和对睡眠维持的较大改善显示 CBT-I 对大多数围绝经期女性是优选治疗方案。

（二）CBT-I 在围绝经期女性中的应用

潮热是与围绝经期相关的最常见的症状，潮热令人痛苦的一个特点是其更常发生于夜间，导致患者从睡眠中醒来。在一些研究中，夜间潮热是扰乱睡眠并导致围绝经期失眠原因之一，经历潮热的围绝经期女性也可能存在与潮热有关的错误认知（例如"如果我有潮热并且有人注意到，那将是可怕和羞耻的"）。通过将认知疗法技术应用于围绝经期女性，能有效地指导她们学会识别并纠正关于潮热的不正确观念。研究显示，失眠的认知和行为策略也会减少对夜间潮热的感知，特别是在睡眠期间，通过 CBT-I 后的围绝经期女性报告的夜间潮热较少，这可能是她们在睡眠经历夜间潮热时没有醒来，因此感知到的潮热也较少。

对于围绝经期女性伴有潮热的失眠，血管舒缩症状的治疗可能是减轻睡眠障碍的好方法。此外，其他很多心理和生理问题也会干扰围绝经期失眠妇女的睡眠，如焦虑、抑郁、其他睡眠障碍，心理疏导和相关治疗非常必要。同时，家庭的支持也尤为重要，可为患者提供良好的生活环境，使其平稳度过更年期。

对话 8-6：解决围绝经期女性的睡眠困扰

患者：我总是容易半夜被热醒，醒过来之后再也睡不着了，非常难受。

治疗师：听起来您因为潮热导致的觉醒而备受折磨，那您一般会怎么做呢？

患者：我没有任何办法，我只能起来让自己去阳台吹吹风，喝口水，再继续睡，但是没有用，一旦发生潮热我就没办法睡觉了。

治疗师：是身体会一直发热，热得您睡不着吗？

患者：我不知道怎么说，好像是的，大多数时候是，但您知道，晚上的事我记得不太清，有时候我也不知道是什么情况。

治疗师：好的，那让我们先参考一下我从其他临床个案上观察到的：虽然潮热与夜间觉醒有关，但并不存在唯一的一对一因果关系。有潮热的女性对睡眠质量报告更差、对睡眠更感焦虑是因为预期而非生理效应。因此哪怕是存在潮热，我们依然可以通过一些措施来改善失眠。

患者：怎么做呢？

治疗师：最好的做法是不要对身体潮热、能否再次入睡和失眠的后果这些问题给予太多关注，把它当成是一次普通的夜间觉醒，就像是为上厕所醒过来或被短暂的噪声吵醒一样。如果短时间内无法入睡，就执行刺激控制程序，在起床后我们也可以做点让自己放松和散热的事情，比如擦汗后更换成凉爽的衣物，吹一会儿风，拿湿毛巾擦拭脖子、手脚等部位。等我们的身体又能够准备好进入睡眠状态了，也就是您感觉困了，身体也感受舒适一些、放松的时候，再回到床上睡觉。只要我们始终贯彻 CBT-I 的关键原则，就能很大程度上保护和改善我们的睡眠。最重要的是，我们要避免任何原因导致的醒来，否则可能使得您采取的应对措施成为维持失眠的因素。

第九章
失眠的昼夜节律调控

第一节　概述

临床常见这样一类失眠患者，他们在学习和工作日存在明显的入睡和起床困难，可伴有日间思睡症状，但在无须学习和工作、可以按照自己的喜好安排作息时间的周末或长假期间，他们的睡眠时长正常，且入睡困难、起床困难及日间思睡等症状均能得到缓解，只是整体作息规律比普通人明显延迟。这种情况被称为"睡眠‐清醒时相延迟障碍"，常见于年轻失眠患者。而另一类失眠患者，他们的表现恰恰相反，具有清晨过早醒来、晚间过早出现思睡，整体作息规律比普通人明显提前的特点，这种情况被称为"睡眠‐清醒时相前移障碍"，常见于老年失眠患者。还有一类失眠患者，他们长期从事倒班工作，在下夜班休息期间或不上夜班的夜晚，出现入睡困难、易醒或早醒，夜间睡眠时长明显缩短的症状，而在上班期间常伴有思睡、难以保持清醒、警觉性下降的症状，这种情况被称为"倒班工作障碍"。上述三类患者都是因为维持睡眠固有时间段的昼夜节律系统存在异常或受到干扰，因而出现失眠症状，因此适当调控患者的昼夜节律系统就显得尤为重要。

对于此类患者睡眠情况的评估，可采用第四章中所介绍的睡眠日记、体动记录仪等方法，评估时通常需要连续记录患者 7 天的睡眠情况，最好能记录 14 天，记录过程需涵盖工作日和休息日，以助于了解患者的睡眠‐清醒模式。清晨型与夜晚型量表（MEQ）、慕尼黑作息类型问卷（MCTQ）等也常用来评估患者的昼夜节律作息偏好。此外，也可通过测量唾液或血浆暗光褪黑素初始释放时间（DLMO）、尿液 6‐羟基硫酸褪黑素（urinary 6-sulfatoxymelatonin）、最低核心体温（CBTmin）等生理指标来了解患者的内源性昼夜节律。经过评估明确患者存在昼夜节律失调，可以在 CBT-I 的基础上，结合光照疗法、褪黑素疗法、时间疗法和锚定睡眠等方法，调节受到干扰的昼夜节律系统，从而改善失眠和昼夜节律失调的症状，使患者的睡眠‐清醒的时间能更好地适应正常学习、工作和生活，提高生活质量和学习、工作效率。本章将逐一介绍上述四种方法。

第二节　光照疗法

一、原理

（一）光照调控昼夜节律的原理

在本书第一章中曾介绍过，昼夜节律系统是睡眠调控的双因素模型的两大系统之一，负责调控睡眠具体的时间段。光照是影响昼夜节律系统最重要的因素。光线强度的变化可被内在光敏视网膜神经节细胞（ipRGC）感知，并传至昼夜节律调控中枢——视交叉上核（SCN），继而向松果体发出信号，调节褪黑素的分泌水平，从而影响体内昼夜节律系统的运转。光线变强时，体内褪黑素分泌受到抑制，昼夜节律系统倾向于保持清醒状态；光线变弱时，褪黑素分泌增多，昼夜节律系统倾向于降低清醒水平、进入睡眠状态。人体的褪黑素分泌存在固有昼夜节律，即从DLMO开始褪黑素分泌逐渐增多，在CBTmin附近达到高峰，此后逐渐降低，在日间分泌极少。光照对褪黑素分泌存在抑制作用，因此在褪黑素分泌达峰之前进行光照，可使达峰时间延迟，从而延迟昼夜节律时相；而在褪黑素分泌达峰之后光照，可加速褪黑素降低，从而提前昼夜节律时相。这可以简单理解为光照对昼夜节律时相具有"推动"的效应，即在CBTmin前进行光照可使昼夜节律时相延迟，而在CBTmin后进行光照可使昼夜节律时相提前。

（二）影响因素

进行光照的时间点是调节昼夜节律效果最重要的影响因素。光照时相反应曲线（PRC）能够很好地反映光照时点与昼夜节律时相位移程度的关系。如图9-1所示，在CBTmin前后3~4小时进行光照，能够获得最大程度的时相位移：在CBTmin前3~4小时光照，时相延迟效果最强；在CBTmin后3~4小时光照，时相前移效果最强；而在远离CBTmin的时段，如中午和下午进行光照，时相位移程度最小，甚至几乎没有影响。对于昼夜节律延迟或前移显著的失眠患者，应考虑其具体CBTmin时间，避免在错误的时间进行光照导致出现调节昼夜节律效果减弱甚至反转的情况。

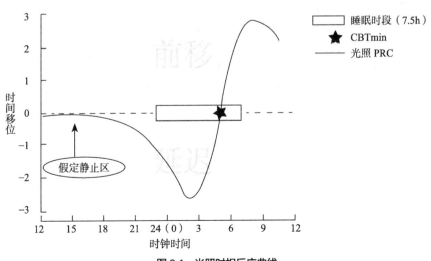

图9-1　光照时相反应曲线

此外，光照的时长、强度和波长，也会影响昼夜节律时相的调节效果。

1. 光照时长　研究表明，光照时间越长，效果越好，建议至少30分钟，1～2小时或以上效果更好。

2. 光照强度　光照强度越大，效果越好，建议在2 500～10 000lux或以上，能达到良好的调节效果。通常，室内光线的强度只有100～300lux，而室外的光线强度能达到10 000～100 000lux，因此室外光照的效果更好。如果条件受限，不能长时间在户外停留，可以选择光照治疗仪，光照强度可达2 500lux以上，同样能够起到较好的调节效果。

3. 光照波长　光照波长越短，效果越好。在可见光中，波长短的蓝光（460nm）对昼夜节律时相的影响最显著。

（三）光照方式

对于昼夜节律时相延迟的患者，需在早上进行光照。如有条件进行户外活动，最好采取接受户外自然光照射的方式，注意不要戴墨镜等能阻挡光线的物品，但也不能直视太阳，让自然光线能够从余光中进入视网膜即可。如由于工作或学习安排等原因无法保证足够的户外活动时间，则可将办公桌或课桌放置在有足够大窗户的窗口，让眼睛能够至少从余光中感受到室外自然光线的射入。但在上述条件也无法满足时，或者对于昼夜节律时相前移、需要在夜间接受光照的患者，可使用光照治疗仪，光线强度设置在2 500～10 000lux，放置在距离双眼30～90cm的位置，使光线从侧前方射入眼睛，无须直视光源。

二、适应证

光照疗法适用于睡眠-清醒时相延迟障碍、睡眠-清醒时相前移障碍及倒班工作障碍等各种昼夜节律失调的患者，也适用于合并上述昼夜节律失调的失眠患者，以及存在明显入睡困难、睡眠维持困难和早醒的失眠患者。其中，睡眠-清醒时相延迟和前移的两类患者是光照疗法最具代表性的适用人群，下文的具体步骤将对这两类人群中的应用进行具体介绍。

三、步骤及示例

（一）昼夜节律延迟型失眠者的步骤及示例

对于昼夜节律延迟的患者，根据PRC，在CBTmin后3～4小时进行光照，能达到最好的时相前移效果，这个时间段通常在早上起床后1～2小时内。具体步骤如下：

1. 通过记录睡眠日记或佩戴体动记录仪的方式，连续记录1～2周的睡眠-清醒节律，确定内在的昼夜节律系统中通常入睡和醒来的时间。

2. 设定最终要达到的目标睡眠时间，制订睡眠时间调整计划：以内在的昼夜节律系统的入睡时间为开始时的上床时间，并根据学习、工作和生活需要来设定固定的起床时间。原则上，在治疗期间尽量不改变起床时间。

3. 将上床时间逐渐前移，直至达到目标上床时间。由于内在的昼夜节律系统向前移动的范围有限，故不宜调整过快，通常可将上床时间每天前移15分钟，或每2天前移半小时，可根据个人情况调整前移速度。

4. 早上起床后，尽早到户外接受光照0.5～1.0小时以上，或使用光照治疗仪照光0.5～2.0小时。

具体治疗步骤举例：

患者 A，男性，25 岁，信息技术产业从业者，因"晚睡晚起、入睡及起床困难伴早上困倦 2 年"来院就诊，考虑存在失眠、睡眠 - 清醒时相延迟。经记录 1 周睡眠日记，确定其通常入睡时间为凌晨 03:00，周末及节假日起床时间为中午 12:00，但工作日为早 09:00 上班，需在早 08:00 起床。经与患者商议，设定起床时间为早 08:00，目标上床时间为 24:00，并采用光照治疗仪，在每天 09:00 开始上班时进行 1 小时光照。制订睡眠时间前移及光照治疗计划见表 9-1。

表 9-1　睡眠时间前移及光照治疗计划

治疗天数	上床时间	起床时间	光照时间
第 1 天	凌晨 03:00	早晨 08:00	上午 09:00 ~ 10:00
第 2 天	凌晨 02:45	早晨 08:00	上午 09:00 ~ 10:00
第 3 天	凌晨 02:30	早晨 08:00	上午 09:00 ~ 10:00
第 4 天	凌晨 02:15	早晨 08:00	上午 09:00 ~ 10:00
第 5 天	凌晨 02:00	早晨 08:00	上午 09:00 ~ 10:00
第 6 天	凌晨 01:45	早晨 08:00	上午 09:00 ~ 10:00
第 7 天	凌晨 01:30	早晨 08:00	上午 09:00 ~ 10:00
第 8 天	凌晨 01:15	早晨 08:00	上午 09:00 ~ 10:00
第 9 天	凌晨 01:00	早晨 08:00	上午 09:00 ~ 10:00
第 10 天	凌晨 00:45	早晨 08:00	上午 09:00 ~ 10:00
第 11 天	凌晨 00:30	早晨 08:00	上午 09:00 ~ 10:00
第 12 天	凌晨 00:15	早晨 08:00	上午 09:00 ~ 10:00
第 13 天	凌晨 00:00	早晨 08:00	上午 09:00 ~ 10:00

对话 9-1：昼夜节律延迟型失眠者的光照疗法

治疗师：根据您的描述和睡眠日记的情况，考虑您不只是单纯失眠，还伴有明显的昼夜节律延迟。对此，目前首选的治疗方案就是光照疗法。

患者：您说的是……我要照光吗？

治疗师：是的，我们人体的生理时钟，也就是昼夜节律系统，与体内褪黑素的分泌有关。褪黑素通常在晚上分泌增加，半夜达到高峰，到清晨天亮时下降。而光照是褪黑素分泌最主要的影响因素，晚上过度照光会抑制褪黑素分泌，使褪黑素达峰的时间推迟，导致昼夜节律延迟；而早上照光会加快褪黑素下降的速度，使之后的褪黑素分泌提前，从而提前您的昼夜节律。

患者：哦，原来是这样……那这么说，我应该早上照光？

治疗师：非常对，早上照光可以起到提前昼夜节律的作用，减少您入睡困难的情况。

患者：好的，具体该怎样照光呢？

治疗师：我先和您确认一下，您通常几点上班？需要几点起床呢？

患者：我平时9点上班，最迟8点就得起床，但确实起不来呀，每天早晨定十来个闹钟，有时候叫都叫不醒我呢。

治疗师：好的，您上班是用什么交通工具呢？

患者：我家离单位挺远，每天都得挤地铁，还好家和单位都离地铁口比较近。

治疗师：好的，结合睡眠日记，您通常凌晨3点睡着，周末一般是睡到中午12点起床，是吗？

患者：没错。

治疗师：好的，如果您在工作日睡8个小时，您觉得可以吗？

患者：我想对我来说应该够了，只要这8个小时都能睡着就行。

治疗师：好的，那我现在就为您制订一个"睡眠时间前移和光照治疗计划"吧。……做好了，就是这个表格，您一边看，我一边跟您讲。

患者：好的，我看看……

治疗师：是这样的，在这个计划里面，一方面是您睡眠时间的调整，起床时间始终保持在早晨8点不变，而上床时间从凌晨3点开始，每天往前挪15分钟，到第13天达到0点上床的目标，此后维持0点的上床时间不变，最终达到总卧床时间8小时的目标。另一方面，需要结合我刚才说的光照治疗，在每天上午9点到10点期间照光1小时。之所以把光照时间选在这个时间段，也是因为您目前昼夜节律延迟比较明显，光照过早的话有可能起到相反的作用。在您起床后1小时后再照光，能更好地保证昼夜节律前移的效果了。

患者：哦，好的，上床和起床时间我大概明白了，可是光照方面我该怎样做呢？

治疗师：这也是我正想跟您说的。您上班的场所，距离窗口近吗？

患者：我们是一个很大的工作间，有上百号人呢，我那个位置离窗口还挺远的，不过平时都开着灯，还是挺亮的。

治疗师：那我明白了，这样的话建议您自己买一台光照治疗仪。

患者：哦，还要买什么仪器吗？室内的光线不行吗？

治疗师：是这样的，光照疗法要求光线强度在2 500～10 000lux，才能起到较好的效果。室内灯光通常在300～500lux就已经是很明亮的了，但这强度还不够，离光照疗法的要求有很大的距离。户外光线的强度是能够满足要求的，但因为您上班途中要坐地铁，真正暴露在户外的时间很短，而且您工作的位置也离窗口比较远，所以就需要光照治疗仪的辅助了。您可以自行在网上搜索并购买。

患者：哦，那光照治疗仪是长什么样的，有什么需求吗？

治疗师：只要是正规厂商生产的都可以。常见的有点像我们医生看X线片的那种灯，长方形的，大概半块地板砖那么大，能发出很亮的白光。还有一些新型的便携式仪器，可以像眼镜一样佩戴，这些也都可以。

患者：好的，那我之后上网找找看。对了，那照光时我要一直盯着那个仪器看吗？那我工作怎么办呢？

治疗师：您可以照常工作，不用盯着它看的，只要光线能从您的前侧方照进眼睛就可以。

患者：好的，不过我的眼睛能受得了吗？

治疗师：之前询问病史时也向您了解过，您的身体上没什么大的疾病，眼睛也没什么大问题，对吧？

患者：是的，就是有点近视，其他没啥毛病。

治疗师：那通常是没有问题的。

患者：那会不会有什么副作用呢？

治疗师：通常并不会有什么副作用，只有少数患者会出现轻微头痛，但程度不重，很快就可以自行缓解。

患者：那就好，请问还有什么注意事项吗？

治疗师：您要注意的是，开始执行计划之后，每天要严格按照上床和起床时间来进行，包括周末，同样要在早晨 8 点起床，不能赖床，否则前面的治疗可能就前功尽弃了。睡前 1 小时不要看手机等带有发光屏幕的电子设备，避免昼夜节律继续后移；睡觉时窗帘不要完全拉上，可以留一道缝，让早晨的光线能够照进卧室，有助于早晨醒来。另外，由于您把光照治疗仪放在单位，家里就不用再买了，可以在周末或其他不需要上班的时候，上午 9 点出门进行户外活动，接受自然光照 1 个小时，达到类似光照治疗仪的效果。注意在户外时不能直视阳光，但也不要戴墨镜或者遮阳帽，以免影响效果。

患者：好的，我都记住了。只是您说让我周末也要 8 点起床、9 点照光，可是我平时睡不够啊，经常要在周末补觉，不能补的话，也太痛苦了。

治疗师：您的困扰我能理解，但这是一个"长痛不如短痛"的过程。只要坚持每天早上按时起床，规律照光，您的昼夜节律会逐渐前移，睡眠也会越来越好的。

患者：好！那我就照您说的做，谢谢您。

（二）昼夜节律提前型失眠者的步骤及示例

根据 PRC，在 CBTmin 前 3～4 小时对昼夜节律前移的患者进行光照的调节效果最强，但由于此时段处于患者睡眠期间，故可将光照时间提前至晚间上床前 1～2 小时内。具体步骤如下：

1. 通过记录睡眠日记或佩戴体动记录仪的方式，连续记录 1～2 周的睡眠 - 清醒节律，注意记录晚上开始思睡或容易打瞌睡的时间，作为内在昼夜节律系统的入睡时间。

2. 设定最终要达到的目标睡眠时间，制订睡眠时间调整计划，缓慢延后上床时间，直至达到目标睡眠时间。由于内在的昼夜节律系统移动的范围有限，故不宜调整过快，通常可每天后移 15 分钟，或每 2 天后移半小时，并根据个人情况调整后移速度。如果到预定时间还没有睡意，可以再向后延，加快后移速度。

3. 在预先设定的上床时间前 2 小时左右开始进行光照，光照时间随睡眠时间逐渐后移。由于晚上没有阳光，而室内普通灯光强度不足，故需使用光照治疗仪。

4. 在达到目标睡眠时间后，光照治疗可以停止，但应注意晨起后不要接受过多光照。如果有晨练的习惯，需佩戴能过滤蓝光的墨镜（橙色镜片）或遮阳帽，以避免早晨的光照使昼夜节律时相再度前移。

具体治疗步骤举例：

患者 B，女性，62 岁，已退休，因"晚间过早困倦伴早醒 3 年"来院就诊，考虑存在失眠、睡眠 - 清醒时相前移。经临床晤谈及记录一周的睡眠日记，确定其通常入睡时间为晚上 20:00，起床时间为凌晨 03:00。与患者商议，设定目标上床时间为 22:00，起床时间为清晨 5:00，并采用光照治疗仪，在每晚上床睡觉前 2 小时进行光照。制订睡眠时间后移及光照治疗计划（表 9-2）。

表9-2　睡眠时间后移及光照治疗计划

治疗天数	上床时间	起床时间	光照时间
第1天	晚上 20:00	凌晨 03:00	晚上 18:00 ~ 20:00
第2天	晚上 20:15	凌晨 03:15	晚上 18:15 ~ 20:15
第3天	晚上 20:30	凌晨 03:30	晚上 18:30 ~ 20:30
第4天	晚上 20:45	凌晨 03:45	晚上 18:45 ~ 20:45
第5天	晚上 21:00	凌晨 04:00	晚上 19:00 ~ 21:00
第6天	晚上 21:15	凌晨 04:15	晚上 19:15 ~ 21:15
第7天	晚上 21:30	凌晨 04:30	晚上 19:30 ~ 21:30
第8天	晚上 21:45	凌晨 04:45	晚上 19:45 ~ 21:45
第9天	晚上 22:00	清晨 05:00	晚上 20:00 ~ 22:00
稳定后	晚上 22:00	清晨 06:00	晚上 21:00 ~ 22:00

对话 9-2: 昼夜节律提前型失眠者的光照疗法

治疗师: 针对您所描述的情况, 结合睡眠日记的结果, 考虑您不是单纯的失眠, 还伴有明显的昼夜节律前移。也就是说, 您的早醒, 其实与您体内的生理时钟比一般人早了很多有关。

患者: 哦, 那我该怎样处理呢? 要吃药吗? 总是大半夜醒来, 就再也睡不着了, 到处都是一片漆黑, 都不知道该干啥。晚上又瞌睡得太早, 有时候老伴儿叫我一起看电视, 我根本撑不住, 就自己一个人先去睡了。总这样也不行啊……

治疗师: 是的, 我十分理解您的心情。您的情况并不能靠药物来解决的, 因为您从晚上8点睡到凌晨3点, 其实总睡眠时间已经达到了7个小时, 在您这个年龄段已经足够了。不过, 我们可以采取光照疗法, 逐渐调节您的昼夜节律, 使您能有一个与其他人更加接近的生理时钟。

患者: 哦, 那这个光照疗法是怎么做的呢?

治疗师: 我先简单跟您说一下光照疗法的原理吧。通常, 晚上睡前这段时间的强光照射, 可以推迟昼夜节律; 相反, 早上起床后的强光照射, 可以提前昼夜节律。由于您存在明显的昼夜节律前移, 因此需要在晚上照光, 逐步推迟您的昼夜节律到正常状态。

患者: 哦, 这样啊, 那我该怎么照呢?

治疗师: 我先为您制订一个详细的"睡眠时间后移和光照治疗计划"吧 (填写表格)。好了, 您可以看一下, 就是这个表格里的内容。

患者: 好的, 我看看……那就是每天晚上都要照光, 上床和起床时间也都每天往后推了一点儿, 是吧?

治疗师: 没错。具体来说, 您每天晚上睡前2小时要持续进行光照, 同时上床睡觉时间从晚上8点开始, 每天向后推15分钟, 直到第9天, 达到晚上10点上床的目标; 同时,起床时间也从凌晨 3 点，每天向后推 15 分钟，直到第 9 天清晨 5 点起床。在达到目标上床和起床时间后，您可以只在临睡前照光 1 小时，同时起床时间也延后到清晨 6 点。这样的目标，您看可以吗？

患者：可以的，谢谢您。只是我还有个疑问，就是我不知道到时候能不能睡到您说的那个时间才起床。

治疗师：是这样的，开始治疗后，您的昼夜节律会被逐渐后移，但在前面的 9 天里，其实您的总睡眠时间并没有延长，也就是您晚起的 15 分钟，其实是建立在晚睡 15 分钟的基础之上的，配合恰当的光照，相信您可以做到。如果您觉得每天后移 15 分钟有困难，您也可以每 2~3 天后移 15 分钟，这样更容易一些。当然，也有些患者到了预定的时间还没觉得困，这就说明其对光照比较敏感，也可以一天就往后移半个小时。总之，可以结合您自身的实际情况来随时调整，有疑问也可以随时和我沟通。

患者：好的，我明白了。那我用什么东西来照光呢？开灯行吗？

治疗师：正要跟您说，因为晚上不像白天，没有太阳光可以利用，而室内灯光的强度远远达不到治疗效果，所以需要使用光照治疗仪，您可以自行在网上购买。

患者：哦，那光照治疗仪是什么样的呢？

治疗师：常见的类似我们医生看 X 线片的那种灯，长方形的，插上电、打开开关就能用，很方便的。

患者：好的，那我找找看吧。请问还有什么需要注意的吗？

治疗师：一方面，是开始治疗以后，要按照我为您制订的计划来执行，其间可以有微调，如有需要最好先和我联系，总之上床、起床和光照时间都要逐步后移，不能"开倒车"。另一方面，在治疗达到目标之后，还要注意保持。因为您有晨练的习惯，而清晨的阳光是很容易引起昼夜节律前移的，所以建议您可以把晨练改为傍晚锻炼，如果一定要晨练的话，也要戴上遮阳帽和墨镜，避免在早晨接受到过多的光照，导致昼夜节律再次前移。

患者：好的，我明白了，我一定照您说的做。谢谢您。

四、注意事项

（一）不良反应及一般注意事项

光照疗法通常没有明显的副作用，少数患者可能会出现头痛的症状。还有报道指出，光照有诱发潜在双相情感障碍患者躁狂发作的风险。此外，存在癫痫、眼科疾病、正在服用可致光敏感药物的患者也应当慎用。

在户外接受光照时，应注意做好防晒措施，且不能直视阳光，但由于光照信息是由视网膜感知后传入脑内的，因此不应戴墨镜或遮阳帽，以免削弱光照治疗的效果。

如果使用光照治疗仪，可根据个人需求自行选择，小型光疗仪携带较为方便，而大型光疗仪的光线覆盖范围较广，效果可能更好。

（二）昼夜节律延迟型失眠者的注意事项

对于昼夜节律延迟的患者，由于目标起床时间固定，刚开始治疗时总睡眠时间会显著缩短，但要注意不能因此推迟起床时间，以免错过最佳光照时间而达不到应有的疗效。应向患者讲明

"长痛不如短痛"，坚持规律的起床和光照时间，日后早睡早起会变得越来越容易。同时，不同患者昼夜节律时相的调节速度因人而异，可根据治疗开始后入睡的难易程度进行适度微调。例如，出现入睡困难时，需适当放慢上床时间向前调整的速度，如每 2 天向前调整 15 分钟；但如果患者到预定的上床时间很容易入睡，则可加快上床时间前移的速度，如每天前移 0.5 ~ 1.0小时。

此外，光照治疗时间点的选择对于昼夜节律延迟的患者十分重要，应尽可能明确其CBTmin，需根据此前工作日及休息日的睡眠日记进行综合考虑，以确定最佳晨起时间和光照时间，避免加重病情。

（三）昼夜节律提前型失眠者的注意事项

对于昼夜节律前移的患者，应向其讲明光照疗法起效相对较慢，需坚持在晚间进行光照，晨醒时间才能逐渐后延。同时，不同患者昼夜节律时相的调节速度因人而异，可根据治疗开始后入睡的难易程度进行适度微调。例如，若到预定的上床时间尚无困倦感，则可加快上床时间向后调整的速度；但如果仍然很早就感到困倦、思睡，则可适当放慢上床时间后移的速度。另外，如果患者自身早睡早起的倾向很强，那么即使已经达到目标上床和起床时间，仍然建议继续进行光照以巩固治疗效果。在这种情况下，通常可将光照时间适度缩短，在每天晚餐后至睡前的时间段进行 1 小时左右的光照即可。

第三节　褪黑素疗法

一、原理

褪黑素是人体内昼夜节律系统固有的神经递质，其分泌水平的高低决定了昼夜节律系统所处的状态。白天褪黑素分泌极少，昼夜节律系统处于保持清醒的状态；夜间褪黑素分泌增多，昼夜节律系统处于降低清醒水平、促进或维持睡眠的状态。

外源性褪黑素与人体内分泌的褪黑素对昼夜节律调节的效应一致，与光照对昼夜节律调节的效应恰恰相反。研究表明，在 DLMO 之前给予外源性褪黑素，可使体内褪黑素水平提前升高，达峰时间前移，从而提前昼夜节律时相；而在褪黑素分泌达峰之后给予褪黑素，可使褪黑素达峰后降低的速度减慢，甚至再次达峰、延迟达峰，从而推迟昼夜节律时相。因此，与光照对昼夜节律时相具有"推动"的效应相反，外源性褪黑素对昼夜节律时相具有"牵拉"的效应，即在DLMO 前给予褪黑素可使昼夜节律时相提前，而在 CBTmin 后给予褪黑素可使昼夜节律时相延迟。

与光照类似，外源性褪黑素给予的时间点也是影响调节昼夜节律效果最重要的因素。如图9-2 所示，根据褪黑素 PRC，在 DLMO 前数小时内（通常在下午和傍晚）给予褪黑素，能够获得最大程度的时相前移：在 CBTmin 后的数小时内（通常在醒后 1 ~ 2 小时）给予褪黑素，能够获得最大程度的时相后移。而在 DLMO 与 CBTmin 之间的时间段内，体内褪黑素分泌逐渐增多并维持在较高水平，此时外源性褪黑素对昼夜节律时相的影响最小。至于褪黑素的具体服用时间，仍需注意结合昼夜节律延迟或前移患者实际的 DLMO 和 CBTmin 的时间点进行综合考虑，避免在不恰当的时间点服用褪黑素导致达不到所期望的效果。

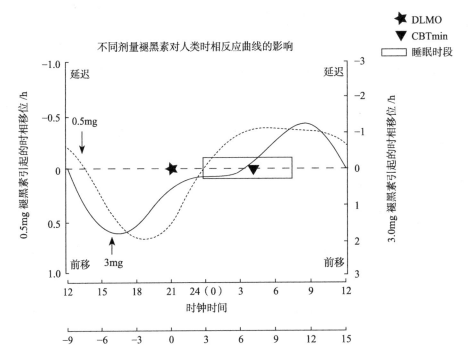

图 9-2　不同剂量外源性褪黑素对时相反应曲线的影响

此外，不同剂量的外源性褪黑素，对昼夜节律时相的影响也有所不同。根据不同剂量的褪黑素 PRC，外源性褪黑素的剂量越大，出现最大时相前移效应的时间点越早。如 3mg 褪黑素引起最大时相前移的时间点在 DLMO 前 5 小时，而 0.5mg 褪黑素为 DLMO 前 2 ~ 3 小时。不过二者引起最大时相延迟效应的时间点均在 DLMO 后约 10 小时，即醒后 1 ~ 2 小时左右。

二、适应证

褪黑素疗法适用于睡眠 - 清醒时相延迟障碍、睡眠 - 清醒时相前移障碍、倒班工作障碍、时差障碍等各种昼夜节律失调的患者，也适用于合并上述昼夜节律失调的失眠患者，以及存在明显入睡困难的失眠患者。其中，睡眠 - 清醒时相延迟（者 / 障碍的患者）是褪黑素使用最适合的人群，对于其他类型昼夜节律失调的患者，褪黑素疗法也常配合光照疗法一同进行，能达到更好的效果。

三、步骤及示例

对于昼夜节律延迟型的失眠患者，可在 DLMO 前 2 ~ 3 小时，或通常的入睡时间前 5 ~ 7 小时，给予褪黑素 0.3 ~ 5.0mg 口服，能起到较好的时相前移的效果。如果需要避免困倦、思睡反应，可以低剂量服用 0.3 ~ 0.5mg，以尽可能减少镇静催眠的作用。

对于昼夜节律提前型的失眠患者，在清晨给予褪黑素可产生时相后移的效果，但其镇静催眠作用易使患者日间活动受到影响，因而使用受限。如需使用，可给予小剂量褪黑素以减少镇静催眠作用。

对于其他类型的昼夜节律失调和失眠的患者，原则上在目标入睡时间前给予褪黑素，能起到调节昼夜节律、稳定睡眠的效果。

对话 9-3：昼夜节律延迟型失眠者的褪黑素疗法

（案例同为本章第二节光照疗法中"昼夜节律延迟型失眠者的步骤及示例"中患者 A）

治疗师：针对您的情况，除了可以在早上采用光照疗法之外，还可以同时配合褪黑素疗法，这样能起到更好的效果。

患者：您说的是吃褪黑素吗？

治疗师：是的。

患者：那我具体该怎样做呢？

治疗师：我为您详细介绍一下褪黑素的用法吧。首先，褪黑素小剂量时可以调节昼夜节律，而大剂量时主要起镇静催眠的作用。您只需要服用小剂量的褪黑素即可。市面上售卖的褪黑素，大多是大剂量的，比如 3mg 一片，如果吃一整片，那主要就是镇静催眠了。您只需要服用 1/8～1/4 片，就可以起到很好的调节昼夜节律的效果。至于服用时间，原则上是在您平时入睡时间前 5～7 小时比较合适。

患者：哦，那我现在一般是凌晨 3 点才睡，您看应该几点吃呢？

治疗师：按照凌晨 3 点来计算，往前数 5～7 个小时，就是晚上 8～10 点。因为开始治疗后，您的上床时间和入睡时间会逐步提前，所以建议您可以早一点服用，目前先放在晚上 8 点来服用吧。

患者：嗯，好的。那褪黑素有没有什么副作用呢？

治疗师：褪黑素小剂量时的不良反应还是很少的，您可以放心。但大剂量时可能导致困倦、想睡觉，少数人会出现低体温、全身发热，但不会持久；还有少数人长期大剂量服用时会抑制性激素的分泌，可能会影响性欲和性功能。但这些副作用在小剂量时都是很少见的，因此您不用太担心，如果中间遇到什么问题也可以随时来找我。

患者：好的，那您可以帮我开点褪黑素吗？

治疗师：是这样的，由于褪黑素不属于药物，医院是开不到的，需要在市场上购买。不过要注意，市面上售卖的褪黑素多数含有其他添加成分，建议您选择单纯含褪黑素成分的来购买和服用。

患者：好的，那我先照您说的买来吃，谢谢您。

四、注意事项

褪黑素的不良反应主要包括头晕、头痛、恶心、嗜睡等，还可引起低体温；大剂量时可抑制下丘脑-垂体-性腺轴，抑制性激素分泌，引起性欲减退、催乳素升高、不孕，并抑制性腺发育，因而其大剂量、长期使用受限，尤其是在儿童和青少年中应慎用。

同时，还应向患者讲明，褪黑素疗法在调节昼夜节律时相同样起效较慢，需连续服用数日方能逐渐起效。褪黑素的剂量选择也很重要，小剂量时主要起调节昼夜节律时相的作用，大剂量时主要为镇静催眠作用，故原则上以小剂量使用为主。此外，褪黑素停用后，昼夜节律有可能逐渐恢复到原先的异常状态，最好能同时配合光照疗法，能够产生更好的效果。

第四节　时间疗法

一、原理

大多数人内在的昼夜节律并非严格的 24 小时，而是比 24 小时略长。有研究表明，人类内在的昼夜节律周期平均为 24.15 小时。这就决定了大多数人在无外界光照的环境下，昼夜节律时相有后移的特性。昼夜节律延迟的患者，后移的倾向更为明显。时间疗法就利用了昼夜节律系统容易后移的特性，对于昼夜节律延迟的患者，将其上床和起床时间逐渐后移，直至达到期望的睡眠时间。

二、适应证

时间疗法主要适用于睡眠 - 清醒时相延迟障碍及合并入睡困难型失眠的患者，同时有可自由安排的时间。

三、步骤及示例

对于昼夜节律延迟的患者，通常采取每 1～2 天将上床和起床时间推迟 2～3 小时的方法，直至达到期望的上床和起床时间。具体步骤如下：

1. 通过记录睡眠日记或佩戴体动记录仪的方式，连续记录 1～2 周的睡眠 - 清醒节律。

2. 确定内在的昼夜节律系统中通常入睡和醒来的时间，以此作为开始时的上床和起床时间，总卧床时间不宜过长，通常在 8 小时以内；同时设定最终希望达到的目标上床时间和起床时间，即目标睡眠时间。

3. 进行睡眠时间调整，起初将上床和起床时间每 1～2 天延后 2～3 小时；当接近目标睡眠时间时，将延后时间放缓，每天延后 1 小时以内。

4. 在临近或达到目标睡眠时间时，及时"踩刹车"——起床后尽早外出、接受光照 30 分钟以上，以稳定昼夜节律系统。

具体治疗步骤举例：

患者 C，男性，18 岁，高中毕业，即将上大学，日前处于假期。因"习惯熬夜、晚睡晚起、入睡困难 1 年，加重 1 个月"来院就诊，考虑存在睡眠 - 清醒时相延迟和失眠。经记录 1 周睡眠日记，确定其目前通常入睡时间为凌晨 04:00，起床时间为中午 12:00。经与患者商议，设定目标上床时间为 23:00，起床时间为早晨 07:00。制订睡眠时间后移计划如下（表 9-3）。

表 9-3　睡眠时间调整计划

治疗天数	上床时间	起床时间	光照时间
第 1 天	凌晨 04:00	中午 12:00	—
第 2 天	早晨 07:00	下午 15:00	—
第 3 天	上午 10:00	傍晚 18:00	

治疗天数	上床时间	起床时间	光照时间
第 4 天	下午 13:00	晚上 21:00	—
第 5 天	下午 16:00	凌晨 00:00	—
第 6 天	晚上 19:00	凌晨 03:00	—
第 7 天	晚上 21:00	凌晨 05:00	—
第 8 天	晚上 22:00	清晨 06:00	—
第 9 天	晚上 22:30	清晨 06:30	早晨 07:00 ~ 07:30
第 10 天	晚上 23:00	早晨 07:00	早晨 07:15 ~ 08:00

对话 9-4：时间疗法

治疗师：根据您所说的情况和睡眠日记的结果，考虑您存在明显的昼夜节律延迟。我再确认一下您目前的睡眠时间，通常是凌晨 4 点睡，中午 12 点起，对吗？

患者：是的，现在基本上都是这个习惯了，早睡也睡不着呢。现在快要开学了，到时候还要军训，我该怎么办呢？

治疗师：现在离开学还有多久呢？

患者：我们 9 月 2 日报到，也就十来天了。

治疗师：好的，既然您现在还处于假期，那我们可以尝试一种"时间疗法"。

患者："时间疗法"？什么意思呢？

治疗师：就是对于昼夜节律延迟的患者，直接把昼夜节律往前移不太容易，而且也需要一段时间，但我们可以反其道而行之——把每天的睡眠时间都往后移，直到达到我们想要的睡眠时间。

患者：哦，我有点明白了。那我该怎样做呢？

治疗师：您先跟我说一下，希望开学后几点睡、几点起呢？

患者：嗯……我希望晚上 11 点睡，早晨 7 点起吧。

治疗师：好的，我为您定一个"睡眠时间调整计划"吧。……（制作表格中）好了，就按照这个计划，在前面几天，您每天的上床时间和起床时间都往后推 3 个小时，比如从第 2 天开始，您早晨 7 点上床，下午 3 点起床；第 3 天，上午 10 点上床，傍晚 6 点起床……以此类推，到第 7 天，快到咱们预定的晚上 11 点的上床时间的时候，每天推迟的速度要放慢，从原先的推迟 3 个小时，变为 2 小时、1 小时、半小时，直到达到晚上 11 点的上床时间为止。同时，为了避免推迟过头，我们还要及时"踩刹车"，也就是在第 9 天、第 10 天的早上，起床后要到户外照光半小时以上，这样更有利于您此后昼夜节律能够保持稳定。

患者：好的，那我懂了，今晚开始，我就照您说的做。还有其他什么注意事项吗？

治疗师：还需要注意的是，因为您自身可能存在一定的昼夜节律延迟的倾向，所以在昼夜节律调整好之后，也要注意"保养"，一定要继续保持规律的上床和起床时间，避免熬夜、晚起，否则会有反复的可能。

患者：好的，我记住了，谢谢您。

四、注意事项

由于时间疗法在执行时需要遵照较特殊的作息时间，因此通常在放长假或学生的寒暑假期间方可实施，也需要患者良好的依从性。同时，由于多数睡眠 - 清醒时相延迟者具有较强的昼夜节律后移的特性，故在接近目标睡眠时间时，要注意及时放慢后移速度，并且在临近或达到目标睡眠时间时配合晨起后的光照，以免调节过度导致昼夜节律再次延迟。此外，在达到目标睡眠时间后，还需注意保持规律的上床和起床时间，否则偶尔的熬夜及晚起又有可能导致昼夜节律时相延迟。如果遇到特殊事件不得不晚睡时，尽量不要晚起，并且在起床后及时接受光照，以保持昼夜节律系统的稳定性。

第五节　锚定睡眠

一、原理

我们在本章第一节中提到的倒班工作障碍，与睡眠 - 清醒时相延迟障碍或睡眠 - 清醒时相前移障碍不同，它不是个体内源性的昼夜节律失调，而是由于外部环境因素所导致的。之所以会产生倒班工作障碍，是因为倒班工作干扰了自然界 24 小时的明暗周期对人体昼夜节律系统的正常调节作用，使个体内在的昼夜节律系统与外部环境（工作安排）不同步，机体无法迅速适应倒班引起的外部环境变化，导致休息期间失眠、睡眠时间缩短、睡眠质量下降，而工作期间思睡、疲劳、警觉性降低等。

锚定睡眠（anchor sleep），也称为"定锚睡眠"，指的是对于倒班工作者、倒班工作障碍患者及上述人群中伴有失眠的患者，在每天尽量维持一段至少 4 小时的固定睡眠时间，以在倒班工作期间尽可能保持昼夜节律系统的稳定性，从而促进上班时的清醒程度、警觉性，以及休息时的睡眠时长和睡眠质量。研究显示，如果每天（24 小时内）能有一段相对固定时间的睡眠，即使只有 4 小时，也可以保持昼夜节律系统的相对稳定性。

二、适应证

锚定睡眠主要适用于快速倒班工作者或兼职倒班工作者，以及在上述人群中出现倒班工作障碍和失眠的患者。这是由于快速倒班或兼职倒班工作者，每日工作安排变化较快，个体的昼夜节律系统难以与不断变化的工作时间表迅速同步，因此，"以不变应万变"，通过锚定睡眠，尽可能保持原有昼夜节律系统的稳定性，反而对此类患者更有帮助。

三、步骤及示例

锚定睡眠的核心，是要找到一段至少 4 小时的固定睡眠时间。具体步骤如下：

1. 通过记录睡眠日记或佩戴体动记录仪的方式，连续记录 1～2 周的睡眠 - 清醒节律，并记录每天具体的工作时间。

2. 找出一段在大多数日子都能用于睡眠的、至少 4 小时的时间。

3. 在其他时间段找出能补充 3 ～ 4 小时睡眠的时间。

4. 在此基础上制订睡眠时间调整计划，并配合恰当的光照（上夜班时）、喝咖啡（上班开始时）、避光（下夜班后，戴墨镜或滤蓝光镜、拉上深色窗帘或遮光窗帘）、小睡（上夜班前）、褪黑素及镇静催眠药（下夜班后睡前）等综合治疗措施。

具体治疗步骤举例：

患者 D，女性，28 岁，护士，因"倒班期间夜间睡眠差、白天困倦半年"来院就诊，考虑存在失眠、倒班工作障碍。经记录 1 周睡眠日记，确定其习惯入睡时间为晚上 23:00，起床时间为早晨 07:00；倒班工作分早班（A 班，08:00 ～ 16:00）、小夜班（P 班，16:00 ～ 24:00）、大夜班（N 班，24:00 ～ 08:00）三种，加上下夜班和休息日，共 5 天一循环。

经与患者商议，设定 A 班、下夜班及休息日的夜晚按照习惯睡眠时间（23:00 ～ 07:00）进行睡眠；P 班下班后尽早回家洗漱、睡觉，目标睡眠时间 01:00 ～ 07:00，次日（N 班当日）中午可午睡 0.5 ～ 1.0 小时，晚上 N 班前可小睡 2 ～ 3 小时；上 N 班开始时可喝咖啡，并配合光照（2 500 ～ 10 000lux，下班前 2 小时停止）；下夜班当日回家后尽早洗漱、睡觉，注意下班途中佩戴墨镜或滤蓝光橙色镜，睡觉时拉上深色窗帘或遮光窗帘，睡眠时间 09:00 ～ 13:00；如入睡困难，可在睡前 0.5 ～ 1.0 小时服用褪黑素（0.5 ～ 10.0mg）或佐匹克隆（3.75 ～ 7.50mg）、右佐匹克隆（1 ～ 3mg）、唑吡坦（5 ～ 10mg）等镇静催眠药助眠，起床后尽早到户外照光 0.5 ～ 1.0 小时。制订睡眠时间调整计划如表 9-4：

表 9-4　睡眠时间调整计划

治疗天数	倒班班次	上班时间	上床时间	起床时间	小睡时间
第 1 天	A 班	08:00 ～ 16:00	晚上 23:00	早晨 07:00	无
第 2 天	P 班	16:00 ～ 24:00	凌晨 01:00	早晨 07:00	次日中午 13:00 ～ 14:00
第 3 天	N 班	24:00 ～ 08:00	次日上午 09:00	次日下午 13:00	前晚 21:00 ～ 23:00
第 4 天	下夜班	（略）	晚上 23:00	早晨 07:00	无
第 5 天	休息	无	晚上 23:00	早晨 07:00	无
第 6 天	A 班	08:00 ～ 16:00	晚上 23:00	早晨 07:00	无
第 7 天	P 班	16:00 ～ 24:00	凌晨 01:00	早晨 07:00	次日中午 13:00 ～ 14:00
第 8 天	N 班	24:00 ～ 08:00	次日上午 09:00	次日下午 13:00	前晚 21:00 ～ 23:00
第 9 天	下夜班	（略）	晚上 23:00	早晨 07:00	无
第 10 天	休息	无	晚上 23:00	早晨 07:00	无

对话 9-5：锚定睡眠

治疗师：结合您的情况和睡眠日记，考虑您存在倒班工作障碍。您之后是否还要长期倒班呢？

患者：是的，工作安排就是这样的。

治疗师：嗯，工作安排无法改变的话，只能我们自身做调整了。

患者：那我该怎么办呢？

治疗师：还是有办法的，比如，可以采用一种叫作"锚定睡眠"的方法。

患者：哦，能具体说说吗？

治疗师：所谓"锚定睡眠"，指的就是每天尽量找一个相对固定的、至少4小时的时间，用来睡眠，这样能保持昼夜节律的相对固定；同时，还可以找一些其他时间来适当补觉。

患者：哦，那我具体该怎样做呢？

治疗师：我先跟您确认一下，您平时习惯的睡眠时间是晚上11点到早晨7点，是吗？

患者：是的。

治疗师：好的，我现在为您制订一个"睡眠时间调整计划"吧。……（制作表格中）好了，就是这个表格里的内容，您可以一边看，一边听我给您讲。

患者：好的，看起来好像还有点复杂啊。

治疗师：我先为您介绍一下吧，等我讲完之后，您就容易理解了。首先，由于您平时习惯的睡眠时间是晚上11点到早晨7点，那我们总的原则，就是把要"锚定"的睡眠尽量安排在这段时间之内。具体来说，在您能够在晚上11点到早晨7点睡眠的那些天，比如上A班、下夜班和休息日的夜晚，继续按照这个时间来上床、起床；而在您上P班的时候，由于下班已经到凌晨0点了，所以建议您下班后尽早回家洗漱、睡觉，计划在凌晨1点上床，而早晨7点的起床时间不变，1点到7点这段时间的睡眠就是"锚定睡眠"；相对复杂的是上N班的那天晚上，由于您要在凌晨0点到早晨8点上班，所以晚上11点到早晨7点就没法睡了，但可以在上N班前的白天13点到14点午休1小时，晚上21点到23点也先睡2小时，第二天早上下夜班回家后尽早洗漱、睡觉，上午9点上床，下午1点起床。这就是本次为您制订的睡眠时间调整计划。

患者：好的，我大概明白了。不过我还有一点疑问，就是我上A班和P班时倒还好，但一上N班就经常犯困，注意力也不太集中，挺怕出错的；可是下夜班回家后，反而似乎又很精神，想睡也睡不着。这该怎么办呢？

治疗师：我明白了，您这种情况其实就是倒班工作障碍的典型表现，我们都有办法应对。在您上N班时，可以在N班开始时喝点茶或咖啡，并且您上班的场所要有足够强的光照，这有助于您在上班期间保持正常的警觉性和注意力。不过在下班前2小时就不需要太强的光照了，而且要注意在下夜班回家的路上最好戴上墨镜来遮光，回家后和睡觉时拉上深色窗帘，起床后尽早到户外照光半小时以上，这样既能保障下夜班后的睡眠质量，也能保证昼夜节律不会受到太大影响。如果您早上实在难以入睡，也可以在睡前半小时服用褪黑素或者佐匹克隆、右佐匹克隆、唑吡坦等药帮助入睡。

患者：好的，那我明白了，我这就回去照您说的做，谢谢。

四、注意事项

对于倒班工作者或倒班工作障碍的患者，锚定睡眠常常配合光照疗法、褪黑素疗法，并与镇静催眠药物、兴奋剂（如咖啡因等）一并使用，更好地促进此类人群上班期间的警觉性，保证工作效率和安全性，并且能够更好地保证休息期间的正常睡眠及昼夜节律系统的稳定性。

　　值得注意的是，锚定睡眠主要针对的是快速倒班或兼职倒班工作者。然而，针对"慢速"倒班工作者，即连续多日在同一个时间段上班、数日后再调整上班时间的倒班工作者，则无须采取锚定睡眠的方法，可以通过光照疗法和时间疗法，促使昼夜节律系统与工作时间安排尽可能保持同步。

第十章
经典案例

典型案例一： 睡眠时间被侵占的加班党

　　人在职场，身不由己，因为赶项目进度、客户临时改需求等各种原因而熬夜加班，对很多职场人来说是常事。尤其是传媒、广告、金融等行业的从业人员，不少人经常会忙到凌晨 2 点才睡觉，有的人甚至到凌晨 4 点还在工作。您的朋友圈中是不是也曾看到过加班后发的照片？这类"凌晨打卡机"人群，他们的失眠问题可不仅是入睡困难那么简单。

　　在这个案例中，我们会了解到：

　　1. 熬夜具体会给我们的睡眠带来什么问题？

　　2. 若想把因为熬夜延迟的生理时钟调回正常状态，具体可以怎么做？

　　3. 如果因为工作等原因不得不临时熬夜，可以采取哪些应急处理措施？

　　我们来看 T 女士的故事。

一、"凌晨打卡机"： T 女士的故事

　　T 女士，28 岁，平时工作压力大，晚上睡觉不定时。

　　进入公司的第一年，T 女士能在晚上 12 点以前睡着，早晨 6 点 30 分左右起床运动健身。T 女士白天精力充沛，对工作很有热情。因为表现不错，T 女士得到上司赏识，职位也相应提升。本来是值得高兴的事，但升职后，工作越来越多，经常有临时突发情况需要熬夜加班。T 女士原本规律的睡眠被打乱，有时凌晨 3 点才能睡觉，有时甚至在公司忙到凌晨 5 点多才赶回去洗漱，小睡一会儿又继续工作。就这样，T 女士不知不觉成了"凌晨打卡工作狂"。因为公司上班时间相对自由，T 女士即使加班到深夜 3 点，第二天也可以睡到中午 11 点才起床上班。睡眠总时长倒是和以前差不多，T 女士也没觉得身体有什么不适。

　　然而，T 女士习惯了晚睡晚起，早起就变成了一件很痛苦的事。有时公司早上开会或遇到客户早上来访，T 女士只能强迫自己早起上班，可她一旦早起就会觉得头晕难受，整个上午都得逼迫自己强打精神，直到午休后才能恢复敏捷思维。

　　晚睡的状态持续了 2 年左右，T 女士因业绩优秀升任了该公司的主管，很多琐碎工作不用再亲力亲为，熬夜加班的情况减少了，可以恢复规律作息了。

　　T 女士决定恢复以前规律的睡眠习惯，在晚上 12 点以前上床睡觉，早晨 6 点 30 分起床。开始执行这个作息的前几天，T 女士每晚都失眠，躺在床上怎么也睡不着，从 12 点一直躺到 3 点才迷迷糊糊睡着，早上 6 点半不靠闹钟根本起不来，而且一早起就头晕难受，上午只能靠咖啡

提神。

T女士是个执行力很强的人，即使身体不舒服，也继续逼自己早睡早起。然而工作上一旦有让她费神的紧急情况出现，当天晚上就更加无法入睡，大脑总是想着工作上的事，甚至通宵失眠。一段时间后，T女士不仅失眠、头痛，记忆也比以往差，还出现了心悸现象。T女士立刻去做了各项健康检查，但都没有发现什么明显的问题。

二、T女士的睡眠问题出在哪里？

T女士的故事，其实是个很典型的因为加班导致睡眠时间段延迟，进而造成失眠的案例。

这种"不到天亮睡不着，而一旦睡着后很难在正常上班时间自然醒来"的情况，也就是我们常说的"晚上睡不着，早上起不来"，在很多职场中的年轻人身上都有发生。那么，像T女士这样的人，他们的睡眠问题究竟出在哪里呢？下面我们就来分析一下。

首先，T女士虽然晚睡晚起，但睡眠质量是没有问题的。这个阶段，T女士虽然因为熬夜工作导致晚睡，但由于公司考勤自由，可以让她有充足时间睡够一天所需的睡眠量才起床。凌晨3点到上午11点，已经有将近8小时了，睡眠中间她也不会醒来，醒后下午有充足的精神工作。这样看来，她并没有什么失眠问题，只是生理时钟比之前延迟了，导致她的睡眠时间和别人不一样，但也能大致形成规律作息。

其次，T女士之所以会失眠，是因为她采取了不恰当的方法逼自己早睡早起。因为T女士还年轻，她觉得之前偶尔的通宵或者熬夜晚起可以通过直接恢复正常睡眠规律和午间小睡很快地调整回来。这是因为我们的生理时钟在短期内变化会有一定的弹性，很容易恢复。然而，她晚睡晚起的作息维持了近2年，延迟的生理时钟已经固定了，试图在短短几天内调整成早睡早起的生理时钟，直接恢复自己既往作息，是很难实现的。而且这样盲目打乱睡眠节律，非常容易造成失眠。

最后，T女士一早起就头晕不舒服，是因为她的睡眠被剥夺了。T女士长期半夜或凌晨才睡觉，她的大脑在早上还处于熟睡状态，这个时候强行吵醒，可能就会出现昏昏沉沉、不清醒的情况，至少得2小时后才能清醒过来。而后期T女士想早睡早起，就算晚上睡不着，也逼自己早起，甚至有时还因为工作压力失眠，根本就睡不够。当一个人正常的睡眠被剥夺后，就可能会出现头痛、记忆力差、无法控制情绪、免疫力下降、血压升高、心悸出冷汗等一系列身体不适状况。这些状况在初期是无法通过体检查出实质问题的，顶多判断为慢性疲劳综合征。而长期、持续的睡眠剥夺可能会衍生出实质的症状和疾病。

总而言之，T女士最大的问题出现在生理时钟上。长时间熬夜工作导致了她的生理时钟延迟，当她尝试让自己在晚上12点左右睡觉时，以她体内的内稳态系统来说，这个时候累积的睡眠驱动力还不足够，所以不会出现强烈睡意。同时，她习惯了晚上处理紧急工作，清醒系统也会随之启动。这些都造成了她的入睡困难。

在生理时钟系统、内稳态系统、清醒系统这三大睡眠系统里，生理时钟是很容易被熬夜干扰的。不管是熬夜工作还是熬夜玩手机，一段时间内连续熬夜到很晚，又很晚起床的话，就容易发展成睡眠时相延迟综合征。如果勉强早起，整个上午就会出现头痛头晕、没有食欲、容易疲劳、注意力不集中等症状，到下午这些症状才基本会消失。即使主观上想早睡早起，也很难做到。这种状态持续1个月以上，睡眠时间就会和别人不一样，因为体内的生理时钟已经往后推迟了。

一般来说，这样的人，假如从事的是下午开始的工作或者是夜班工作，晚睡晚起对个人工作和社会交往干扰不大。但如果是平时通勤上班需要早起，就可能会出现失眠问题。

对于这类失眠问题，总目标是重新调整生理时钟到理想的节律周期。下面，我们就来看一下具体可以怎么做。

三、如何调整熬夜工作造成的"睡眠时相延迟"问题

针对类似 T 女士这样的问题，需要配合使用我们前面提到的"睡眠限制疗法""光照疗法""睡眠卫生教育"等方法，逐步往前调整生理时钟。而当尝试往前调整生理时钟的方法遇到困难或者不奏效时，还可以选择往后调整生理时钟的"时间疗法"，来把生理时钟调到自己想要的状态。下面我们分别来看如何操作。

（一）往前调整生理时钟

往前调整生理时钟的方法包括两步。

第一步：制订认知行为计划表（详见附录三），并做好长期调整的心理准备

在使用 CBT-I 改善睡眠的时候，我们可以根据自身情况制订一个方便对照执行的认知行为计划表。这个计划表贯穿整个睡眠调整过程，帮助纠正不良睡眠习惯，将紊乱的睡眠节律纠正成自己适应的睡眠节律，从而改善睡眠。

这个表第一列是时间，我们的整个睡眠调整过程都需要填写认知行为计划表，下面给出的只是一个两周的计划表，可以根据实际需要增减表的时间范围。在第二和第三列，则需要根据自己的睡眠需求，填写每周的起床和上床时间；"每天必做"一栏中要计划一周中每天要做的对睡眠质量有利的活动；而"注意避免"一栏则需要填写注意不要做的事情。

那么类似 T 女士这样生理时钟延迟的情况，具体应该怎么来填这个表，以及如何为自己制订调整计划呢？表 10-1 是参考方案。

表 10-1　T 女士的认知行为计划表

时间	上床时间	起床时间	每天必做	注意避免
第一周	03:00	10:30	早上设定闹钟，准时起床，起床后做半小时有氧运动，唤醒您的身体及精神，最重要的是记录睡眠日记 白天多晒太阳，多到有灯光照射的地方，尽量保持每天至少 6 小时的光照时间 睡前 3 小时左右进行适量的运动，使自己稍有疲劳感	一天中尽量不要饮酒、喝茶、喝咖啡，尽量戒烟 中午尽量不要午睡 到了上床时间后才可以躺到床上，上床后不能再做任何与睡眠无关的事情；如果上床后难以入睡，需要离开床 以后注意调整睡眠时间
第二周	02:30	10:00		

首先是确定每周的上床时间和起床时间。把我们目前习惯的上床时间设置为第一周的上床时间，但起床时间比平时习惯的时间提前半小时；从第二周开始，每周上床和起床时间往前调 30 分钟，直到达到我们想要的生理时钟。例如 T 女士，她原本习惯的上床和起床时间是凌晨 3 点和上午 11 点，因此调整的第一周，她的上床和起床时间应该是 3 点和 10 点 30 分，而第二周应该是 2 点 30 分到 10 点。

我们应该注意到了，按照这个要求，调整的过程中在床时间被缩短了 30 分钟。这是为了帮助我们在提前上床的情况下能够顺利入睡，保证睡眠质量。

那么调整到理想的生理时钟之后，是否需要恢复原来的在床时间呢？这就需要视每个人的实

际需要来定，可以参考"睡眠限制疗法"中的"睡眠效率"这个概念，来寻找最适合自己的在床时间。

确定上床和起床时间之后，接下来是"每天必做"和"注意避免"。除此之外，还可以对照"睡眠卫生回顾表"（详见附录三），看看自己有哪些不良睡眠卫生习惯，把它们也补充到表里。

需要提醒的是，类似 T 女士这种长期熬夜导致睡眠时相延迟的失眠问题，需要花较长时间去调回到她理想中的生理时钟，而 T 女士在事业上的超强执行力用在睡眠上，就难免用力过猛了。她必须意识到，自身的失眠问题是长时间日积月累而成的，调整过程必然是一个耗时较长、需要坚持、循序渐进的过程，不是一蹴而就的，不一定能像她的工作那样能很快获得反馈。

第二步：使用光照疗法帮助调整出现偏差的生理时钟

起床后，立刻拉开窗帘接受阳光的照射，尽量保持每天至少 6 小时的光照时间。阴雨天的时候太阳光不足，多到有灯光照射的地方。另外，睡前 3 小时不要在太明亮的环境中度过，开一盏光线柔和的落地灯或台灯照明即可。

每天晒太阳这个方法操作起来很简单，不过未必会很快见效，至少要坚持 2～3 周。如果入睡时间能逐渐提前，早起就会变得相对容易。T 女士第二周开始尝试比第一周每天早睡 30 分钟，再早起 30 分钟晒太阳，如此反复，逐渐把睡眠时间调到理想范围。

那能不能直接服用褪黑素呢？有些人适合使用褪黑素疗法，有些人不适合。如果服用褪黑素，需要注意剂量及不良反应。我们建议大家通过医生开药，谨遵医嘱服药才安全。

（二）往后调整生理时钟

其实像 T 女士这样出现生理时钟延迟的人，要想把生理时钟调整到理想状态，除了使用上面说的往前调整的方法，还可以通过继续往后推迟生理时钟来达到目的。这就要用到时间疗法了。

时间疗法也叫时相疗法，是将每天上床睡觉的时间递增性地向后延迟，直到获得期望的入睡时间为止，然后固定此入睡时间不变。比如有的人到凌晨 5 点才睡，就在第一天先努力推迟到早晨 8 点睡，然后第二天推迟到上午 11 点睡觉，此后每天都不断推迟入睡时间，直到达到理想的晚上入睡时间为止，然后固定在这个时间睡觉。

我们体内的生理时钟是存在后倾的，也就是人体内源的生理时钟通常是以超过 24 小时为一个周期的。在生理时钟延迟的调节中，就可以利用生理时钟的这个特点，逐步推迟上床时间，每次将上床时间推迟 3 小时，一直推迟到自己希望的时间。表 10-2 是 T 女士的上床和起床时间表。

表 10-2　T 女士安排的上床和起床时间表

治疗天数	上床时间	起床时间	备注
治疗前	03:00	11:00	
第一天	06:00	14:00	
第二天	09:00	17:00	
第三天	12:00	20:00	无
第四天	15:00	23:00	
第五天	18:00	02:00	

治疗天数	上床时间	起床时间	备注
第六天	21:00	05:00	
第七天	22:00	06:00	
第八天	23:00	07:00	
第九天	24:00	08:00	醒来后半小时内接受自然光照射。
第十天	24:00	08:00	
第十一天	24:00	08:00	
之后	24:00	08:00	

从表格可以看到，患者入睡时间在开始几天内每天往后延迟 3 小时，到快接近其想要的入睡时间（也就是晚上 12 点）的前几天，就要减缓每天的调整时间，约以每次 1 小时为宜。一旦到达晚上正常入睡时间后，还需要配合光照疗法利用白天太阳光来维持生理时钟的稳定。

这个过程中要注意的是，要保证每次整晚睡眠时间满 7 ~ 9 个小时，其他时间不允许打瞌睡。时间疗法需要坚持一段比较连续的时间才能有成效。如果是能自主控制时间的自由工作者，或者是工作时间相对宽松的人，就可以尝试通过这种方法调整睡眠节律。而从事一般坐班工作者，则需要利用较长的假期来进行。这种向后调整生理时钟的方法比直接向前调整的难度更大，建议尽可能在专业睡眠医师的指导下进行。

四、应对临时熬夜的应急方案

熬夜不管怎样都会对睡眠和健康造成危害。首先我们要摆正心态，尽量避免熬夜，哪怕是工作，也要先衡量一下是不是达到了需要牺牲睡眠和健康的程度。

如果确实不得不熬夜，首先要考虑的是，在不影响睡眠节律的情况下，尽可能补充回来损失的睡眠。以下是几条可供参考的应对临时熬夜的应急处理方法。

第一，确认需要通宵熬夜的情况，可以抽时间先睡 1 ~ 2 小时。

第二，临时熬夜加班导致了晚睡，即使很累，第二天早上也要按平时的作息习惯起床，中午利用 10 ~ 30 分钟的午休来补充睡眠。接下来的晚上也要保证充足的睡眠，然后加上中午的小睡继续补充之前熬夜缺失的睡眠。一般年轻人 2 ~ 3 天左右可以完全恢复精神，中年人需要 5 天左右。

第三，尽量不要饮酒、喝茶、喝咖啡，尽量戒烟。不要认为自己熬夜了，需要咖啡因或其他提神物质来帮助自己振奋精神，这可能会影响我们正常的睡眠结构。

第四，白天多晒太阳，多到有灯光照射的地方，尽量保持每天至少 6 小时的光照时间。

第五，B 族维生素与神经系统的功能关系密切，缺乏时往往导致失眠、焦虑和思维混乱。平时要注意饮食均衡，多吃富含 B 族维生素的豆类和杂粮。熬夜的时候会大量损耗 B 族维生素和维生素 A，因此熬夜前后注意多吃蔬菜水果。

最后，我们来总结一下这个案例的要点：

1. 长期因为工作或者其他原因熬夜，容易造成生理时钟延迟。出现这种状况时，采取不恰当的方法强迫自己早睡早起，反而会加剧睡眠问题。

2. 要将生理时钟调整回正常的状态，可以通过两种方法：综合运用睡眠限制疗法、光照疗法和失眠卫生等方法，逐步向前调整生理时钟；使用时间疗法，继续向后调整生理时钟，直到获得自己希望的上床入睡时间。

3. 如果因为工作等原因不得不临时熬夜，可以使用本案例给出的 5 条建议进行应急处理，把对自己睡眠的影响控制到最小。

典型案例二：过度追求完美的工作狂

除了被动加班，还有一种工作狂是过分追求完美的"职场处女座"。他们可以因为一个方案不满意而熬夜修改，因为白天一件小事做得不够完美而辗转反侧，这类人由于对工作过于追求完美，睡觉前仍在思考工作或者过于焦虑，从而导致失眠。

我们来看 W 先生的失眠故事。

一、"职场处女座"：W 先生的失眠故事

W 先生，某互联网公司负责人，30 岁，已婚，同妻子感情良好。他来就诊时，头发打理得很有型，穿了一身熨得笔挺的西装，皮鞋也几乎一尘不染，光从这外表就可以看出，他是个将自己里外都打理得一丝不苟的人。

W 先生长期入睡困难，半夜容易醒，醒来后很久才能再入睡，而且每天都醒得很早，睡眠问题已经困扰他七八年了。以前由于工作一直太忙，他每次都是托朋友开点药给他服用，睡眠也断断续续地有一些改善，但一直没有完全好转。近期，W 先生再次出现了以上睡眠问题，他又采用老办法让朋友帮忙开药，但服药后睡眠未见丝毫改善，而且他这次的睡眠问题严重影响了他的工作和生活，他在工作上出现决策错误，或者难以做出重要的决策。并且由于白天工作的问题，他感到十分烦躁，下班回家后常认为妻子不理解自己，与她发生争吵，有时还会拿子女撒气。

W 先生出身贫寒，父亲是个农民，但对子女的教育很严格，经常教导他们"要什么东西就要自己努力争取"。这句有如格言般的教诲，一路提醒着他，让他从小苦读，只为出人头地。

W 先生大学毕业工作几年后，创立了自己的互联网公司，后来生意越做越大，几年下来，公司稳定成长。他曾尝试投资不同的产业，也都获得了不菲的回报，他为自己白手起家的经历感到自豪。管理公司时，也常常不忘父亲儿时的教诲，因此他基本事必躬亲，从公司的环境维护到业务拓展，他都亲自带领员工，身先士卒。

他每天进公司的第一件事，就是检查厕所。一看到不干净的地方，就会卷起袖子，拿起抹布去清理。他经常带着业务部的同事去会见一些刁钻的客户，进行业务谈判，让客户看到他们由董事长亲自带领展现出来的诚意，进而谈成生意。如果研发部做不出新东西，网络工程出身的他也会加入团队，一起加班。他认为，只有用这种精神要求自己和员工，才能使公司一直都跟得上时代潮流，在竞争中不被淘汰。

家庭关系上，W 先生与妻子算是"老夫老妻"，家庭和睦。妻子为人很好，平常对他也很包容，但有时候他会抱怨妻子有些懒散，不太喜欢运动，家务做得也不够彻底，还有点宠溺孩子。

不用发愁经济问题，吃穿无忧的 W 先生，几乎掌管了公司及家中的一切，但始终没能解决自己的睡眠问题。他每天基本夜里 12 点上床，但总要花上一两个小时才能睡着，然后凌晨两三点会醒来一次，醒来后又要过好一阵才能睡着，早上五六点就会起床，起床后觉得很困、很累，但又无法再次入睡。

在很多人看来，W 先生的工作和生活是如此的完美。相信有不少的职场人士之所以成为工作狂，也是希望成为像 W 先生这样的人。但 W 先生的总睡眠时间大概只有 4.5 小时，他只是希望自己能再睡得更久一点、更沉一点。为什么一个对生活和工作如此努力的人对于睡眠却会那么无可奈何呢？下面，我们就来对他的失眠问题做一下分析。

二、案例分析：过度追求完美导致的失眠

W 先生的睡眠时间相对稳定、作息规律、白天活动量足够，体内的内稳态系统与生理时钟运作都没有大的问题，虽有可能无法睡得较沉，也有早起的倾向，但这些都不至于造成失眠。真正妨碍他睡眠的，是他那追求完美、力求掌握所有事情的个性。下面我们来具体分析一下。

（一）带着焦虑上床的习惯

W 先生之所以会失眠，和他带着焦虑上床的习惯是分不开的。就如许多工作狂一样，一天下来，W 先生总喜欢躺在床上重新回顾一天的经历，生怕有些事没做好或漏掉什么细节，甚至会反复回想多次工作中令自己烦恼的事。这种善于总结的特质是他人生成功的秘诀之一，但长期带着焦虑上床必然会产生睡眠问题。当脑中回想这些事情时，体内的清醒系统会一直保持警惕状态，不会有转换为睡眠状态的倾向。

（二）想要控制睡眠的想法

在由于焦虑而难以入睡之后，W 先生又犯了另一个错误——想要控制睡眠。W 先生的成长经历让他认识到，任何事情都要自己去掌握、去争取，几十年下来，他在这个原则下做事，基本没有出过错，还获得了成功，因此这更成为他根深蒂固的观念。W 先生以为睡眠也可以尽在掌握中，但出乎他意料的是，越想掌握睡眠，就越难掌握它。要知道，睡得好的人，不需要刻意做什么，就能很容易睡着；相反，一旦想控制它，睡眠就变得像商业竞争一样，需要时刻敏锐地观察，因而使脑部保持清醒，自然就更难以入睡了。

而当睡眠失控时，W 先生在其人生处世哲学的驱使之下，会更加努力地让自己睡着，结果却总是适得其反。当他发现他一生受用的处世哲学遭到挫败时，心中的挫折与慌乱是可想而知的。于是，失控的感觉、失败的挫折，以及想让自己睡着的努力，都更加激发了 W 先生的清醒系统，关灯后只能躺在床上辗转难眠。

（三）完美主义给生活带来的压力

最后，追求完美主义的个人特质，也给 W 先生的生活带来了很大的压力。从早上起来，先是以挑剔的眼光看妻子准备的早餐，心里想"如果是自己，我会做得更好"。一进入公司，看到和自己预期不符的事情，他的负面情绪就随之而来，脑子里就会想"为什么大家都不严格按照我说的做？做不到吗？我现在来做给你们看！"当一天紧凑的工作结束后，回到家看到妻子做的事也越来越不合心意，总觉得妻子不理解自己的辛苦，没把家打理好，于是又不断与妻子发生口角。

像 W 先生这样，一整天的生活都在情绪拉扯的惯性中度过，始终处在较强压力的状态下，即使到了晚上，入睡前也难以放松。

结合"3P"假说模型的分析，个性上的完美主义特质是 W 先生失眠的易感因素。而面对失眠的心态以及不当的应对方式则是让他持续失眠的维持因素。大部分"职场处女座"的失眠原因其实也都是如此。

三、如何应对因过度追求完美而导致的失眠

应对这类失眠问题，最核心的方法是使用认知疗法，进行认知重建，改变患者的不良睡眠信念。同时依然需要在睡眠调整的全过程记录睡眠日记，监测睡眠状况和变化。接下来，我们看看具体怎么调整认知。

第一步：找到是什么信念让人过度追求完美

首先，我们需要引导该类型的患者认识到自己的"负面"信念。这一步可以使用不良睡眠信念表（详见附录三），看看其中都有哪些不良睡眠信念。而具体到类似 W 先生这种"职场处女座"，我们还要去找到究竟是什么信念让他过度追求完美。

我们人生中其实会接触到许多这种对我们影响至深的理念，这些理念有时在工作和生活上是正确的，它驱使着我们奋斗和前进，因此我们很难接受这个信念是负面的说法。

就如 W 先生说他从小为人处世抱持的理念就是"想要得到什么，就要自己去争取、掌握"，这个理念让他一生受用。他的公司业绩能蒸蒸日上，家人过上好日子，都是在这个最高原则指导下的收获。

但这一理念放到睡眠时却会适得其反。睡眠不完美确实会令人焦虑，但是睡眠不是通过强加控制就可以改善的事情。所以，重点不是在放弃原来的信念，而是多增加一些弹性，对于不同事物采取不同原则。

第二步：思考自己的信念带来的问题

案例中 W 先生所持有的信念是对的，但它同时也可以是负面的，说服他人甚至自己去做出改变，往往是最困难的一步。在遇到 W 先生这种情况时，需要的是自我思考，让自己认识到自己的信念和长年累月积累的习惯可能带来的问题。在这一步，如果需要，也可以使用睡前思考记录表（详见附录三）来协助。

在 W 先生的案例中，我们可以顺着他对身体状况的担心，跟他一起讨论压力对健康的影响。我们体内的压力系统与几千年前的人类没有太大差异，是用来应对紧急情况的，因此，压力会让身体处在一种非常状态。长期处在压力下，会导致肌肉酸痛，引起心血管病、代谢病，以及免疫系统的疾病。我们可以让 W 先生检视自己生活上的压力，分析并认清压力对于其身体健康究竟有多大影响，从而获得改变这个信念的动力。

经过以上的晤谈后，W 先生开始反省自己的人生，并意识到现阶段的他真正想要什么样的生活。他意识到自己追求完美主义的个人特质，导致了现在的失眠、家庭不和睦、事业上略有失意，也许，自己确实应该换个角度看问题。

当我们和 W 先生一样面对着改变固有认知的挑战时，通过自我反省和自我思考，经过一层层认知重建后，领悟到"失眠想对我们说的话"——"我的失眠告诉我，我的压力太大了，很多事我可以放手了，我也没必要苛责自己与他人，我需要做出正向的改变！"我们也应该学会在一些事情上达成和解，不去过分苛求，在工作的时候追求完美，该休息的时候放下一切。

总结：

1. 过度追求完美的人之所以会失眠，通常是因为他们有带着焦虑上床的习惯；有要控制睡眠的想法；因为过度追求完美而让生活处处充满压力。

2. 应对这一类的失眠，我们重点要运用认知疗法进行认知重建，具体分为两步：第一步，找到是什么信念让您过度追求完美；第二步，思考自己的信念带来的问题。

典型案例三：日夜颠倒的夜班工作者

上个案例中，我们看到了在一个过度追求完美的工作狂身上都会发生些什么，以及当这样的人遭遇失眠时应该怎么调整。接下来，我们要看另一种情况，这也是在职场上常发生的，因为工作需要经常值夜班，造成生活作息紊乱带来的失眠。在这个案例里，我们会了解到：

1. 因为倒班工作而失眠的 A 女士的故事。
2. 对倒班或者夜班工作者的失眠原因的系统分析。
3. 采用五步法处理因为倒班或者夜班工作造成的失眠。

对于某些职业来说，倒夜班、值夜班是常有的事。因为倒班或者夜班工作非常容易干扰到昼夜节律，所以他们的睡眠本身就存在强烈的失眠诱发因素，如果再加上不良的睡眠习惯和错误认知，就很容易出现持续失眠。

我们来看夜班护士 A 女士的失眠案例。

一、A 女士的失眠故事

A 女士是个温柔文静、做事认真负责的人，因为奶奶的身体不好，所以她读书的时候选择了护理专业，希望能学以致用，方便照顾家人。

A 女士实习的时候还能适应倒夜班的作息，可能因为那时的工作量还不大，她偶尔熬夜后补睡一觉回来就没事了。但自从她进入大医院工作后，随着工作量的增多，A 女士常常需要倒夜班和值夜班，今天上半夜值班，明天下半夜值班，后天可能整个晚上都在熬夜值班。遇到紧急情况，还可能 24 个小时不合眼。

忙的时候，A 女士在科室里一整天都没看见过太阳。她经常上完夜班在科室休息室里面眯到稍微解乏后，再回家简单洗漱一下继续补睡。

她的睡眠质量虽然不算好，但每天都能睡得着。后来，因为奶奶病重过世这件事产生的负面情绪，导致 A 女士出现入睡困难的状况。从那时开始，她的睡眠就变得非常不稳定，经常上完夜班也睡不着。有时候太累了，会在休息室的沙发一坐下就睡过去了。而有时候放假躺在家里的床上，反而就是睡不着，很累也没办法自然入睡。

上夜班，白天睡不着；上白班，晚上睡不着。没胃口吃东西，甚至月经也逐渐不太正常，周期不准的同时还伴随种种身体不适的症状。工作压力和健康压力让 A 女士对失眠产生了巨大的焦虑。

二、A 女士为什么会陷入失眠循环

A 女士的故事，是一个典型的"因为工作导致昼夜节律紊乱诱发失眠"的例子。像 A 女士这种类型的失眠问题，比起因为熬夜晚睡晚起造成的失眠，情况要复杂得多。像她这种需要轮班工作的职场人士，因为工作性质本身的特点，很难保证一个规律的昼夜节律，失眠问题也就更严重。

其实对于上夜班，有些人也可以适应。明明昼夜节律都会被干扰，为什么有人能很好地适应并调整回来，有人却长期陷入失眠循环无法摆脱呢？我们可以分为两个阶段来分析 A 女士失眠的原因。

第一阶段：生理时钟与外界时间产生时差而诱发失眠

A女士由于倒夜班轮班制度，并不能和朝九晚五的上班族一样保持规律的作息。如果是下午4点30分到半夜12点的上半夜班，A女士等到12点交班后会先去吃点宵夜垫肚子，往往到凌晨三四点才睡；如果是半夜12点到早晨8点的通宵夜班，她白天补觉就很容易被屋子外面的装修或车辆、人声等声音干扰睡眠，要等安静下来才有睡意。而且A女士有时候忙起来几乎等同于24小时不睡觉，这都非常容易导致生理时钟紊乱。

我们体内的生理时钟大约是按照一天略长于24小时来稳定运作的，人体的生理机制基本沿袭原始的日出而作、日落而息作息规律，也就是说，我们的生理时钟并没有足够的弹性可以随着倒班时间快速地适应变动。A女士的睡眠时间被打乱了，但是体内的生理时钟运转依旧，形成了外界时间与生理时钟的时差，从而引发失眠。

第二阶段：长期反复变动作息加高压工作激发清醒系统，让人陷入失眠循环

A女士的工作性质，决定了她的作息时间需要反复变动，这导致了她持续的昼夜节律系统紊乱。再加上医院的工作压力和亲人离世的打击，三者一起形成了失眠的诱发因素。

焦虑和高压让A女士的睡眠更脆弱。生理时钟和内稳态系统本身已经是不稳定的状态，然后再加上清醒系统总是被焦虑过度激活，如此反复多次，自然而然地便使她陷入了失眠，产生焦虑，焦虑又再反过来导致持续失眠的长期恶性循环中。

许多工作都是需要倒夜班或者值夜班的。但倒班工作其实也没有大家想象中的那么可怕，倒班工作容易打乱昼夜节律，但不一定会引发失眠。有的倒班工作者通过科学地安排好睡眠，睡眠质量甚至比一些长期熬夜的人更好。下面让我们来看看，这类人群的失眠应如何处理。

三、如何应对因为昼夜节律系统紊乱而造成的失眠

通过上文的"3p"假说模型我们知道，按照时间轴来分析，失眠的深层原因主要有易感因素、诱发因素和维持因素这三类。A女士需要倒夜班、工作压力大和亲人离世都属于失眠的诱发因素，这个是很明显可以看出来的，而易感因素和维持因素容易被忽略。但要注意的是，诱发因素不一定会造成失眠。

A女士属于对自我要求高的人，她从个性上对压力比较敏感，这是容易失眠的易感因素。同时，A女士有个很难发现的维持因素，就是错误的睡眠认知和不良的睡眠习惯。职场中的很多年轻人也会这样，大部分时间喜欢在房间里，放假时宁愿躺在卧室床上休息，也不到户外晒太阳做运动。

根据这三种影响因素，面对类似A女士这样的情况，可以采用五步法来减少失眠困扰。

- 第一步：制订认知行为计划表，调整白天相关行为。
- 第二步：通过认知重建和放松训练，调整失眠易感因素。
- 第三步：利用光照疗法帮助自己适应工作时间。
- 第四步：使用时间疗法迅速拨回生理时钟。
- 第五步：尝试锚定睡眠策略。

下面我们来逐步分析这五步。

第一步：制订认知行为计划表（表 10-3）

表 10-3　A 女士的认知行为计划表（前两周）

时间	上床时间	起床时间	每天必做	注意避免
第一周	—	—	固定起床时间和上床时间 早上设定闹钟，准时起床，起床后做 30 分钟有氧运动，唤醒身体及精神 每天晨起记录睡眠日记 睡前做放松训练平复心情，放松训练最好一天做一次 睡前 3 小时左右可进行适量的运动，使自己稍有疲劳感	时间到了才能上床，上床后不能再做任何与睡眠无关的事情。建立床 - 睡觉的联结，不要整天躺在床上休息，只有在感到困倦时才能上床 中午尽量不要午睡 一天中尽量不要饮酒、喝茶、喝咖啡，尽量戒烟
第二周	—	—	即使是倒班白天睡觉时，也要创造良好的睡眠环境，让自己得到充分休息 倒班工作有一定的规律时，可根据倒班工作规律自行调整起床、上床时间，但一定要固定	

　　倒夜班是 A 女士的诱发因素，但由于工作性质衍生的诱发因素很难改变，因此我们要做的就是将这个因素的影响降到最低，可以通过日常行为的调整为体内的生理时钟建立新的睡眠和觉醒节律。

　　如果您的情况和 A 女士类似，可以参考 A 女士制订的这个认知行为计划表，来调整自己的日常行为。当然，也可以根据自己的实际情况，结合我们前面讲过的睡眠卫生相关知识，来增减这个表里的内容。关于上床时间和起床时间，由于会受到倒班工作的限制，在这一步我们先不设置。

第二步：通过认知重建和放松训练，调整失眠易感因素

　　制订好了认知行为计划表之后，第二步我们需要处理容易让人失眠的易感因素。针对 A 女士对压力比较敏感的个性，她需要通过认知重建，来保持对睡眠的良好心态，不要总是担忧会睡不着。同时，睡前放松训练和一定量的户外运动也是非常有效的焦虑缓解和释放方式。

　　在这一步可以使用"3P"假说模型，去梳理自己可能存在的失眠易感因素，然后去进行相应的调整。

第三步：利用光照疗法帮助自己适应工作时间

　　倒班会造成生理时钟紊乱的问题，而光照疗法可以帮助自己适应工作时间，让生理时钟随着倒班的工作时间调整。但需要注意，这比较适用于排班表固定，且每次轮班会维持较久的人。

　　比如，A 女士在值夜班的时候，夜晚可以使用光照仪来照光提神，白天下班回家的路上，可以戴上墨镜，避免早晨的阳光抑制褪黑素分泌。卧室可以拉上厚窗帘营造类似夜晚的环境，帮助身体进入睡眠状态。

第四步：使用时间疗法迅速拨回生理时钟

　　对于倒班工作的人，如果要调整自己的生理时钟，可使用睡眠限制疗法，每天向前调整 15～30 分钟，达到目标需要的时间会比较久，很可能刚调好时间，又要轮其他班次了。因此，如果时间允许的话，这类患者是比较适合使用时间疗法，以快速调整自己的生理时钟。

例如 A 女士，大夜班的值班在早上 8 点结束后，她 9 点回到家睡觉，一直睡到下午 5 点。接下来，她准备要调回到白天正常上班了，她就可以提前按照表格（表 10-4）的时间规划，提前调整自己的作息时间。

表 10-4　A 女士时间疗法的时间规划表

治疗天数	轮班类型	上床时间	醒来时间
第 1 天	大夜班	09:00	17:00
第 2 天	大夜班	12:00	20:00
第 3 天	大夜班	15:00	23:00
第 4 天	大夜班	18:00	02:00
第 5 天	白天班	21:00	05:00
第 6 天	白天班	22:00	06:00
第 7 天	白天班	23:00	07:00
第 8 天	白天班	23:00	07:00
……	……	……	……

可以根据自己的工作情况，结合时间疗法，来制订调整时间表。

第五步：尝试锚定睡眠策略

在需要长期轮班的情况下，我们可以尝试找出不同轮班表中休息时间的重叠部分，将这个重叠时间作为固定的睡眠时间，也就是说，我们的 8 小时睡眠中有 4 个小时左右是固定时段，另外 4 小时的睡眠可以依据不同班别调整；研究也发现，锚定睡眠与一般睡眠在睡眠效率和睡眠时长上都没有明显差异，所以也推荐大家尝试一下。

典型案例四：喜欢"宅"在床上的恋床族

上一个案例中，我们分析了一个因为轮班工作导致失眠的典型案例，并且了解了这类型的失眠具体应该如何处理。如果说这类夜班族的失眠是工作所迫，那接下来要分享的失眠类型，很大程度上就是自己在生活中一点一滴"积累"出来的。

本案例主要分析因为日常工作、生活中的睡眠卫生习惯问题带来的失眠。接下来，我们会看到：

1. 一个因为不良日常睡眠卫生习惯导致失眠的典型案例。

2. 具体是哪些原因导致了这类失眠。

3. 因为不良日常睡眠卫生习惯导致的失眠如何处理。

我们来看 D 先生的故事。

一、D 先生的故事

D 先生，3 年前毕业，26 岁，未婚，现在在一家外资公司当策划，工作时间较随意，老板经常在国外，基本处于无人管的状态，但唯一的前提是必须按时完成每天的工作任务。当然每天还是要去公司的，只不过晚点去也没问题。

看似工作不怎么繁重，但 D 先生的压力仍不小。首先，每天的需求不固定，时多时少，"当晚给需求，明天要方案"也是常事。而且创意这个东西，有时很快就有灵感，有时在家憋一天到深夜也不一定有想法。所以，要完成每天的任务并不是件很容易的事。

其次，D 先生看似没人管，但老板基本上每天都会远程视频来查问他的工作进度。最关键的是，D 先生的薪水有相当一部分是提成，如果没有完成方案或者方案不通过，到手的钱就会少很多。有时运气好，遇到某天需求量少、简单，D 先生会抓紧时间躺在床上放松一下，和朋友打打电话，抽上几支烟，玩玩手机。

由于工作不定时，所以睡眠也不定时，通常都是凌晨快 4 点才睡，第 2 天中午 12 点左右才醒，醒来第一件事就是喝两杯浓咖啡提神，抽几支烟开启一天的生活。有时遇到老板回公司查看业务，D 先生便不得不早起。

而早起对他来讲，是非常痛苦的事情，一起床，他就会喝两三包浓咖啡，只有这样他才能熬过一整个白天。所以，每次老板回公司的那几天，就是 D 先生最痛苦的日子。

还好痛苦只是那么几天，大部分日子还是在良好的状态中度过。所以，当失眠开始静悄悄地找上他时，他一直难以接受。现在，即使有机会放松地躺在床上，D 先生抽完烟，用手机浏览完当天的新闻或打完电话，还是要躺在床上 2 小时左右才能睡着。

D 先生躺在床上翻来覆去，心情烦躁不安，头脑凌乱，不知道在想些什么。起初的几天，他没太在意，心想可能是工作压力太大了造成的。但是失眠持续了 1 周左右的时候，他开始感觉白天状态不佳，甚至记忆力都变差了，老是丢三落四。

以前有空时都会叫几个好朋友，一起外出吃饭、聊天，现在的他都没精力去应酬，只要有空，就抓紧时间躺到床上，期望能睡一会儿。每天需要完成的任务，不论多少、难易，D 先生都感觉力不从心，难以做完，以至于奖金都少了不少。

尽管这样，D 先生还是觉得这应该是自己生活作息不规律导致的，所以就想尽办法让自己早睡早起，当然，晨起后的咖啡仍是必不可少的。可是，无论怎样努力，他的睡眠都恢复不到以前的状态了，不是入睡困难就是睡眠浅。

又这样坚持了几天，D 先生的状态一天比一天差，自己也觉得这样下去不行，处在绝望边缘的 D 先生终于求助于医生的帮助了。D 先生找了一家三甲医院，挂了个睡眠专家门诊，医生给他开了镇静催眠药。D 先生遵医嘱服用药物后，睡眠确实开始慢慢好转。

但 D 先生发现，自己慢慢离不开药物了，偶尔灵感上涌，专注于工作忘记服药，当晚就又会失眠。他回医院复诊时要求医生给他药物减量，但随后他发现，减量后的药对他来说没有丝毫作用，他仍然会失眠。于是，又加回以前的药量。如此反复折腾了大概 1 个月的时间，D 先生心里暗自嘀咕"自己还这么年轻，未来就要这样依靠药物生活吗？"

二、案例分析：D 先生是如何被失眠缠住的？

这是一个典型的由不良睡眠卫生习惯引起的失眠案例。在这个开放、自由的时代，很多工作也随之改变，为了赢一把游戏，或者做完工作就熬夜不睡的朋友大有人在，再加以各种不良的饮食和生活习惯，如果我们不加以重视，不养成良好的睡眠习惯，那么就很可能会和 D 先生一样，悄悄地被失眠缠住。那么到底是 D 先生的哪些习惯让他被失眠的"青睐"呢？主要有以下这三个方面。

第一：不好的日常生活习惯构成了他失眠的"培养基"

D 先生的睡眠很不规律，经常会熬夜，有时深夜才开始工作，对失眠来说，这种生活习惯可以说是良好的"培养基"。老板回公司时，D 先生被迫早起去公司配合老板的一系列工作，让 D 先生支撑下去的，只有那两三杯浓咖啡。很多人会有在熬夜工作后猛喝咖啡保持清醒的情况。此外，还有一些人总是以为通过周末补眠就可以补偿自己平时积累的"睡眠债"，但是事实上这样会助长失眠的形成。

第二：和床的复杂关系，是助长 D 先生失眠的"养分"

工作任务相对轻松时，D 先生会躺在床上放松一下，和朋友打打电话，抽上几支烟，玩玩手机。我们能理解 D 先生这么做的原因，因为这正是我们大多数人都喜欢的方式。

结束了一天的疲惫，躺在床上放松一下，有何不可？但是，在床上的这些行为将会导致我们与床形成错误的联结，让我们躺在床上不能自然地进入睡眠模式，这成了助长 D 先生失眠的"养分"。

第三：D 先生的生理时钟与他的工作时间不匹配

回顾上文的案例，可以发现 D 先生是因为熬夜导致了他的生理时钟延迟。偶尔需要早睡早起的时候，他发现无论如何都没有办法让自己快速睡着，便很自然地认为自己就是失眠了。而镇静催眠药的使用，虽然在一定程度上促使人快速入睡，但是却难以改变我们正常的生理时钟，所以停药或减药后又失眠，也是可以预估到的事。

不知道您是否从 D 先生的故事里看到了一些自己的影子？很多失眠的人，经常都不知道自己为什么会失眠，只知道自己明明日复一日地简单生活，但是想尽办法，却仍难以入睡。这是因为日常的种种生活习惯都是我们不自觉中慢慢累积的，如果不是生活受到了影响或者身体出现了什么问题，通常很难注意到。

那类似 D 先生的这种情况应该怎么办呢？接下来就让我们来寻找一个方便好用的方案，摆脱失眠没完没了的纠缠。

三、由于不佳睡眠习惯导致失眠的具体应对方案

像 D 先生这类由于睡眠卫生习惯问题引起的失眠，可以采用三步法来进行调整。

第一步：制订认知行为计划表，抓住关键问题

其实因为不良睡眠卫生习惯导致失眠的人大部分会和 D 先生一样，睡眠结构并没有显著的问题，所以关键在于改变睡眠习惯。有些人觉得这都是无关紧要的小问题，但是这些"无关紧要"的小毛病只要不改正，失眠就会一直存在。

和 D 先生类似，很多人的失眠都是逐渐积累的，自己并没有察觉，往往也很难意识到自己有什么不良的睡眠习惯。在这一步，我们首先需要利用前面学过的认知行为计划表来发现引起自己失眠的关键不良习惯。

下面是为 D 先生制订的认知行为计划表（表 10-5），除了帮助他规律睡眠外，还要求他每天自查自己的生活习惯。

表 10-5　D 先生的认知行为计划表（前 2 周）

时间	上床时间	起床时间	每天必做	注意避免
第一周	01:30	08:30	早上准时起床,起床后进行 30 分钟有氧运动,减少日间睡眠 睡前 3 小时左右可进行适量的运动,使自己稍有疲劳感	时间到了才能上床,上床后除了睡觉和性行为,不能做其他与睡觉无关的事情 白天避免小睡打盹,中午尽量不要午睡 如果躺在床上睡不着,一定要离开床
第二周	01:00	08:15	上床前根据"不良习惯表"检视自己的行为 每天尽量保持至少 4 小时的光照	一天中不能喝咖啡及进食含咖啡因的食物,尽量戒烟,如果实在戒不了,切记睡前不可以吸烟,一天吸烟不能超过 6 支

如果情况和 D 先生类似,可以参考这个表的内容制订自己的认知行为计划表。当然,上床和起床时间需要根据自己的实际情况,结合我们学过的"睡眠限制疗法"来具体设定。"每天必做"和"注意避免"的内容参考上面表格即可。

除了制订和执行认知行为计划表,养成良好的生活习惯也会有帮助。需要注意以下两点:

1. 戒除含有兴奋物质的食物、饮品(含咖啡因、尼古丁类)。中枢神经兴奋剂会激发人体清醒系统,同时抑制睡眠系统,饮用过量或较晚饮用,残留在体内的这些物质就会使人在该睡的时候无法入睡。

茶、咖啡、烟酒、可乐、巧克力等,这些都应该禁止使用。也不要妄想失眠的时候用一杯牛奶助眠,或靠它抵消咖啡因的作用,因为牛奶本身无法起到助眠的作用,相反喝多了会使夜间膀胱充盈,导致起夜,更不容易睡着和睡好。

2. 睡前杜绝能使人清醒的活动。能让我们中枢神经兴奋的,除了咖啡因,还有睡前玩游戏、看恐怖片,或者激烈运动等。现代职场人的失眠,除了可以归因为工作焦虑导致大脑清醒以外,游戏、视频、小说造成的影响也是不容忽视的。

运动助眠是一种普遍的认识,但是睡前的激烈运动反而会成为失眠的元凶,运动不要在睡前的 3 小时内进行,并且不宜过于激烈,一定要适量,且最重要的是持之以恒。

第二步:利用刺激控制疗法,矫正与床的错误关系

刺激控制疗法的内容可以参考第二章第一节。像 D 先生一样,在床上玩手机、煲电话粥、抽几支烟,甚至是躺在床上思考问题,这些行为都是要禁止的。除了睡觉和性生活,不要在床上做与睡眠无关的事。只有感到困了才上床,建立床与睡眠的条件反射关系。

第三步:利用光照疗法,调整失调的生理时钟(图 10-1)

很多人会和 D 先生一样,在长期的不良睡眠习惯以及不固定的睡眠时间影响下出现睡眠延迟,这个时候的睡眠延迟不等同于失眠,但当睡眠延迟影响到日常工作与生活的时候,最应该做的是调整失调的生理时钟,光照疗法就是一个非常合适的方法。

我们可以通过一个简单的作息调整方法,加上光照疗法来调整生理时钟。

第一个晚上在感到困倦时就去睡觉,第二天早上睡到自然醒,这样就可以知道现有的生理时钟是怎么运转的。

接下来的这个晚上开始,睡前可以安排在暗光环境下做放松活动,减少手机或其他电子设备的使用,避免蓝光影响睡眠,同样也是到了困倦的时候就去睡觉,但睡前记得设定闹钟,比前一天醒来的时间早 15 ~ 30 分钟。早上闹钟响起以后,一定要立刻离开床,然后沐浴在阳光下。

之后的每一天都要提前 15 至 30 分钟起床,直到醒来的时间点达到目标时间点,就不需要再提前了。即使生理时钟的调整达到目标,晨起的自然光照也是不可或缺的,否则作息时间又会很轻易就后移。

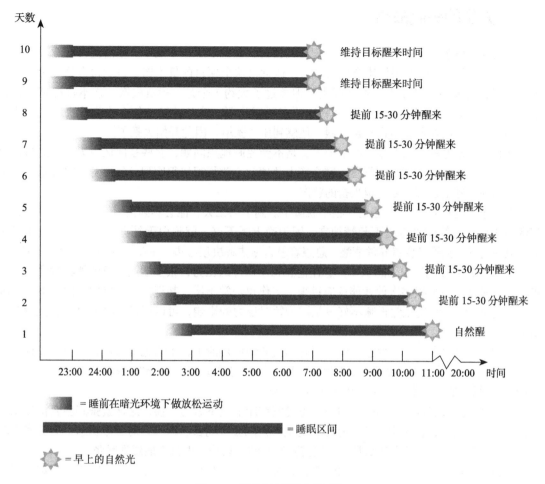

图 10-1　光照疗法调整生理时钟

希望大家能从 D 先生的案例中得到启发，改变自身的不良习惯，摆脱失眠的纠缠。

典型案例五：压力与失眠之间的循环

本案例展示了因为压力和过度的焦虑而引发的失眠。在本案例中您会了解到：

1. 一个关于压力和过度焦虑导致失眠的真实案例。

2. 对案例主人公的失眠原因的系统分析。

3. 一套走出压力和失眠恶性循环的系统方法。

很多职场人士，白天的工作生活可能会像打仗一样，充满压力和焦虑。在一天结束的时候，大脑还无法摆脱白天发生的事，躺在床上明明很累，却仍然会胡思乱想，努力想让自己睡着却无法如愿，这种睡不着又反过来让人感到焦虑和进一步的压力，这种情况就是典型的压力和焦虑所导致的失眠。

我们来看 L 先生的故事。

一、L 先生的失眠故事

L 先生，26 岁，未婚，毕业后进入现在的公司，并稳定工作了几年，生活比较规律。

8 个月前有一个朋友跟他谈合作做生意，他觉得这个项目前景不错，也觉得自己是时候要拼搏一把了，就筹借了几十万元做了投资。但才过了大约 1 个月，投资失败，连本钱都基本赔完了。这些本钱都是借的，现在连本带利还要多还好几万，他开始发愁怎么才能尽快还上这些债务，加上工作上的业务竞争也非常激烈，他感到压力骤增，因此开始失眠了。

起初，L 先生每天晚上睡觉前脑子里总是不受控制地想问题，有些是回忆白天发生的事，有些是对未来的担忧……越想越烦躁，躺在床上总感觉心跳得很快很剧烈，虽然身体很疲惫了想睡觉，大脑却不停地运转，处于很兴奋的状态。

慢慢地，也只能睡 3～4 小时，很早就醒了。到了第二天，他会感到很累，无精打采，什么事都懒得去做，就算做事也提不起精神来。因为晚上睡不好，就想白天补觉来让自己放松休息一下，但一躺下，脑子又变得异常清醒，总想着怎么尽快解决烦心事，于是又变得丝毫没有困意了。

失眠影响了 L 先生白天的工作，这让他感到了额外的压力，很多朋友也反映他经常注意力不集中，有时别人叫他很多次他才能反应过来，工作也经常出错，甚至在开会议的时候忍不住打瞌睡。在这个阶段，L 先生觉得睡不好只是因为暂时压力的影响，可以通过药物解决，也就没有特别重视。

大约过了 4 个月，L 先生想办法将所有的债务慢慢还清了，生活也重回正轨，但他发现，困扰自己的睡眠问题并没有缓解。L 先生躺在床上依然需要 1～2 小时才能睡着，睡着后中间会醒 4～5 次，每次醒来，都要折腾好久才能再次入睡。

L 先生睡觉时变得容易紧张、担心，每晚躺在床上睡不着的时候，这种紧张感会变得强烈，让他全身肌肉紧张，甚至会冒汗。有时候他担心失眠会影响自己第二天的工作状态，但更多的时候，L 先生也不知道自己有什么具体问题需要担心的，只是不由自主地感到紧张。

因为担心睡不好，他每天晚上 10 点不到就上床。但无论怎么努力，上床后还是很难入睡，睡前紧张、担心的感觉越来越强烈，更加睡不着了。他陷入了一个恶性循环。

持续的失眠让 L 先生开始担心起自己是不是有什么病，他辗转于当地医院的各大科室，在神经内科、肿瘤科、心理睡眠科等做了各种各样的检查，都没有查出明显异常的问题；治疗过程中，他服用过很多种助眠药物，然而症状从未完全好转过，只是助眠药物的药量越来越大，种类越吃越多，最后到了没有这些药就无法睡觉的地步。

二、案例分析：L 先生是怎样一步一步陷入失眠泥潭的

这是一个"因压力诱发失眠，又因为睡不好使得压力增加进而导致失眠加重"的典型案例。其实 L 先生的遭遇也是困扰很多人的失眠难题，如果不注意，这种恶性循环也可能发生在我们的身上。从最初投资失败带来的焦虑和压力，到最终陷入失眠泥潭无法自拔，L 先生的失眠是怎样发生，又怎样一步步被强化的呢？我们可以分成三个阶段来看。

第一阶段：突发因素导致焦虑与床形成错误联结，从而诱发失眠

最初，L 先生因为躺在床上但心里放不下债务，导致床与焦虑的联结替代了床与睡眠的联结，让他一躺在床上就开始胡思乱想，而不是进入睡眠状态，这成了 L 先生失眠的开端，他的生理时钟被打乱了，但在这个阶段他还没有意识到问题的严重性。

第二阶段：焦虑不断累积，形成压力与失眠的恶性循环

失眠问题持续，并且尝试了各种方法都得不到解决。L 先生因为失眠造成的疲劳、注意力不

集中等问题开始影响日常工作生活，加重了压力，这让他的失眠问题变得更加严重，焦虑也如同雪球一样越滚越大，日复一日形成恶性循环。

第三阶段：把睡眠当作执行任务，进一步强化压力和失眠

债务压力解除后，L先生发现自己的失眠问题仍然在持续，于是把睡眠当成执行任务来强迫自己入睡，这进一步增加了他在入睡时的压力，他开始一躺在床上就不自觉地变得紧张。不恰当地使用药物干预，并没有真正解决他的问题，反而加剧了他对自己睡眠状况的忧虑，导致失眠问题更加难以解决。

其实很多患者都和L先生有着类似的经历，这也是压力性失眠的典型发展过程。

有时候我们可能已经想不起一开始是什么事情导致自己睡不着，但现在情况就是躺在床上睡不着，这是因为压力是比较难以被主动察觉的，甚至可能是不自觉地逐渐累积的。主观体验上我们就是觉得很累，但是整个人却像根弦一样绷得紧紧的。我们在生活和工作中越是想努力达到尽善尽美，随之而来的压力可能就越大。

当我们不能很好地调节积压在心底的压力时，就很容易遭受失眠的困扰。导致我们失眠的压力，有可能是像L先生一样的突发性压力，也有可能是工作生活中微小的失望、沮丧汇聚成的压力，最终冲垮了我们心理防线。

当我们面临压力、焦虑造成的失眠时应该怎么做？接下来的内容是一个多管齐下的方案，目的是打破压力和失眠的恶性循环，以便重新获得良好睡眠。

三、压力失眠应对方案

针对L先生这类主要由压力引起的失眠，我们可以采用四步法来打破恶性循环，重建良好睡眠。这个四步法包括：

第一步：制订认知行为计划表，调整日常行为。

第二步：安排一个"焦虑时间"，疏导造成失眠的压力。

第三步：利用放松训练舒缓焦虑时间之外的压力。

第四步：消除床与睡不着的焦虑感之间的联结。

下面让我们来具体分析。

第一步：制订认知行为计划表，调整日常行为习惯

首先需要通过制订一个认知行为计划表，来帮助调整日常行为习惯（表10-6）。

表10-6　L先生的认知行为计划表（前2周）

时间	上床时间	起床时间	每天必做	注意避免
第一周	23:30	05:30	早上设定闹钟,准时起床,起床后做30分钟有氧运动,唤醒身体及精神	尽量不要饮酒、喝茶、喝咖啡,尽量戒烟 中午尽量不要午睡
第二周	23:30	05:45	睡前3小时左右可进行适量的运动,使自己稍有疲劳感 睡前做放松训练平复心情;放松训练最好一天做一次	时间到了才能上床,上床后不能再做任何与睡眠无关的事情 如果躺在床上睡不着了,一定要离开床

表格中的起床和上床时间的设置，是根据"睡眠限制疗法"为 L 先生设置的。如果您也像 L 先生一样因为压力而失眠，可以按照表中睡眠限制疗法的要求，设置一个适合自己的上床和起床时间；而"每天必做"和"注意避免"两部分，可以参考表里的建议。

调整日常行为可以帮助我们重新找回正常的睡眠节律，但是，如果导致失眠的源头不解决，下一次可能还会因此失眠。因过度压力而导致失眠的人群中，压力是失眠的源头，下面我们来看如何处理这个源头。

第二步：设立"焦虑时间"——解决失眠的压力源头

大部分人在面临"压力导致的失眠"时，往往会先关注结果，迫切想解决失眠问题，想让自己马上睡得着觉，而忽视了要先解决导致自己睡不着的压力问题。

有时候导致压力的事情本身可以在短期内解决，比如案例中，一开始 L 先生的压力来自他的债务，当他把债务还清，这个压力源头也就解决了。但很多时候，导致失眠的压力并不是短期内可以解决的，比如来自工作的压力，它是持续存在甚至不断累积的。这时候我们该怎么办呢？其实有压力是一种常态，我们可以通过设立"焦虑时间"来疏导、释放它。

设立"焦虑时间"，就是每天主动安排一个时间，在这个时间内，可以尽情地思考自己担心的事情，整理思路，甚至是将这些想法用纸笔写下来，给自己的压力提供一个"出口"。这样到了睡觉的时候，脑袋里面就不会有这么多乱糟糟的想法跳出来打扰睡眠了。一般来说，"焦虑时间"的长度设定在 15～30 分钟；可以安排在晚上空闲的时候，每天的时间点不一定要特别固定，但是注意不要安排在睡前的 1 小时内。

以 L 先生为例，我们设定的上床时间是晚上 11:30，而为他安排的"焦虑时间"则是每天晚上 08:45～09:00。每个人可以根据自己的实际情况安排"焦虑时间"。

第三步：利用放松训练处理焦虑时间之外的压力

设立"焦虑时间"可以帮助集中释放压力，从而减轻在焦虑时间之外的压力。尽管如此，在设定的焦虑时间之外，有时候还是难免会感到压力。通常，在焦虑时间之外感到压力过大时，建议做一些自己感兴趣的事，比如找好友聊天、进行适量的体育运动等。

当然，也可以使用我们前面提到过的放松训练来处理焦虑时间之外的压力。放松训练的具体内容在本书第二章第五节已经介绍过，包括渐进式肌肉放松训练、腹式呼吸、正念呼吸等几种具体方法。放松训练配合"焦虑时间"，可以帮助有效管控引起失眠的压力，从而打破压力和失眠的恶性循环。

第四步：利用刺激控制疗法消除错误联结

失眠并不可怕，真正可怕的是这种"怕失眠"的心理。L 先生的失眠发展到了后期，是因为这种心理暗示，把焦虑感和床牢牢联结在了一起，促使他躺在床上逼自己睡觉时，首先浮现的不是睡意，而是烦躁不安。所以，如果发现失眠问题除了压力因素之外，也存在晚上一躺到床上就莫名烦躁担心失眠的情况，就要利用刺激控制疗法来消除对床的焦虑，即等到有困意才上床睡觉，重新把睡意和床联结在一起。该方法需要结合在认知行为计划表中为自己设定的上床和起床时间，配合刺激控制疗法的 4 个指示，严格执行。

典型案例六：换了地方就睡不好觉

本案例展示了因为外部环境变化而导致的失眠。在本案例中，您将会了解到：

1. 一个由于刚入职场，换了新环境（包括新睡眠环境）而导致失眠的真实案例。

2. 这类睡眠环境敏感型失眠的具体原因。

3. 这类失眠可以采取哪些措施进行调整。

很多刚刚从学校毕业、踏入职场没多久的人，往往由于工作环境和生活环境的突然转换，或者要开始频繁出差，可能会出现一些难以适应的情况，除了紧张、焦虑等症状外，失眠也成了难题。

我们来看 H 女士遇到的问题。

一、H 女士的失眠故事

H 女士，24 岁，未婚，在某艺术学校当老师，工作相对轻松，生活也比较规律。去年，H 女士刚完成从学生到职场人士的身份转变，但从第一天工作起，她就感到各种不适应。

学校分了个单人房给她住，H 女士先前还幻想着过好一个人的小日子，但当她搬进去的第一晚，就失眠了。H 女士一个人在陌生的环境里完全无法安下心，窗外的风声都能吓到她，躺在床上 2 个多小时，总翻来覆去睡不着。

开始几天，她认为自己是因为突然换环境不适应，适应几天就好了。但 H 女士身上的失眠问题并没有像她想象的那样消失，反而从一开始的入睡困难，演变成好几天晚上都一直醒着，完全睡不着。

被失眠困扰的 H 女士无论白天还是夜晚总是感到心慌、胸闷、紧张、烦躁、坐立不安，情绪非常低落，总是控制不住地产生负面想法，觉得所有的一切都很烦、很不顺心。

职场中的氛围和校园完全不同，能聊聊心事的同事没几个，想辞职走人又担心经济来源问题。在失眠引发的负面情绪影响下，H 女士跟朋友、同事之间的沟通越来越少，整天唉声叹气，总觉得自己很累，不想多说话。

给学生们上课也变得无精打采，只求照本宣科地完成教学任务。短短几周，原本开朗活泼的她，逐渐变得沉默寡言、萎靡不振，让家人朋友都为她感到担心。

幸运的是，H 女士原本是一个开朗乐观、热爱生活的人，她觉得自己这样下去会毁了自己。医生针对 H 女士的情况采取了药物治疗，开了一些睡眠药物帮助她入睡。H 女士从服药到后来复诊减药到逐步停药，花了 3 个月左右，她又恢复了以往的精神和活力。但是，就诊之后的九个月，她再次失眠了。

因为一次出差，失眠问题又找上了她。这次是学校派她带领学生到外地参加一项大型的表演，需要出差 4 天。这趟出差，既要争取好成绩，又要照看学生们的安全，繁杂的事务很多。

H 女士入住的酒店隔音效果很差，隔壁房间的电视声、交谈声不断传来，走廊上不时响起脚步声，这一切都让躺在床上的 H 女士感到烦躁不安，难以入眠。同时，她也感觉到，这张床虽然很大，但总是哪里都让人不舒服。

就这样，H 女士躺在床上胡思乱想着，这个晚上，她只睡了 3 小时左右，第二天很早就起床了。大概因为年轻的缘故，一晚上的失眠并没有给她第二天的状态造成太大影响，H 女士自己也认为，可能由于表演前的紧张和对学生安全的担忧，才导致自己昨晚的失眠，也许今天表演结束了，就好了。

第二天的表演非常成功，获得了领导的一致好评。H 女士总算松了一口气，表演结束后，和学生们约定了明天吃庆功宴，就拖着疲惫的身体回房间了。她想"今晚没什么事值得担心的了，而且白天又那么累，肯定能睡个好觉！"

然而，她这一晚几乎又彻夜未眠。第二天她实在支持不住了，连庆功宴也没能出席，在房间补觉。学生们轮流过来敲门和问候她，用意是好的，可是对她来说，却让她更加烦躁，难以补眠。

庆功宴过后，学生们又起哄让她带队去外面玩，H女士由于又累又困，忍不住发火责骂学生，过后又觉得愧疚不安，结果又度过了辗转难眠的一晚。

出差结束后好不容易回到熟悉的环境，H女士还是睡不着。并且，她的状态越来越差，完全没办法好好工作，只能请假在家休息。这次，她的情绪更难以控制，经常无缘无故对身边人发脾气。

二、案例分析：H女士为什么总是失眠

H女士的失眠，是一个由于对睡眠环境敏感引起失眠的典型案例。因为不适应环境而失眠的情况很多人都有，大部分人可以通过自我调整恢复过来，但也有人调整不过来而进一步发展成失眠障碍。对睡眠环境敏感的人，更要小心预防。

究竟该如何彻底解决这个问题呢？我们先来看看H女士的失眠是如何发生的。

首先，熟悉的环境被改变，是H女士两次失眠的直接原因。

第一次失眠，H女士刚进入职场，也是第一次独自居住。陌生的床、陌生的噪声、陌生的环境，都让H女士不适应，从而导致了失眠。所幸的是，她积极地想解决自己的失眠问题，求助了医生。在医生的帮助下，H女士的睡眠逐渐得到了改善，情绪问题也得以解决。

第二次失眠，则是因为出差，换到了陌生的环境，加上工作压力，使失眠再次出现。

其次，H女士的人格特质，导致了情况恶化。一般能很快适应陌生环境的人，往往个性大而化之，睡眠相对也不容易被环境干扰。但睡眠环境敏感型的人，本身的感知就天生敏锐，容易察觉细节的变化，这会放大睡眠环境的干扰因素。另外，H女士还有着容易焦虑和追求完美的特质，令失眠更加严重。

每次进入睡眠环境，她就担心睡不着，这无形中建立了难以适应的联结，造成失眠症状的不断累积。长期的睡眠不足也导致了H女士出现明显的焦虑和抑郁情绪。后来，负面情绪使她即使在熟悉的环境也难以放松入睡。

其实，H女士的失眠就是我们常说的"认床"。很多人并没有意识到"认床"行为是需要专业帮助的，只觉得这是个很平常的问题，甚至还有人会觉得带枕头睡袋出门的人是小题大做。然而，当我们无意中放任"认床"这种行为时，就容易遭到失眠的"袭击"。

一旦到陌生环境就睡不安稳、听到邻居小孩吵闹声就生气、不习惯和别人同睡一张床、换了床垫和枕头就能马上察觉出来等，像这些人，应该怎样才能避免强化"认床"行为，拥有良好睡眠呢？

三、应对"认床"问题的综合解决方案

要处理环境敏感型的失眠，我们可以从3个方面来进行具体的调整，下面分别看一下。

第一方面：尝试用正面思考取代负面思考，分散注意力

一般来说，我们平时生活中出现的烦躁不安等负面情绪，是可以通过放松训练去缓解的。尤其对于多愁善感者，建议多练习腹式呼吸法，同时用正面积极向上的想法取代不好的想法。

第二方面：调整睡眠环境，营造良好的睡眠氛围

像H女士这种容易紧张焦虑的人，体内的清醒系统是比较容易被激发的。H女士失眠的诱发因素是睡眠环境的突然转换，而维持因素就是环境的刺激一直没有改变，所以要改善睡眠，就要改变失眠维持因素，也就是通过调整睡眠环境获得更好的入睡条件。

首先，提高整体环境舒适度。调整睡眠环境，重点不是在于寝具，而是在于整体环境的舒适

度。当然，如果有一只让您充满安全感的小枕头或小被子，去新环境的时候不妨带上它们。

干净温馨的房间也能让人睡个好觉，尤其像 H 女士这种第一次独居的人，应该把房间打扫干净，然后尽量布置成自己原先喜欢的睡眠环境。

对于光线敏感的人，睡觉的时候可以借助窗帘或者眼罩遮光。害怕黑暗的人可以在房间通往厕所的角落里留一盏小夜灯，这样既可以避免黑暗，也可以避免半夜上厕所开灯后，被光线照射到而变得清醒，无法继续入睡。

其次，适宜的温度很重要。由于每个人对于舒适温度的标准有所不同，有人觉得 20℃左右的室内温度睡得香，有人则觉得 16℃左右的室内温度更好睡，因此只要达到个人舒适状态就好。另外，不妨试着在睡前洗个热水澡，可以帮助身体自然启动睡眠状态。

最后是噪声问题，有相当一部分人对声音特别敏感，可以考虑佩戴防噪声耳塞，也可以通过播放雨声、海浪声等白噪声来降低外部声音的干扰。如果是平时睡觉的房间，可以考虑采用隔音棉或厚实的窗帘、墙纸等家居防噪声措施。

第三方面：改变错误认知，保持良好睡眠习惯

通过不良睡眠信念表（详见附录三），去发现并改变自己对睡眠的错误认知。例如 H 女士，回顾案例会发现，她对睡眠错误的认知主要包括：

1. 前一个晚上没睡好，第二天的表现一定很糟。
2. 前一个晚上睡不着，第二天一定要补回来。
3. 睡不着时，在床上躺着也是休息。
4. 担心当晚失眠就提早上床，逼自己早点睡觉。
5. 睡不好是因为自己适应能力差，过段时间失眠问题就会自己好起来。

对这些错误认知，她可以做出的修正如下：

1. 每个人每天的睡眠需求不一样，不必过于焦虑，只要第二天精力充沛，不影响白天正常活动即可。
2. 一两晚的失眠不要太在意，我们人体有自动调节机制，不一定会引起不好的后果；白天补觉过多反而会造成睡眠节律系统的紊乱，导致晚上失眠。
3. 延长在床时间并不等于延长睡眠时间，反而会因为睡不着而产生焦虑情绪，形成睡眠 - 床的不良条件反射。
4. 等到有睡意才上床睡觉，不要在床上做与睡觉无关的事。
5. 失眠问题是不会自己好起来的，要找到失眠的正确原因，采取合理的措施加以调整。

除了以上 3 点，针对类似 H 女士这样需要长期调整睡眠的情况，下面给出一个四周的"认床"认知行为治疗方案供参考（表 10-7）。

表 10-7　关于"认床"认知行为治疗方案（四周）

时间	每天晨起时	每晚睡前	每天必做	注意
四周	对自己昨晚睡眠质量做主观评价 检视自己有无对睡眠的错误认知 进行腹式深呼吸 5 次	检视自己有无对睡眠的错误认知，并将它们纠正为正确认知 睡前 1 小时进行腹式呼吸练习或正念练习	规律起床时间和上床时间，一周至少 5 天要保持一致 早上设定闹钟，准时起床，起床后做 30 分钟有氧运动，唤醒身体及精神	规定的时间到了才能上床，上床后不能再做任何与睡眠无关的事情 中午不宜午睡 如果躺在床上睡不着，一定要离开床 一天中尽量不要饮酒、喝茶、喝咖啡，尽量戒烟

四、环境敏感型人群出差的短期应急方案

对于职场人士，出差住酒店的情况在所难免。下面给出了一个针对出差的应急预案。

1. 以前有过"认床"行为，或者觉得自己可能是会因"认床"而失眠的人，一天中尽量不要饮酒、喝茶、喝咖啡，尽量戒烟。

2. 有过出差时失眠经历的朋友，可在咨询医生后，在身边备几粒镇静催眠药，如果实在难以入睡，可以暂时按需服用，也许出差回家后，失眠就会好转。

3. 出差时，尽量和平时起床时间、上床时间保持一致，这点很重要。

4. 保持平静的心态，戒骄戒躁，睡前可做腹式深呼吸和分散注意力的训练。

5. 当然，对于睡眠环境要求较为严格的人来说，可以准备好防噪声耳塞、遮光眼罩等，并调整房间温度至适合睡眠的温度。

推荐阅读文献

[1] 李恩泽, 李伟霞, 谢植涛, 等. 失眠严重指数量表应用于工商学校学生的心理测量学特征. 神经疾病与精神卫生, 2019, 19(3):268-272.

[2] 李伟霞, 穆叶色·艾则孜, 谢植涛, 等. 清晨型与夜晚型量表-5项测评技工学校学生的效度和信度. 中国心理卫生杂志, 2016, 30(6):406-412.

[3] 陆林. 中国失眠障碍综合防治指南. 北京：人民卫生出版社, 2019.

[4] 谢植涛, 张斌. 非快速眼动相关异态睡眠评定量表测评儿少患者的效度和信度. 中国心理卫生杂志, 2018, 32(11):939-946.

[5] 杨建铭. 好睡眠, 多甜美. 青岛：青岛出版社, 2015.

[6] 张斌, 郝彦利, 荣润国. 清晨型与夜晚型评定量表的信度与效度. 中国行为医学科学, 2006, 15(9):856-858.

[7] 张斌. 睡眠技术规范化培训教程. 北京：人民卫生出版社, 2023.

[8] 张斌. 中国失眠障碍诊断和治疗指南. 北京：人民卫生出版社, 2016.

[9] 张斌. 中国睡眠研究会继续教育培训教程：睡眠医学新进展. 北京：人民卫生出版社, 2018.

[10] 赵忠新, 叶京英. 睡眠医学. 2版. 北京：人民卫生出版社, 2022.

[11] PERLIS M L, JUNGQUIST C, SMITH M T, et al. 失眠的认知行为治疗：逐次访谈指南. 张斌, 译. 北京：人民卫生出版社, 2012.

[12] DRAKE C L, KALMBACH D A, ARNEDT J T, et al. Treating chronic insomnia in postmenopausal women: A randomized clinical trial comparing cognitive-behavioral therapy for insomnia, sleep restriction therapy, and sleep hygiene education. Sleep, 2019, 42(2): 217.

[13] FELDER J N, EPEL E S, NEUHAUS J, et al. Efficacy of digital cognitive behavioral therapy for the treatment of insomnia symptoms among pregnant women: A randomized clinical trial. Jama Psychiat, 2020, 77(5): 484-492.

[14] HALE L, KIRSCHEN G W, LeBourgeois M K, et al. Youth screen media habits and sleep: Sleep-friendly screen behavior recommendations for clinicians, educators, and parents. Child Adolesc Psychiatr Clin N Am, 2018, 27(2): 229-245.

[15] HINTZE J P, EDINGER J D. Hypnotic discontinuation in chronic insomnia. Sleep Medicine Clinics, 2020, 15(2): 147-154.

[16] HUBLIN C, KAPRIO J, PARTINEN M, et al. The Ullanlinna narcolepsy scale: Validation of a measure of symptoms in the narcoleptic syndrome. Journal of Sleep Research, 1994, 3(1):52-59.

[17] MILLER M A, RENN B N, CHU F, et al. Sleepless in the hospital: A systematic review of non-pharmacological sleep interventions. Gen Hosp Psychiatry, 2019, 59: 58-66.

[18] MOORE M. Behavioral sleep problems in children and adolescents. J Clin Psychol Med Settings, 2012, 19(1):77-83.

[19] MORIN C M, VALLIÈRES A, IVERS H. Dysfunctional beliefs and attitudes about sleep (DBAS): Validation of a brief version (DBAS-16). Sleep, 2007, 30(11): 1547-1554.

[20] PATEL D, STEINBERG J, PATEL P. Insomnia in the elderly: A review. J Clin Sleep Med, 2018, 14(6): 1017-1024.

[21] PAYNE R, JOSHI K G. Helping patients through a benzodiazepine taper. Current psychiatry, 2019, 18(3): 9-11.

[22] TRAUER J M, QIAN M Y, DOYLE J S, et al. Cognitive behavioral therapy for chronic insomnia: A systematic review and meta-analysis. Annb Intern Med. 2015, 163(3): 191-204.

[23] WALTERS A S, LEBROCQ C, DHAR A, et al. Validation of the international restless legs syndrome study group rating scale for restless legs syndrome. Sleep Med, 2003, 4(2): 121-132.

[24] ONG J C., ULMER C S., MANBER R.. Improving sleep with mindfulness and acceptance: A metacognitive model of insomnia. Behaviour research and therapy, 2012, 50(11), 651-660.

▌附录

附录一　睡眠评估量表

（一）失眠严重程度指数（ISI）测量表（附表 1-1）

附表 1-1　失眠严重程度指数测量表

请评估您**过去两个星期**睡眠问题的**严重程度**			程度评价 / 分		
程度	没有	轻微	普通	严重	非常严重
a. 入睡困难	0	1	2	3	4
b. 难以维持睡眠	0	1	2	3	4
c. 太早就醒了的问题	0	1	2	3	4

d. 您对过去两个星期的睡眠状况满意度如何？

　　非常满意　　　　　　　　　　　非常不满意
　　　0　　1　　2　　3　　4

e. 您认为您的睡眠问题**妨碍**您日常运作(例如,日间疲劳、处理工作 / 日常事务的能力、集中力、记忆、情绪等)到哪一个程度？

　　完全没有妨碍　　少许　　颇为　　非常　　极为妨碍
　　　0　　　　1　　　2　　　3　　　4

f. 您的睡眠在降低生活质量方面,在其他人眼中有多**明显**？

　　完全不明显　　仅为　　颇为　　非常　　极为明显
　　　0　　　1　　　2　　　3　　　4

g. 您对您现在的睡眠问题有多**忧虑 / 苦恼**？

　　完全没有　　少许　　颇为　　非常　　非常大
　　　0　　　1　　　2　　　3　　　4

说明： 本量表用于评估研究对象过去 2 星期的失眠症状严重程度。

计分： 总分范围为 0 ~ 28 分，得分越高，失眠越严重。

划界分： 无失眠症状（0 ~ 7 分），轻度失眠（8 ~ 14 分），中度失眠（15 ~ 21 分），重度失眠（22 ~ 28 分）。

（二）匹兹堡睡眠质量指数（PSQI）

指导语：下面一些问题是关于您最近 1 个月的睡眠情况，请选择填写最符合您近 1 个月实际情况的答案。

1. 近 1 个月，通常晚上的上床睡觉是_____点钟。

2. 近 1 个月，从上床到入睡通常需要_____分钟。

3. 近 1 个月，通常早上在_____点起床。

4. 近 1 个月，每夜通常实际睡眠_____小时（不等于卧床时间）。

对下列问题请选择最适合您的答案

5. 近 1 个月，因下列情况影响睡眠而烦恼：

  a. 入睡困难（30 分钟内不能入睡）

    （1）无　（2）< 1 次 / 周　（3）1 ~ 2 次 / 周　（4）≥ 3 次 / 周

  b. 夜间易醒或早醒

    （1）无　（2）< 1 次 / 周　（3）1 ~ 2 次 / 周　（4）≥ 3 次 / 周

  c. 夜间去厕所

    （1）无　（2）< 1 次 / 周　（3）1 ~ 2 次 / 周　（4）≥ 3 次 / 周

  d. 呼吸不畅

    （1）无　（2）< 1 次 / 周　（3）1 ~ 2 次 / 周　（4）≥ 3 次 / 周

  e. 咳嗽或鼾声高

    （1）无　（2）< 1 次 / 周　（3）1 ~ 2 次 / 周　（4）≥ 3 次 / 周

  f. 感觉冷

    （1）无　（2）< 1 次 / 周　（3）1 ~ 2 次 / 周　（4）≥ 3 次 / 周

  g. 感觉热

    （1）无　（2）< 1 次 / 周　（3）1 ~ 2 次 / 周　（4）≥ 3 次 / 周

  h. 做噩梦

    （1）无　（2）< 1 次 / 周　（3）1 ~ 2 次 / 周　（4）≥ 3 次 / 周

  i. 疼痛不适

    （1）无　（2）< 1 次 / 周　（3）1 ~ 2 次 / 周　（4）≥ 3 次 / 周

  j. 其他影响睡眠的事情

    （1）无　（2）< 1 次 / 周　（3）1 ~ 2 次 / 周　（4）≥ 3 次 / 周

  如有，请说明：_____

6. 近 1 个月，总的来说，您的睡眠质量

  （1）很好　（2）较好　　（3）较差　　　（4）很差

7. 近 1 个月，您使用药物催眠的情况

  （1）无　　（2）< 1 次 / 周　（3）1 ~ 2 次 / 周　（4）≥ 3 次 / 周

8. 近 1 个月，您常感到困倦的情况

  （1）无　　（2）< 1 次 / 周　（3）1 ~ 2 次 / 周　（4）≥ 3 次 / 周

9. 近 1 个月，您做事情感觉精力不足的情况

  （1）没有　（2）偶尔有　　（3）有时有　　（4）经常有

说明： 本量表用于评估研究对象过去 1 个月主观睡眠质量、入睡时间、睡眠时间、睡眠效率、睡眠障碍、镇静催眠药物及日间功能 7 个部分。

计分： 匹兹堡睡眠质量指数由 18 个自评条目组成 7 个部分，每个部分按照 0 ~ 3 分计分，总

分为以下 7 个部分总和。

A.睡眠质量：根据条目 6 计分，"很好"计 0 分，"较好"计 1 分，"较差"计 2 分，"很差"计 3 分。

B.入睡时间：根据条目 2 和条目 5a 累加计分，累加分为"0"计 0 分，"1 ~ 2"计 1 分，"3 ~ 4"计 2 分，"5 ~ 6"计 3 分。

条目 2 的计分为"≤ 15 分钟"计 0 分，"16 ~ 30 分钟"计 1 分，"31 ~ 60 分钟"计 2 分，"≥ 60 分钟"计 3 分。

条目 5a 的计分为"无"计 0 分，"< 1 次 / 周"计 1 分，"1 ~ 2 次 / 周"计 2 分，"≥ 3 次 / 周"计 3 分。

C.睡眠时间：根据条目 4 计分，"> 7 小时"计 0 分，"6 ~ 7 小时"计 1 分，"5 ~ 6 小时"计 2 分，"< 5 小时"计 3 分。

D.睡眠效率：睡眠效率 > 85% 计 0 分，75% ~ 84% 计 1 分，65% ~ 74% 计 2 分，< 65% 计 3 分。

在床时间 = 条目 3（起床时间）- 条目 1（上床时间）

睡眠效率 = 条目 4（睡眠时间）/ 在床时间 ×100%

E.睡眠障碍：根据条目 5b 至 5j 的累加计分，累加分为"0"计 0 分，"1 ~ 9"计 1 分，"10 ~ 18"计 2 分，"19 ~ 27"计 3 分。

条目 5b 至 5j 计分，"无"计 0 分，"< 1 次 / 周"计 1 分，"1 ~ 2 次 / 周"计 2 分，"≥ 3 次 / 周"计 3 分。

F.催眠药物：根据条目 7 计分："无"计 0 分，"< 1 次 / 周"计 1 分，"1 ~ 2 次 / 周"计 2 分，"≥ 3 次 / 周"计 3 分。

G.日间功能障碍：根据条目 8 和条目 9 累加计分，累加分为"0"则计 0 分，"1 ~ 2"计 1 分，"3 ~ 4"计 2 分，"5 ~ 6"计 3 分。

条目 8 计分："无"计 0 分，"< 1 次 / 周"计 1 分，"1 ~ 2 次 / 周"计 2 分，"≥ 3 次 / 周"计 3 分。

条目 9 计分："没有"计 0 分，"偶尔有"计 1 分，"有时有"计 2 分，"经常有"计 3 分。

PSQI 总分 = 成分 A + 成分 B + 成分 C + 成分 D + 成分 E + 成分 F + 成分 G

总分范围为 0 ~ 21 分，得分越高，睡眠质量越差；常用的睡眠紊乱的划界分是总分 ≥ 8 分。

（三）艾普沃斯嗜睡量表（ESS）（附表 1-2）

请回答以下问题，确认您在白天是否容易打瞌睡

附表 1-2　艾普沃斯嗜睡量表

问题	从未	少有	多数	经常
1. 在看电视时,便打瞌睡	☐	☐	☐	☐
2. 坐下阅读时,便打瞌睡	☐	☐	☐	☐
3. 在公众地方坐下,便打瞌睡	☐	☐	☐	☐
4. 乘坐在汽车上,不停地行驶超过一个小时,便打瞌睡	☐	☐	☐	☐
5. 在中午时舒服地坐下休息时,便打瞌睡	☐	☐	☐	☐

问题	从未	少有	多数	经常
6. 坐下与别人闲谈时,便打瞌睡	☐	☐	☐	☐
7. 午饭后(并没有喝过酒),安静地坐下时,便打瞌睡	☐	☐	☐	☐
8. 坐在车上,当车子停在红灯前或在塞车时,几分钟便打瞌睡	☐	☐	☐	☐
评分标准:从未 = 0 分　少有 = 1 分　多数 = 2 分　经常 = 3 分				

说明: 本量表用于研究对象过去几个月日间嗜睡情况。

计分方法: 总分范围为 0 ~ 24 分,得分越高,表示日间嗜睡症状越严重;总分 ≥ 14 分,提示存在明显的嗜睡倾向。

(四)儿科日间嗜睡量表(PDSS)

请仔细阅读每一条,然后根据您的实际情况,选择最适合的答案(附表 1-3)。

附表 1-3　儿科日间嗜睡量表

问题	从不	很少	有时	经常	总是
1. 您在课上有多少次睡着或打瞌睡?	☐	☐	☐	☐	☐
2. 您在做作业的时候有多少次睡着或者打瞌睡?	☐	☐	☐	☐	☐
3. 您在一天当中的大部分时间通常是清醒的吗?	☐	☐	☐	☐	☐
4. 您在一天当中多次感到疲乏或脾气暴躁吗?	☐	☐	☐	☐	☐
5. 您有多少次起床困难?	☐	☐	☐	☐	☐
6. 您有多少次醒来后再入睡困难?	☐	☐	☐	☐	☐
7. 您有多少次需要他人叫您起床?	☐	☐	☐	☐	☐
8. 您有多少次认为自己需要更多的睡眠?	☐	☐	☐	☐	☐
评分标准:从不 = 0 分　很少 = 1 分　有时 = 2 分　经常 = 3 分　总是 = 4 分 [条目 3 按照从不(4 分) ~ 总是(0 分)反向计分]					

说明: 本量表用于评估青少年日间嗜睡的主观感受。

计分: 总分范围 0 ~ 32 分,总分越高,提示日间嗜睡越明显;总分 ≥ 15 分提示存在明显的日间嗜睡症状。

(五)清晨型与夜晚型量表(MEQ)

指导语:

1. 在回答前,请仔细阅读每项问题。

2. 每项问题都需要回答。

3. 请按顺序回答。

4. 回答问题时，请不要参考其他问题，也不要检查已做完的答案。

5. 所有问题都有一组答案。对于每项问题，只选一个答案在框中打上钩（√）。有些问题以比例尺取代了一组答案，请在比例尺上适当的点上画圈。

6. 请真实回答每项问题，您的答案和结果都会被**绝对保密**。

7. 在每项问题的空白处，请随意发表意见。

在问卷中，每一个选择都有相对应的分数

1. 如果您仅需考虑自己的生活习惯，而且能完全自由地计划白天的时间，您希望什么时间起床?

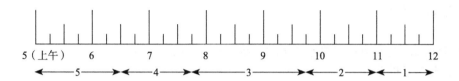

2. 如果您仅需考虑自己的生活习惯，而且能完全自由地计划夜晚的时间，您希望什么时间去睡觉?

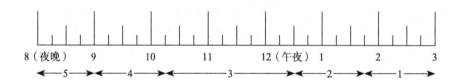

3. 如果您不得不在清晨的某个时刻起床，您对闹钟的唤醒依赖程度如何?
    4 □完全不依赖
    3 □轻度依赖
    2 □比较依赖
    1 □非常依赖

4. 如果环境条件适宜，您在清晨能很容易地起床吗?
    1 □完全不容易
    2 □不太容易
    3 □比较容易
    4 □非常容易

5. 清晨起床后的半小时内，您有多么的清醒?
    1 □完全不清醒
    2 □轻度清醒
    3 □比较清醒
    4 □非常清醒

6. 清晨起床后的半小时内，您的食欲怎么样？
   1 □非常差
   2 □比较差
   3 □比较好
   4 □非常好

7. 清晨起床后的半小时内，您有多么疲倦？
   1 □非常疲倦
   2 □比较疲倦
   3 □比较清爽
   4 □非常清爽

8. 如果第二天您没有任何预定事务，您会在什么时间去睡觉？
   4 □较平日推迟很少或从不推迟
   3 □较平日推迟不到 1 小时
   2 □较平日推迟 1～2 小时
   1 □较平日推迟 2 小时以上

9. 假设您决定开始锻炼身体，一个朋友建议您应 1 周进行 2 次运动，每次 1 小时，而且早上 7～8 点是最佳时间。如果仅需考虑您自己的生活习惯，您认为自己的表现会怎么样？
   4 □很好地执行
   3 □较好地执行
   2 □难以执行
   1 □非常难以执行

10. 您会在夜晚的什么时间感到疲倦，并且觉得需要睡眠？

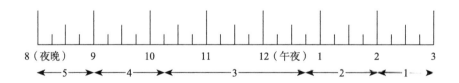

11. 假设您希望在一项很难且持续时间为 2 小时的测验中获得最佳表现。如果您能完全自由地计划白天的时间，而且仅需考虑您自己的生活习惯，您会选择以下考试时间中的哪一个？
   6 □上午 8～10 点
   4 □上午 11～下午 1 点
   2 □下午 3～5 点
   0 □晚上 7～9 点

12. 如果您在夜晚 23:00 睡觉，您的疲倦程度如何？
   0 □完全不疲倦
   2 □轻度疲倦

3 □比较疲倦

5 □非常疲倦

13. 假设因为某些原因，您将比平时迟几个小时去睡觉，但又不需要在第二天清晨的任何特定时间起床，您最可能出现以下哪种情况？

4 □按平常的时间起床，而且不会再睡

3 □按平常的时间起床，然后小睡

2 □按平常的时间起床，然后再睡

1 □较平常的时间迟起床

14. 假设因为值夜班，您不得不在清晨 4 ~ 6 点保持清醒，而第二天您没有任何预定事项。以下哪种选择最适合您？

1 □夜班结束后去睡觉

2 □夜班前小睡，结束后再睡觉

3 □夜班前睡觉，结束后小睡

4 □只在夜班前睡觉

15. 假设您不得不进行 2 小时繁重的体力活动，如果您能完全自由地计划白天的时间，而且仅需考虑您自己的生活习惯，您会选择以下哪一个时间？

4 □上午 8 ~ 10 点

3 □上午 11 ~ 下午 1 点

2 □下午 3 ~ 5 点

1 □晚上 7 ~ 9 点

16. 假设您决定开始剧烈的体育锻炼，一个朋友建议您应一周进行 2 次运动，每次 1 小时，而且夜晚 10 ~ 11 点是最佳时间。如果仅需考虑您自己的生活习惯，您认为您的表现会怎么样？

1 □很好地执行

2 □较好地执行

3 □难以执行

4 □非常难以执行

17. 如果您能选择自己的工作时间，设想您每天工作 5 小时（包括小休时间），这项工作是很有趣的，并会依据工作结果来付酬金，您会选择以下哪个时间段进行连续 5 小时的工作？

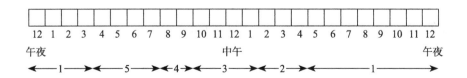

18. 一天中的哪个时间段是您的最佳时间？

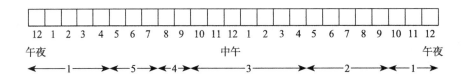

19. 人可分为"清晨"型和"夜晚"型，您认为您自己属于哪一种类型？

    6 □绝对的"清晨"型

    4 □"清晨"型多过"夜晚"型

    2 □"夜晚"型多过"清晨"型

    0 □绝对的"夜晚"型

说明： 本量表用于评估研究对象在清晨和夜晚的特定时间段活跃和清醒的程度。

计分： 总分范围为 14～86 分，得分越低越偏向夜晚型，得分越高越偏向清晨型。

划界分： 绝对清晨型（70～86 分），中度清晨型（65～69 分），中间型（53～64 分），中度夜晚型（47～52 分），绝对夜晚型（14～46 分）。

（六）清晨型与夜晚型量表 -5 项（MEQ-5）

请仔细阅读并顺序回答每项问题，只选一个打上钩（√）。有些问题以比例尺取代了一组答案，请在比例尺上适当的点上画圈。不要参考其他问题，也不要检查已做完题目的答案。

1. 如果仅需考虑自己的生活习惯，而且能完全自由地计划白天的时间，您希望什么时间起床？

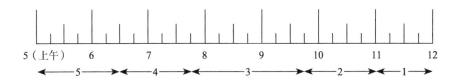

2. 清晨起床后的 30 分钟内，您有多么的疲倦？

    1 □非常疲倦

    2 □比较疲倦

    3 □比较清爽

    4 □非常清爽

3. 您会在夜晚的什么时间感到疲倦，而且需要睡眠？

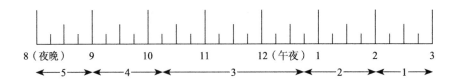

4. 一天中的什么时间是您的最佳时间？

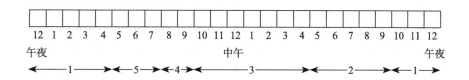

5. 人可分为"清晨"型和"夜晚"型，您认为您自己属于哪一种类型？
6 □ 绝对的"清晨"型
4 □ "清晨"型多过"夜晚"型
2 □ "夜晚"型多过"清晨"型
0 □ 绝对的"夜晚"型

说明： 本量表用于评估研究对象昼夜节律类型。

计分： 总分范围为 4～25 分，总分越低，代表越偏好夜晚型，一般认为：绝对夜晚型（5～7分），中度夜晚型（8～11分），中间型（12～17分），中度清晨型（18～21分），绝对清晨型（22～25分）。

（七）简式睡眠信念与态度量表（DBAS-16）

下列各项是有关人们对睡眠的信念和态度的看法，请根据每一题的描述来标示出您同意或不同意的程度，请根据您个人的想法选出最符合您情况的数字。即使您没有实际经历过某些情况，也请务必作答。

1. 我每天需要睡足 8 小时白天才能够精力充沛和状态良好

非常不同意　　　　　　　　　　　　　　非常同意
0　1　2　3　4　5　6　7　8　9　10

2. 当我前一个晚上睡得不好，第二天一定需要睡午觉补眠，或晚上早点上床睡觉

非常不同意　　　　　　　　　　　　　　非常同意
0　1　2　3　4　5　6　7　8　9　10

3. 我担心长期失眠会对我的身体健康产生严重影响

非常不同意　　　　　　　　　　　　　　非常同意
0　1　2　3　4　5　6　7　8　9　10

4. 我担心我会失去控制睡眠的能力

非常不同意　　　　　　　　　　　　　　非常同意
0　1　2　3　4　5　6　7　8　9　10

5. 我认为一晚上糟糕的睡眠经历会影响我第二天白天的活动

非常不同意　　　　　　　　　　　　　　非常同意
0　1　2　3　4　5　6　7　8　9　10

6. 为了保持白天清醒并状态良好，我认为我应该服用助睡眠的药物，而不是一夜糟糕的睡眠

非常不同意   非常同意
0   1   2   3   4   5   6   7   8   9   10

7. 如果我白天感到易怒、忧郁或是焦虑，那很可能是我前一天晚上没有睡好觉

非常不同意   非常同意
0   1   2   3   4   5   6   7   8   9   10

8. 我认为有一个晚上睡眠不好，将打乱我整个星期的睡眠时间

非常不同意   非常同意
0   1   2   3   4   5   6   7   8   9   10

9. 如果没有足够的晚间睡眠时间，第二天我简直没有办法做事情

非常不同意   非常同意
0   1   2   3   4   5   6   7   8   9   10

10. 我不能预测晚上能不能睡得好

非常不同意   非常同意
0   1   2   3   4   5   6   7   8   9   10

11. 我只有一点点能力可以处理睡眠困扰产生的负面影响

非常不同意   非常同意
0   1   2   3   4   5   6   7   8   9   10

12. 当我整天感到疲劳、无精打采或是状态很差时，通常是因为前一天晚上睡眠不好

非常不同意   非常同意
0   1   2   3   4   5   6   7   8   9   10

13. 我认为失眠本质上是体内化学物质失去平衡导致的

非常不同意   非常同意
0   1   2   3   4   5   6   7   8   9   10

14. 我感到失眠正在破坏我享受生活乐趣的能力，并使我不能做想做的事

非常不同意   非常同意
0   1   2   3   4   5   6   7   8   9   10

15. 镇静催眠药物很可能是解决睡眠问题的唯一办法

非常不同意   非常同意
0   1   2   3   4   5   6   7   8   9   10

16. 一晚上睡眠不好，第二天我会避免或是取消应承担的社会或家庭职责

非常不同意										非常同意
0	1	2	3	4	5	6	7	8	9	10

说明： 本量表用于评估研究对象对睡眠的信念和不合理态度。

计分： 总分范围为 0~160 分，得分越高提示不合理信念程度越严重。

（八）福特应激性失眠反应测试（FIRST）

当您经历以下情景，您可能出现什么程度的睡眠问题？即使您最近没有经历所述的情景，也请依据自己的情况圈出一个答案（附表 1-4）。

附表 1-4　福特应激性失眠反应测试

问题	没有	轻度	中度	重度
1. 明天将要召开一个重要的会议	☐	☐	☐	☐
2. 白天经历应激事件	☐	☐	☐	☐
3. 晚上经历应激事件	☐	☐	☐	☐
4. 在白天收到坏消息	☐	☐	☐	☐
5. 观看一部恐怖电影或电视后	☐	☐	☐	☐
6. 白天工作遇到麻烦	☐	☐	☐	☐
7. 与人发生争吵或吵架后	☐	☐	☐	☐
8. 不得不将在公众面前演讲	☐	☐	☐	☐
9. 明天将要放假	☐	☐	☐	☐

评分标准：没有 = 1 分　轻度 = 2 分　中度 = 3 分　重度 = 4 分

说明： 本量表用于评估研究对象处于应激情境下失眠的易感程度。

计分： 总分范围为 9~36 分，得分越高，表示对环境的失眠反应性越强烈。FIRST 总分 ≥ 18 可以预测新发的失眠病例。

（九）乌兰林纳发作性睡病量表（UNS）（附表 1-5）

附表 1-5　乌兰林纳发作性睡病量表

1. 当您大笑，愉快或者愤怒，或者处于兴奋状态时，下列症状是否会突然出现？

症状	从不（0 分）	至今发生过 1~5 次（1 分）	每周 1 次（2 分）	每月 1 次（3 分）	每天 1 次（4 分）
双膝发软					
张口					

点头

摔倒

2. 您白天会无意识地突然睡着吗?

场合	从不(0分)	每月或更少(1分)	每周(2分)	每天(3分)	每天多次(4分)
阅读					
旅行					
站立					
吃饭					
其他不常见情况					

3. 通常您晚上多久可以入睡?

> 40 分钟(0分)　　31 ~ 40 分钟(1分)　　21 ~ 30 分钟(2分)　　10 ~ 20 分钟(3分)　　< 10 分钟(4分)

4. 您白天会睡觉吗(小睡)?

不需要(0分)　　想睡但是睡不着(1分)　　每周 2 次或更少(2分)　　每周 3 ~ 5 天(3分)　　几乎每天(4分)

说明: 本量表用于评估研究对象嗜睡和猝倒症状。

计分: 总分范围为 0 ~ 44 分,以 14 分为临界值,灵敏度和特异度分别为 100% 和 98%。

(十)国际不宁腿综合征研究组评估量表(IRLS)

下面有 10 个条目,请您根据自己过去 1 周的症状对如下的 10 个问题进行评估(附表 1-6)。

附表 1-6　国际不宁腿综合征研究组评估量表

问题	无	轻度	中度	严重	非常严重
1. 在过去 1 周内,总的来讲,您对不宁腿综合征给您的腿部或者胳膊带来的不舒服如何评价?	□	□	□	□	□
2. 在过去的 1 周内,总的来讲,您怎样评价因为不宁腿综合征而不得不移动肢体的感觉?	□	□	□	□	□
3. 在过去的 1 周内,总的来讲,当您活动肢体后,不宁腿综合征带来的胳膊或腿部的不适感会缓解多少?	□	□	□	□	□
4. 在过去的 1 周内,不宁腿综合征给您的睡眠造成的影响有多严重?	□	□	□	□	□
5. 在过去的 1 周内,不宁腿综合征给您带来的日间疲劳或嗜睡感觉有多严重?	□	□	□	□	□
6. 在过去的 1 周内,总的来讲,不宁腿综合征有多么严重?	□	□	□	□	□

问题	无	轻度	中度	严重	非常严重
7. 在过去的 1 周内,不宁腿综合征发作有多么频繁?	☐	☐	☐	☐	☐
8. 在过去的 1 周内,当不宁腿综合征发作时,平均有多严重?	☐	☐	☐	☐	☐
9. 在过去的 1 周内,总的来讲,不宁腿综合征的症状给您的日常生活造成的影响有多严重? 例如,家庭生活满意度、家务、社会、学校或工作生活	☐	☐	☐	☐	☐
10. 在过去的 1 周内,总的来讲,不宁腿综合征的症状给您的情绪紊乱造成的影响有多么严重? 例如,愤怒、抑郁、悲伤、焦虑或者易激惹	☐	☐	☐	☐	☐

评分标准:无 = 0 分　轻度 = 1 分　中度 = 2 分　严重 = 3 分　非常严重 = 4 分

说明: 本量表用于评估研究对象最近 2 周不宁腿综合征症状及其对睡眠、生活质量和情绪变化的影响。

计分: 总分范围为 0 ~ 40 分,评分越高,程度越严重,0 ~ 10 分为轻度 RLS,11 ~ 20 分为中度 RLS,21 ~ 30 分为重度 RLS,31 ~ 40 分是非常严重的 RLS。

(十一) 柏林问卷 (BQ)

身高 (m)＿＿＿＿ 体重 (kg)＿＿＿＿ 年龄＿＿＿＿ 性别 男性 / 女性

请选择以下问题的正确答案

第一部分

1. 您睡觉打呼噜吗? (最好问家人或者同屋的人)

　　A. 是　　　　　　　　B. 否　　　　　　　　　　　C. 不知道

2. 如果您睡觉打呼噜,您的鼾声有多响亮?

　　A. 比正常呼吸时响　　B. 同说话时一样响

　　C. 比说话更响　　　　D. 非常响,其他房间都能听到

3. 您打呼的次数多吗?

　　A. 几乎每天　　　　　B. 3 ~ 4 次 / 周　　　　　　C. 1 ~ 2 次 / 周

　　D. 1 ~ 2 次 / 月　　　E. 没有或者几乎没有 / 不知道

4. 您的鼾声影响其他人吗?

　　A. 是的　　　　　　　B. 不影响　　　　　　　　　C. 不知道

5. 在您睡觉时,您的爱人,家属或朋友注意到您有呼吸间歇 / 停止现象吗?

　　A. 几乎每天都有　　　B. 3 ~ 4 次 / 周　　　　　　C. 1 ~ 2 次 / 月

　　D. 1 ~ 2 次 / 周　　　E. 没有或几乎没有 / 不知道

第二部分

6. 您早晨醒来没有感觉到睡觉解乏吗?

　　A. 几乎每天都有　　　B. 3 ~ 4 次 / 周　　　　　　C. 1 ~ 2 次 / 周

　　D. 1 ~ 2 次 / 周　　　E. 没有或几乎没有 / 不知道

7. 白天您还有疲劳，乏力或精神不够吗？

    A. 几乎每天都有   B. 3～4 次 / 周   C. 1～2 次 / 月

    D. 1～2 次 / 周   E. 没有或几乎没有 / 不知道

8. 当您开车的时候会打盹或者睡觉吗？

    A. 是   B. 否

9. 这样的现象多吗？

    A. 几乎每天都有   B. 3～4 次 / 周   C. 1～2 次 / 月

    D. 1～2 次 / 周   E. 没有或几乎没有 / 不知道

第三部分

10. 您有高血压吗？

    A. 有   B. 没有   C. 不知道

    BMI = 体重 /（身高 × 身高）=

    a. 您通常醒来时口干吗？

        （1）几乎每天   （2）经常   （3）有时   （4）根本不会

    b. 您通常醒来时喉咙痛吗？

        （1）几乎每天   （2）经常   （3）有时   （4）根本不会

    c. 您夜里会流口水到枕头上吗？

        （1）几乎每天   （2）经常   （3）有时   （4）根本不会

    d. 男性：您是否有勃起障碍（例如，阳痿）？

    e. 您频繁起床排尿吗？

        （1）几乎每天   （2）经常   （3）有时   （4）根本不会

    f. 您夜里经常胃痛或反酸吗？

        （1）几乎每天   （2）经常   （3）有时   （4）根本不会

    g. 您早上起床会头痛吗？

        （1）几乎每天   （2）经常   （3）有时   （4）根本不会

    h. 您有过下巴骨折、鼻骨骨折或口腔问题吗？

        （1）几乎每天   （2）经常   （3）有时   （4）根本不会

    i. 您曾经做过重体力锻炼或手工劳动吗？

        （1）几乎每天   （2）经常   （3）有时   （4）根本不会

说明：本量表用于评估研究对象 OSA 的风险程度。

计分：第一部分和第二部分如果患者对于症状发生频率问题的回答为"3～4 次 / 周"或"几乎每天都有"，或者针对是否存在打鼾或者困倦的问题选择"是"，则认为具备阳性症状，同一部分有两个阳性症状就认为存在风险因子。在第三部分中有高血压或 BMI ≥ 25kg/m² 被认为存在风险因子。若有两个或者两个以上部分存在风险因子，患者就被认为是 OSA 高风险患者。

（十二）非快速眼动相关异态睡眠评定量表（PADSS）

过去一年中，您在夜间是否表现过下列行为？请选择相应的选项（附表 1-7）。

附表 1-7　非快速眼动相关异态睡眠评定量表

问题	从不	有时	经常
A. 夜间的异常行为			
1. 尖叫	☐	☐	☐
2. 从床上坐起来	☐	☐	☐
3. 打到或踢到某人或某物	☐	☐	☐
4. 从床上掉下来	☐	☐	☐
5. 走出卧室	☐	☐	☐
6. 走上或走下楼梯	☐	☐	☐
7. 走出家门	☐	☐	☐
8. 打开窗户	☐	☐	☐
9. 爬出窗户	☐	☐	☐
10. 拿起或移动轻巧的物品(如拖鞋或其他小物品)	☐	☐	☐
11. 拿起或移动沉重的物品(如台灯、花瓶、家具)	☐	☐	☐
12. 打坏物品,窗户或墙	☐	☐	☐
13. 拿起锋利的物品(如小刀、其他工具)	☐	☐	☐
14. 操纵可能起火的物品(如火柴、打火机,煤气炉、烤炉)	☐	☐	☐
15. 摸索窗户或者房门周围的东西(如百叶窗、窗帘、门闩或窗栓)	☐	☐	☐
16. 烹制或进食食物或饮品	☐	☐	☐
17. 无意识地做出与性相关的行为	☐	☐	☐
B. 过去一年中,这些异常行为发生的频率			
从未发生过(0 分)　　每年不到 1 次(1 分)　　每年至少 1 次(2 分)　　每月至少 1 次(3 分)			
每星期至少 1 次(4 分)　每晚 1 次(5 分)　　每晚 2 次或以上(6 分)			
C. 这些异常行为的影响			
18. 打扰了他人的睡眠	☐	☐	☐
19. 弄伤了自己	☐	☐	☐
20. 伤害了他人	☐	☐	☐
21. 第二天感到疲倦	☐	☐	☐
22. 影响了我的心理状态(感到羞愧、焦虑、害怕睡觉)	☐	☐	☐
评分标准:从不 = 0 分　有时 = 1 分　经常 = 2 分			

说明: 本量表用于评估研究对象过去 1 年中非快速眼动相关异态睡眠的严重程度。

计分: 总分范围为 0 ~ 50 分(PADSS-A:0 ~ 34 分,PADSS-B:0 ~ 6 分,PADSS-C:0 ~ 10 分),PADSS-A 描述了 17 个睡眠相关异常行为的条目,PADSS-B 评估了这些异常行为的发生频率,PADSS-C 评估了这些行为所致的危害。总分越高,异态睡眠的严重程度越重。

附录二　睡眠日记

姓名：_____　　编号：_____

请你填好这一部分作为睡前的最后一件事。

天数：_____　　日期：_____

今天你什么时间吃（如果没有，则写无）

早餐：_____　　午餐：_____　　晚餐：_____

在每个时间段你有哪些行为（若没有，则留白）

	早餐前/早餐时	早餐后/午餐前	午餐后/晚餐前	晚餐后
含咖啡因饮料				
含酒精饮料				
抽烟				
雪茄/烟斗/口嚼烟				

你今天用了什么药物？（处方药/非处方药）

药名	用药时间	剂量

你今天做了什么运动？（如果没有，在后面打钩）□

开始时间	结束时间	运动名称

白天小睡了多少次？（如果没有，写0）_____，写出每次的时间：

开始时间	结束时间

姓名：＿＿＿＿＿　　编号：＿＿＿＿＿
请你填好这一部分作为醒来的第一件事。
天数：＿＿＿＿＿　　日期：＿＿＿＿＿
昨晚上床睡觉的时间：＿＿＿＿＿
熄灯的时间：＿＿＿＿＿
多少分钟才入睡：＿＿＿＿＿分钟
最终醒来的时间：＿＿＿＿＿

如何醒来（选择一个）：闹铃／广播□　吩咐其他人□　吵醒□　自然醒□

入睡后夜间醒来的次数（画圆圈）：0　1　2　3　4　5或者更多
入睡后醒来的总时间：＿＿＿＿＿分钟
醒来上厕所次数：0　1　2　3　4　5或者更多
被噪声／孩子／一起睡的人吵醒：0　1　2　3　4　5或者更多
因不舒服或者身体不适而醒来：0　1　2　3　4　5或者更多
自然醒：0　1　2　3　4　5或者更多
评级（在横线上标出）：
睡眠质量：

_____

　　　　非常差　　　　　　　　　　　　　　　非常好

最后醒来的情绪：

_____

　　　　非常紧张　　　　　　　　　　　　　　非常平静

最后醒来的清醒程度：

_____

　　非常昏昏沉沉　　　　　　　　　　　　　　非常清醒

附录三 失眠认知行为治疗相关工具

（一）"3P"假说模型失眠原因分析表（附表 3-1）

附表 3-1 "3P"假说模型失眠原因分析表

易感因素	生理因素： 心理因素： 社会因素：
诱发因素	生理因素： 心理因素：
维持因素	行为因素： 心理因素：
自我分析	
调整重点	重点调整易感因素： 重点调整诱发因素： 重点调整维持因素：

说明： 此表格有助于分析患者的失眠相关因素（从生理、心理和社会的角度分析易感因素、诱发因素和维持因素），帮助自我分析，并提出调整重点。

（二）睡眠卫生回顾表（附表 3-2）

附表 3-2 睡眠卫生回顾表

项目	说明
您只需睡到第二天恢复精力即可	限制在床时间是通过增加觉醒和减少在床时间来巩固睡眠。这样做能帮助整合及加深睡眠。在床上花费过多时间，会导致片段睡眠和浅睡眠。不管睡了多久，第二天都要规律起床
每天同一时刻起床，一周 7 天全是如此	每天早晨同一时间起床会有助于同一时刻就寝，能帮助建立合适的生理时钟
规律锻炼	制订锻炼时刻表，不要在睡前 3 小时进行体育锻炼。适当的锻炼可帮助减轻入睡困难并加深睡眠，使人快速进入深睡眠，促进更强烈和更多的深睡眠
确保您的卧室很舒适而且不受光线和声音的干扰	舒适、安静的睡眠环境能帮助减少夜间觉醒的可能性。不把人吵醒的噪声也有可能影响睡眠质量。铺上地毯、拉上窗帘及关上门可能会有所帮助。噪声的影响可能比您意识到的作用更大

项目	说明
确保您的卧室夜间温度适宜	睡眠环境过冷或过热都可能影响睡眠。有数据表明,在稍低温度的环境睡觉可能有助于睡眠,15.6 ~ 20.0℃为宜,需要盖毛毯等与外界隔绝温度
规律进餐,且不要空腹上床	饥饿可能会影响睡眠。睡前进食少量零食(尤其是碳水化合物类)能帮助入睡,避免过于油腻或难消化的食物
夜间避免过度饮用饮料	为了防止夜间尿频而起床上厕所,应避免就寝前喝太多饮料。大致的标准是睡前 4 小时里只饮用一杯液体
减少所有咖啡因类产品的摄入	摄入咖啡因类饮料和食物(咖啡、茶、可乐、巧克力)会导致入睡困难、夜间觉醒及浅睡眠。即使是早些使用也会影响夜间睡眠
避免饮酒,尤其是在夜间	尽管饮酒能帮助紧张的人更容易入睡,但之后会引起夜间觉醒
吸烟可能影响睡眠	尼古丁是一种兴奋剂。当有睡眠障碍时,尽量不要于夜间吸烟
别把问题带到床上	晚上要尽量早些时间解决自己的问题或制订第二天的计划。睡前烦恼会干扰入睡,并导致浅睡眠
不要刻意入睡	这样只能将问题变得更糟。相反,打开灯,离开卧室,并做一些不同的事情(如读书)。不要做兴奋性活动。只有感到困倦时才能上床
不要一直关注时间	反复看时间会引起挫败感、愤怒和担心,会干扰睡眠,"促进"失眠
避免白天打盹	白天保持清醒状态有助于夜间睡眠。如果想通过小睡恢复精神,最好不要超过 1 小时,约 30 分钟是最好的,以免影响晚上的睡眠节律

说明：此表格帮助需要调整睡眠卫生的患者核查自己的睡眠卫生习惯，以便在接下来的治疗过程中做出对应的调整。

（三）睡前思考记录表（附表3-3）

附表 3-3　睡前思考记录表

睡前思考记录表		
诱发事件:		
不良信念	诱发的情绪	情绪结果
	行为表现	行为结果
替代想法	诱发的情绪	情绪结果
	行为表现	行为结果

说明：此表格可以帮助有负性信念的患者分析自己的负性信念，并找到新的信念来替代之前的信念。

（四）不良睡眠信念表（附表 3-4）

附表 3-4　不良睡眠信念表

事件	自动化思维	情绪	行为

说明：此表格帮助患者进行自我检查，找出不良的睡眠信念。

（五）认知行为计划表（附表 3-5）

附表 3-5　认知行为计划表

时间	起床时间	上床时间	每天必做	注意避免
第一周				
第二周				
……				

说明：此表格可以帮助患者对每天需要做的事情与需要避免的错误行为进行归纳，以便纠正之前的行为习惯。在"时间"一栏此表格只给出了 2 周的时间范围，实际使用过程中可以根据需要增减，整个睡眠调整过程中均需要填写此表。

附录四　对话索引

中英文专业名词对照表

其他

γ- 氨基丁酸　gamma-aminobutyric acid，GABA
5- 羟色胺　5-hydroxytryptamine，5-HT

A

艾普沃斯嗜睡量表　Epworth sleepiness scale，ESS
暗光褪黑素初始释放时间　dim light melatonin onset，DLMO

B

柏林问卷　Berlin questionaire，BQ
贝克焦虑量表　Beck anxiety inventory，BAI
贝克抑郁量表　Beck depression inventory，BDI
背侧中缝核　dorsal raphe nucleus，DRN
背外侧被盖核　laterodorsal tegmental nucleus，LDT
苯二氮䓬类药物　benzodiazepine，BZD
苯二氮䓬受体激动剂　benzodiazepine receptor agonist，BZRA

C

垂体腺苷酸环化酶激活肽　pituitary adenylyl cyclase activating polypeptide，PACAP
刺激控制疗法　stimulus control therapy，SCT

D

倒班相关睡眠障碍　shift work disorder
短期失眠障碍　short-term insomnia disorder
多次小睡睡眠潜伏时间试验　multiple sleep latency test，MSLT

多导睡眠监测　polysomnography，PSG

E

儿科日间嗜睡量表　pediatric daytime sleepiness scale，PDSS

F

非苯二氮䓬类药物　non-benzodiazepine，NBZD
非快速眼动睡眠　non-rapid eye movement sleep，NREM sleep
非快速眼动相关异态睡眠　non-rapid eye movement related parasomnia，NREMPS
非快速眼动相关异态睡眠评定量表　paris arousal disorders severity scale，PADSS
福特应激性失眠反应测试　Ford insomnia response to stress test，FIRST
腹外侧视前区　ventrolateral preoptic area，VLPO

G

个案概念化　case conceptualization
功能障碍性思维记录　dysfunctional thoughts recording，DTR
共识睡眠日记　consensus sleep diary，CSD
光疗法　light therapy
光敏感视网膜神经节细胞　intrinsically photosensitive retinal ganglion cells，iPRGCs
光照时相反应曲线　phase response curve，PRC
光照昼夜节律　light circadian rhythm
国际不宁腿综合征研究组评估量表　International Restless Legs Syndrome Study Group Rating Scale，IRLS

国家睡眠基金会睡眠日记　National Sleep Foundation Sleep Diary，NSF

过度觉醒　hyperarousal

H

环境限制性睡眠障碍　limit-setting sleep disorder，LSSD

J

基底前脑　basal forebrain，BF

简式睡眠信念与态度量表　dysfunctional beliefs and attitudes about sleep，DBAS-16

脚桥被盖核　pedunculopontine tegmental nucleus，PPT

阶段转换作用　phase-shifting effect

结节乳头体核　tuberomammillary nucleus，TMN

精神障碍诊断与统计手册（第五版）　Diagnostic and Statistical Manual of Mental Disorders，Fifth Edition，DSM-5

觉醒障碍　arousal disorder

K

快速眼动睡眠　rapid eye movement sleep，REM sleep

L

蓝斑核　locus coeruleus，LC

M

慢波睡眠　slow wave sleep，SWS

慢性失眠障碍　chronic insomnia disorder

锚定睡眠　anchor sleep

慕尼黑作息类型问卷　Munich chrono type questionnaire，MCTQ

N

内侧膝状体小叶　intergeniculate leaflet，IGL

内稳态系统　sleep-wake homeostatic process，process S

P

疲劳评定量表　fatigue assessment scale，FAS

匹兹堡睡眠日记　Pittsburgh sleep diary，PSD

匹兹堡睡眠质量指数量表　Pittsburgh sleep quality index，PSQI

Q

强化睡眠再训练　intensive sleep retraining，ISR

清晨型与夜晚型量表 -5 项　Morning and Evening Questionnaire-5，MEQ-5

清醒维持试验　maintenance of wakefulness test，MWT

去甲肾上腺素　noradrenalin，NA

R

认知行为疗法　cognitive behavioral treatment，CBT

认知疗法　cognitive therapy，CT

入睡后清醒时间　wake after sleep onset，WASO

入睡困难　difficulty initiating sleep

S

生理时钟　circadian clock

失眠简明行为治疗　brief behavioral therapy for insomnia，BBT-I

失眠认知行为治疗　cognitive behavioral therapy for insomnia，CBT-I

失眠严重程度指数　insomnia severity index，ISI

失眠障碍　insomnia disorder

时差相关睡眠障碍　jet lag disorder

视交叉上核　suprachiasmatic nucleus，SCN

视网膜下丘脑束　retinohypothalamic tract，RHT

嗜睡　hypersomnia，hypersomnolence

授时因子　zeitgebers

数字化 CBT-I　e-based cognitive behavioral therapy for Insomnia，eCBT-I

睡眠 - 觉醒时相提前　advanced sleep-wake phase，ASWP

睡眠 - 觉醒时相延迟　delayed sleep-wake phase，DSP

睡眠结构　sleep architecture，sleep structure

睡眠起始相关障碍　sleep-onset associated disorder，SOAD

睡眠潜伏时间　sleep latency，SL

睡眠日记　sleep diary

睡眠维持困难　difficulty maintaining sleep

睡眠卫生　sleep hygiene

睡眠效率　sleep efficiency

睡眠障碍国际分类（第 3 版）　The third edition of International Classification of Sleep Disorders，ICSD-3

T

体动仪　actigraph

团体失眠认知行为治疗　group CBT-I，gCBT-I

W

网络化 CBT-I　computerized CBT-I，cCBT-I

网状激活系统　reticular activating system，RAS

威胁感知的高风险模型　high risk model of threat perception，HRMTP

乌兰林纳发作性睡病量表　Ullanlinna narcolepasy scale，UNS

X

下丘脑 - 垂体 - 肾上腺轴　hypothalamic-pituitary-adrenal axis，HPA

心理生理性抑制模型　the psychobiological inhibition model

循环交替模式　cyclic alternating pattern，CAP

Y

远程 CBT-I　remote CBT-I，rCBT-I

Z

在床时间　time in bed，TIB

在线失眠认知行为治疗的抑郁症预防全国病例注册研究项目　E-aid Sleep-focused Treatment of Insomnia for Prevention of Major Depression，STEP-MD

早醒　early morning awakening

正念减压治疗　mindfulness-based stress reduction，MBSR

周期性肢体运动障碍　periodic limb movement disorder，PLMD

昼夜节律　circadian rhythm，diurnal rhythm

昼夜节律紊乱　circadian rhythm disturbance

昼夜节律系统　circadian process，process C

自助睡眠日记　get self help sleep diary，GSH

阻塞性睡眠呼吸暂停综合征　obstructive sleep apnea hypopnea syndrome，OSA

最低核心体温　minimum of core body temperature，CBTmin